PARENTAL HEALTH LITERACY FOR CAREGIVERS
OF CHILDREN 0 TO 6 YEARS OLD IN 12 CITIES OF CHINA

全国 12 城市 0 ～ 6 岁儿童家庭养育健康素养报告

2023

中国儿童中心　复旦大学　研创

苑立新　主编

中国妇女出版社

图书在版编目（CIP）数据

全国12城市0　6岁儿童家庭养育健康素养报告. 2023 / 中国儿童中心，复旦大学研创 ；苑立新主编. -- 北京 ：中国妇女出版社，2024. 11. -- ISBN 978-7-5127-2400-6

Ⅰ. R193

中国国家版本馆CIP数据核字第2024SS9844号

责任编辑：丁　鼎
封面设计：李　甦
责任印制：李志国

出版发行：中国妇女出版社
地　　址：北京市东城区史家胡同甲24号　　邮政编码：100010
电　　话：（010）65133160（发行部）　　65133161（邮购）
网　　址：www.womenbooks.cn
邮　　箱：zgfncbs@womenbooks.cn
法律顾问：北京市道可特律师事务所
经　　销：各地新华书店
印　　刷：北京中科印刷有限公司

开　　本：170mm×240mm　1/16
印　　张：17.5
字　　数：270千字
版　　次：2024年11月第1版　　2024年11月第1次印刷
定　　价：88.00元

如有印装错误，请与发行部联系

摘要

党的十八大以来，以习近平同志为核心的党中央把全民健康作为全面小康的重要基础，强调把人民健康放在优先发展的战略位置，把提升健康素养作为增进全民健康的前提。《“健康中国2030”规划纲要》《健康中国行动（2019—2030年）》《中华人民共和国基本医疗卫生与健康促进法》等政策法规对提升公民健康素养做出了要求和规定。《中国儿童发展纲要（2021—2030年）》《健康儿童行动提升计划（2021—2025年）》均在主要目标中明确提出：普及儿童健康生活方式，提高儿童及其照护人健康素养。

为推进落实《中国儿童发展纲要（2021—2030年）》和《健康儿童行动提升计划（2021—2025年）》中提升儿童及其照护人健康素养的相关要求，保障儿童健康成长，中国儿童中心与复旦大学合作组织开展全国12城市0～6岁儿童家庭养育健康素养调查并撰写报告，组织儿童健康领域高校、医院、科研院所和行业协会等的专家学者，聚焦儿童及其家庭的健康素养，编撰出版了本报告。

报告分为两部分，从0～6岁儿童家庭养育健康素养情况、新媒体健康教育、环境对儿童行为发育的影响、儿童伤害预防家庭监护能力、儿童营养素养、幼儿营养教育等方面展现了儿童及家庭健康素养研究与干预实践的最新进展。第一部分是总报告，认为我国城市 0 ～ 6 岁儿童家庭养育健康素养水平有较大提升空间，需要针对儿童家庭养育健康素养核心内容中的薄弱点开展相应干预，特别关注重点地区和重点家庭，进一步提升我国儿童养育者总体健康素养水平，促进儿童健康与发展。第二部分是专题报告，是对儿童及家庭健康素养相关重点、热点问题的研究与实践，主要有《基于微信平台的新媒体健康教育对 0 ～ 3 岁儿童养育健康素养的干预研究》《环境对儿童发育行为的重要影响》《儿童伤害预防家庭监护能力评估指标体系构建》《儿童营养素养核心信息及评价》《3 ～ 6 岁幼儿饮奶行为营养教育干预研究》等专题报告。这些报告对儿童及家庭健康素养相关重点、热点问题进行深入分析，对提升儿童及家庭养育健康素养、提升家庭养育健康儿童的能力，提供了科学依据和有价值的对策建议。

关键词：儿童健康　健康素养　家庭养育　健康教育

目录

总报告

全国 12 城市 0 ～ 6 岁儿童家庭养育健康素养调查报告 / 002

专题报告

B.1 基于微信平台的新媒体健康教育对 0 ～ 3 岁儿童养育健康素养的干预研究 / 106
B.2 环境对儿童发育行为的重要影响 / 151
B.3 儿童伤害预防家庭监护能力评估指标体系构建 / 165
B.4 儿童营养素养核心信息及评价 / 213
B.5 3 ～ 6 岁幼儿饮奶行为营养教育干预研究 / 251

总报告

全国 12 城市 0 ~ 6 岁儿童家庭养育健康素养调查报告

中国儿童中心　复旦大学　儿童家庭养育健康素养调查项目组 *

【摘要】

背景： 在生命最初几年，高质量养育、充足营养及教育支持，对儿童早期发育及未来发展有着积极且至关重要的作用，这些支持与家庭养育儿童的健康素养有着密不可分的关联。本次开展全国 12 城市 0 ~ 6 岁儿童家庭养育健康素养调查，旨在了解我国儿童家庭养育健康素养现况，为研制提升儿童家庭养育健康素养的干预工具提供科学依据，进一步提升家庭养育健康素养，保障儿童健康成长。

方法： 使用“0 ~ 6 岁儿童家庭养育健康素养评价问卷”，在全国东部、中部、西部、东北地区共 12 城市，包括北京、山东济南、江苏苏州、福建漳州、湖南长沙、湖北宜昌、河南许昌、重庆、云南昆明、新

* 课题组组长：苑立新，中国儿童中心党委副书记、主任。副组长：杨彩霞，中国儿童中心副主任、研究员。主要执笔人：夏蕊、蒋泓、罗杰斯、殷安欣。课题组成员：夏蕊，中国儿童中心儿童营养与健康研究中心主任；蒋泓，复旦大学公共卫生学院教授；罗杰斯，中国儿童中心助理研究员；殷安欣，复旦大学公共卫生学院硕士研究生；孙馨林，中国儿童中心研究实习员；唐洪涛，中国儿童中心高级工程师；孙学安，中国儿童中心助理研究员；张靖杰，中国儿童中心助理研究员。

疆乌鲁木齐、广西凭祥、黑龙江哈尔滨等，招募0～6岁儿童养育者，收集其家庭一般情况、在儿童身体及心理行为方面的养育健康素养相关信息。通过线上平台完成问卷调查、数据分级管理和质量控制。0～6岁儿童家庭养育健康素养水平采用卡方检验进行地域比较，通过Bonferroni法进行多重比较。家庭养育健康素养的影响因素采用卡方检验进行单因素分析，计算Cramér's *V*值分析效应量，并采用二元Logistic回归进行多因素分析。

结果： 调查发现，0～3岁儿童家庭中养育健康素养良好者（总分≥160分，满分200分）占比46.08%，3～6岁儿童家庭中养育健康素养良好者（总分≥160分，满分200分）占比46.59%。儿童养育者的健康素养核心内容中，在婴幼儿喂养（0～3岁）、身体活动（3～6岁）、心理健康的识别及干预（0～6岁）等方面存在薄弱环节。中小规模城市的儿童养育者健康素养低于更大规模城市的养育者，西部、东北地区的儿童养育者健康素养低于中部、东部地区的养育者。父母不参与日常照料、隔代养育、父母婚姻状态不稳定、文化程度低、工作劳动强度高、收入低的家庭，儿童养育健康素养水平显著更低。

结论： 总体而言，我国城市0～6岁儿童家庭，养育健康素养水平有较大提升空间。建议针对儿童家庭养育健康素养核心内容中的薄弱点开展相应干预，特别关注重点地区和重点家庭，进一步提升我国儿童养育者总体健康素养水平，促进儿童健康与发展。

一、背　景

健康素养是个人获取和理解基本健康信息或服务，并运用这些信息和服务做出正确决策，以维护和促进自身健康的能力。健康素养是预测人群健康状况的有效指标，低健康素养对个人健康状况、健康结局、自我效能感和生活质量造成负面影响，也与医疗资源和公共卫生服务的低效使用、医疗保健使用成本增加密切相关。近年来，作为国际公认的维持全民健康最经济有效的策略之一，提升健康素养已成为一项重要的健康政策和健康促进议程项目，并得到国家的高度重视。

党的十八大以来，以习近平同志为核心的党中央把全民健康作为全面小康的重要基础，强调把人民健康放在优先发展的战略位置，把提升健康素养作为增进全民健康的前提。《“健康中国 2030”规划纲要》《健康中国行动（2019—2030 年）》《中华人民共和国基本医疗卫生与健康促进法》等政策法规对提升公民健康素养做出了要求和规定。《中国儿童发展纲要（2021—2030 年）》《健康儿童行动提升计划（2021—2025 年）》均在主要目标中明确提出：普及儿童健康生活方式，提高儿童及其照护人健康素养。

儿童家长是儿童健康第一责任人。《中华人民共和国家庭教育促进法》规定了家长在家庭教育中承担促进儿童健康成长的家庭责任。具体写明家长要关注未成年人的生理、心理、智力发展状况，保证未成年人营养均衡、科学运动、睡眠充足、身心愉悦，引导其养成良好生活习惯和行为习惯，促进其身心健康发展；关注未成年人心理健康，教导其珍爱生命，对其进行安全知识教育，帮助其掌握安全知识和技能，增强其自我保护的意识和能力。

在生命最初几年，高质量养育、充足营养及教育支持，对儿童早期发育及未来发展有着积极且至关重要的作用。这些支持需要儿童家长提供，与家庭养育儿童的健康素养有着密不可分的关联。

对家长来说，低健康素养意味着难以获取、理解、判断和应用儿童健康信息，将导致其养育的儿童的健康结局变差，尤其是幼儿。有研究表明，家长的健康素养较低时，存在以下几种情况：家长给儿童服药的依从性降低，儿童发生中、重度持续性哮喘的风险增加，儿童住院率和急诊次数增加，儿童屏幕暴露时间更长等。因此，家长养育儿童应当具备相应的养育健康素养，以应对在儿童成长过程中发生的各类情况，保障儿童健康成长。

中国儿童中心为贯彻落实习近平总书记致中国儿童中心成立 40 周年贺信精神，“用心用情促进儿童健康成长、全面发展”，与复旦大学合作组织开展全国 12 城市“儿童家庭养育健康素养调查”，构建 0 ~ 6 岁儿童家庭养育健康素养评价指标体系，了解全国 12 城市儿童家庭养育健康素养现况，探索科学干预策略，为研制提升儿童家庭养育健康素养的干预工具提供科学依据，进一步推进落实《中国儿童发展纲要（2021—2030 年）》和《健康儿童行动提升计划（2021—2025 年）》中提高儿童照护人健康素养的要求，提升家庭养育健康素养，保障儿童健康成长。

二、方 法

（一）调查方法

通过线上平台完成问卷调查、数据分级管理和质量控制。各地调查现场发布问卷调查二维码，调查对象通过手机扫描二维码填写问卷，完成后即时反馈家长其家庭养育健康素养分数，并提供有针对性的养育建议。

（二）调查内容

使用“0 ~ 6 岁儿童家庭养育健康素养评价问卷”。在复旦大学“0 ~ 6 岁儿童家庭养育健康素养评价指标体系”的基础上[1, 2]，参考国家卫生健康委发布的《3 岁以下婴幼儿健康养育照护指南（试行）》等政策文件，经中国儿童中心组织专家进行修订、增改和完善，在此次调查中开展全国范围的推广使用。

调查内容包括三部分：

1. 儿童家庭一般情况；
2. 儿童家庭养育健康素养（身体）情况；
3. 儿童家庭养育健康素养（心理行为）情况。

后二者组成“0 ~ 6 岁儿童家庭养育健康素养评价指标体系”。该指标体系以世界卫生组织（WHO）欧洲区办事处提出的健康素养概念为基础[3]，建立了以“医疗服务、疾病预防、健康促进”为一级指标，“获取、理解、评价、应用”为二级指标的模型框架，见图 1。结合 0 ~ 6 岁儿童身体、心理行为发育特点，通过文献查阅与专家小组讨论，初步拟定 0 ~ 6 岁儿童家长在医疗服务、疾病预防和健康促进领域内，四种能力维度（获取、理解、评价、应用）下的健康素养评价指标体系[1]。通过邮件咨询的方式，开展了两轮德尔菲（Delphi）专家咨询。咨询表采用李克特 5 级评分法，邀请专家对指标体系中每个备选指标的内容代表性、素养关联性、评价可行性进行评分[1]，最终通过德尔菲法构建了“0 ~ 6 岁儿童家庭养育健康素养评价问卷”条目，且在上海市及全国范围的信效度检验研究中显示出良好的信度与效度[4, 5]，证明该评价问卷是适用于 0 ~ 6 岁儿童养育者的可信、有效的健康素养评测工具。

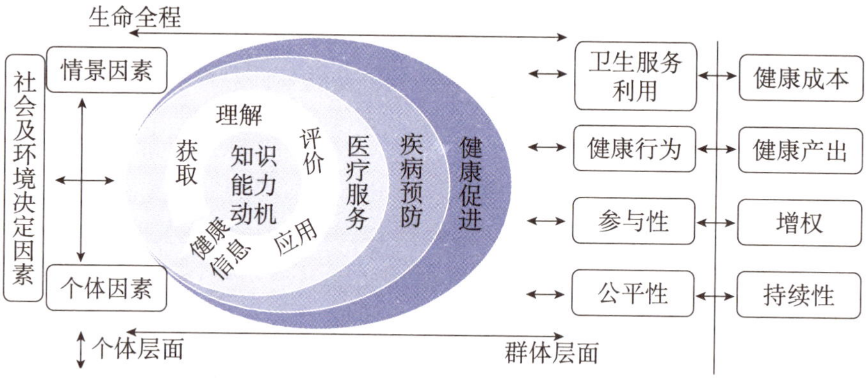

图 1　WHO 健康素养概念模型

本次调查使用上述“0 ~ 6 岁儿童家庭养育健康素养评价指标体系”评价儿童家长养育孩子所需的健康素养，在医疗服务、疾病预防和健康促进三个领域内，四种能力维度（获取、理解、评价、应用）下，由身体与心理行为两部分组成。其中身体部分聚焦在儿童健康体检、预防接种、体格生长偏离、肺炎与腹泻、抗生素使用、婴幼儿喂养、身体活动、维生素与矿物质缺乏、视力与口腔保健、睡眠健康、意外伤害防范、科学信息指导养育等核心点上，心理行为方面聚焦在营造家庭环境、采取恰当的养育行为、回应性照护、安排早期教育、家园共育、儿童早期发育标准、心理健康的识别及干预等核心点上，具体健康素养指标详见表 1、表 2。分问卷总分为 100 分，分值≥ 80 分为身体、心理行为部分养育健康素养良好，分值＜ 80 分为健康素养不足；两部分问卷总分为 200 分，分值≥ 160 分为儿童家庭养育健康素养良好，分值＜ 160 分为儿童家庭养育健康素养不足。各维度及题目得分率通过“得分值 ÷ 满分值 ×100%”来计算。

表 1　0 ~ 6 岁儿童家庭养育健康素养（身体）指标

领域	维度	指标
医疗服务	获取	通过不同途径获取儿童健康体检的相关信息
		通过不同途径获取儿童肺炎与腹泻症状、治疗的相关信息
	理解	理解儿童健康体检的意义
		了解儿童腹泻的基本表现
		了解儿童肺炎的基本表现
		理解合理使用抗生素
	评价	通过关注儿童的体征（如体温、两便、精神状态等），及时发现常见疾病的危险征兆
	应用	按时按医嘱带儿童完成健康检查
		儿童腹泻时，及时就医，遵医嘱使用口服补液
		通过数呼吸次数意识到儿童患早期肺炎的可能性
		遵医嘱给儿童服用抗生素
疾病预防	获取	通过不同途径获取有关预防或管理儿童常见健康问题的相关信息
		获取儿童预防接种的相关信息
	理解	了解营养素（铁、维生素 D）缺乏时的常见表现
		理解儿童体格生长偏离对儿童造成的危害
		理解及早发现儿童视力问题的重要性
		理解儿童龋齿的危害
		理解儿童预防接种的意义及可能的不良反应

续表

领域	维度	指标
疾病预防	评价	有意识地关注并分析常见儿童健康问题（体格生长偏离、视力问题、龋齿）的危险因素
	应用	帮助儿童养成良好的饮食习惯与运动习惯
		给予充足营养，预防儿童营养素缺乏
		帮助儿童养成良好的睡眠习惯，保障儿童睡眠健康
		关注儿童的视力发育情况，定期检查儿童视力
		帮助儿童养成良好的口腔卫生习惯，定期检查儿童口腔
		按免疫规划程序，帮儿童完成疫苗接种
健康促进	获取	通过不同途径获取儿童喂养相关信息
		通过不同渠道获取儿童常见伤害预防和处理的相关信息
	理解	* 了解纯母乳喂养时间
		* 了解过敏儿童的喂养策略
		知道儿童常见伤害的防范措施
		知道儿童常见伤害的应对方法或急救措施
	评价	有意识地判断不同来源有关儿童养育信息的可靠程度
	应用	* 根据 WHO 推荐指南，做出合适的喂养决定
		* 在医生建议下选用合适奶粉，改善或降低儿童过敏发生
		能够选择专业途径获取的信息为指导养育儿童
		确保家庭环境的安全性

* 此问题仅调查 0 ~ 3 岁儿童家长，不调查 3 ~ 6 岁儿童家长。

表 2　0 ~ 6 岁儿童家庭养育健康素养（心理行为）指标

领域	维度	指标
医疗服务	获取	获取“婴幼儿语言、动作、社会交往和情绪表达方面发育问题”的相关信息
		获得“儿童心理行为发育咨询、评估和干预治疗”的相关信息
	理解	理解不同年龄段儿童心理行为发育各能区（粗大动作、精细动作、语言、认知、社会交往）的发育标准
		理解医生或心理咨询人员给您的建议（行为发育评估和干预，随访）

续表

领域	维度	指标
医疗服务	理解	明白家长在儿童发育迟缓或发育障碍干预中的重要作用
	评价	尊重和积极考虑医生或心理咨询人员所提供的信息
		判断各种媒体（电视、互联网或其他媒体）中，关于儿童心理行为发育问题的相关信息是否可靠
	应用	根据医生或专业人员提供的信息，做出是否需要进行心理行为评估和干预治疗的决定
		遵循专业人员的建议，配合实施长时间的干预和随访
		儿童父母和家庭其他成员的配合，必要时在家里配合开展辅助干预
疾病预防（儿童心理行为发育问题）	获取	获取“儿童心理行为发育的危险因素”相关信息
	理解	理解家庭关系（夫妻关系、婆媳关系）对儿童心理行为发育的影响
		理解育儿观念冲突（父母和祖父母育儿观念冲突、夫妻之间的育儿观念冲突）对儿童心理行为发育的影响
		理解家庭的物质环境（家庭空间、玩具、书籍、电子产品等）对儿童心理行为发育的影响
		理解负面养育的危害
		理解隔代教养与儿童心理行为发育相关性的信息
		理解父母自身行为和心理健康对儿童心理行为发育的影响
		理解过早过多的电子产品使用的危害
		* 理解回应性照护对儿童早期发展的重要性
		理解教育机构与家庭共同合作（家园共育）促进儿童发展
	评价	判断夫妻关系等家庭关系及对孩子可能产生的影响
		判断自己、配偶和祖父母的养育行为可能对孩子产生的影响
	应用	担负起做父母的责任，作为孩子的主要养育者，在祖父母的配合下，承担主要养育责任，要和祖父母交流育儿理念，协商实施一致的教养
		实施科学养育照护措施（基本理念包括回应性照护、给予早期学习机会、良好家庭环境等）
		维护和谐的家庭关系，开展家庭活动
		监管孩子使用电子产品的时间和内容
		为孩子提供和年龄相适应的玩具、书籍、娱乐环境和空间
		孩子存在心理行为发育问题时，积极与家庭成员、孩子所在的托幼机构老师做好良好沟通，相互配合，共同应对

续表

领域	维度	指标
健康促进	获取	获得早期学习机会与儿童发展的相关信息
	理解	理解社会文化、公共服务（医疗、教育和文娱设施）对儿童心理行为发育的影响
		理解养育者受教育程度和学习能力对儿童心理行为发育的影响
		理解早期学习机会对儿童心理行为发育的影响
	评价	判断孩子所处家庭和社区环境对儿童心理行为发展的利弊
		判断社会文化和社会环境对儿童心理行为发展的利弊（如各种学习班、比赛，家长要学会判断是要跟风，还是根据孩子的兴趣来选择）
	应用	创造和给予孩子丰富的早期学习机会
		实施早期教育或促进儿童早期综合发展的措施

* 此问题仅调查 0 ~ 3 岁儿童家长，不调查 3 ~ 6 岁儿童家长。

（三）调查现场与对象

本次调查现场选取 12 个省（直辖市、自治区）下辖的具有代表性的 12 个城市的 14 个区（县）。

根据城市规模及地理方位等因素，选取北京、山东济南、江苏苏州、福建漳州、湖南长沙、湖北宜昌、河南许昌、重庆、云南昆明、新疆乌鲁木齐、广西凭祥、黑龙江哈尔滨共 12 个城市，作为东部、中部、西部、东北部等地区的城市代表。

北京、重庆作为超大城市，人口规模较大，不同区域间健康教育状况存在一定差异，因此在北京、重庆各选取 2 个区（县），在其余城市各选取 1 个区（县）。

调查对象是以上 12 个城市的 14 个区（县）的 0 ~ 6 岁儿童的家长，即儿童父母或其他看护人。每个区（县）随机选取 0 ~ 3 岁（未满 3 周岁）儿童的家长至少 300 人、3 ~ 6 岁（满 3 周岁、未满 6 周岁）儿童的家长至少 300 人，每 1 岁至少 100 人。具体调查人数分布详见表 3。

表 3　调查人数分布

地区划分	城市规模	城市	省（自治区、直辖市）	人数（人）
东部	超大	北京	北京	1200
	特大	济南	山东	600
	大	苏州	江苏	600
	中小	漳州	福建	600
中部	超大		无	
	特大	长沙	湖南	600
	大	宜昌	湖北	600
	中小	许昌	河南	600
西部	超大	重庆	重庆	1200
	特大	昆明	云南	600
	大	乌鲁木齐	新疆	600
	中小	凭祥	广西	600
东北	特大	哈尔滨	黑龙江	600
合计				8400

注：1. 地区划分。统计中所涉及的东部、中部、西部和东北地区的具体划分为：东部地区包括北京、天津、河北、上海、江苏、浙江、福建、山东、广东和海南 10 省（直辖市）；中部地区包括山西、安徽、江西、河南、湖北和湖南 6 省；西部地区包括内蒙古、广西、重庆、四川、贵州、云南、西藏、陕西、甘肃、青海、宁夏和新疆 12 省（自治区、直辖市）；东北地区包括辽宁、吉林和黑龙江 3 省。资料来源：国家统计局。统计不包含港澳台地区。

2. 城市规模划分。中国现行城市规模划分的标准依据国务院 2014 年发布的《关于调整城市规模划分标准的通知》，该标准将城市按城区的常住人口划分为五档七类。城区是指在市辖区和不设区的市，区、市政府驻地的实际建设连接到的居民委员会所辖区域和其他区域。其中，城区常住人口 1000 万以上的城市为超大城市，500 万以上 1000 万以下的城市为特大城市，300 万以上 500 万以下的城市为 I 型大城市，100 万以上 300 万以下的城市为 II 型大城市，50 万以上 100 万以下的城市为中等城市，20 万以上 50 万以下的城市为 I 型小城市，20 万以下的城市为 II 型小城市。人口数量根据《2020 中国人口普查分县资料》（"七普分县数据"）中"城区人口"指标，覆盖全部 683 个城市。按照国务院 2014 年的城市规模划分标准进行分类：中国现今共有 7 个超大城市、14 个特大城市、84 个大城市（其中 14 个 I 型大城市、70 个 II 型大城市）、135 个中等城市、443 个小城市（其中 254 个 I 型小城市、189 个 II 型小城市）。资料来源：《2020 中国人口普查分县资料》。

（四）组织与实施

中国儿童中心负责本次调查的具体组织实施，中国儿童中心与复旦大学共同负责对各地调查进行技术指导，严格控制数据质量。经前期沟通联系，根据调查现场当地实际情况，选择各调查现场的当地单位负责实施现场调查工作。参与实施现场调查的单位包括中国儿童中心、北京市大兴区黄村镇孙村卫生院、山东省妇女儿童活动中心、山东省济南市儿童医院、苏州支点健康科技有限公司、漳州市妇女儿童活动中心、长沙市妇幼保健院、宜昌市妇女儿童活动中心、许昌市妇幼保健院、重庆市妇幼保健院、云南省妇幼保健院、新疆维吾尔自治区妇女儿童工作委员会办公室、广西民族大学相思湖学院、凭祥市教育局、黑龙江省妇幼保健院等。

（五）统计分析方法

使用 SPSS 25.0 对资料进行分析。计数资料采用频数、百分比描述，计量资料使用均数加减标准差（$\bar{x} \pm s$）表示，并使用直方图、饼图、雷达图等展示数据分布。组间地理分类资料（城市规模、地理方位）的比较采用卡方检验，并通过 Bonferroni 法进行多重比较。家庭特征对儿童家庭养育健康素养的影响采用单因素分析与多因素分析。其中单因素分析使用卡方检验，并计算 Cramér's *V* 值作为效应量，分别定义 0.1、0.3、0.5 为小效应、中效应、大效应界限值 [6]。多因素分析使用二元 Logistic 回归分析，Logistic 回归分析结果以优势比 *OR* 及其 95% 可信区间表示，$P < 0.05$ 为差异有统计学意义。

三、结　果

本次 0 ～ 6 岁儿童家庭养育健康素养调查覆盖北京市、山东省济南市、江苏省苏州市、福建省漳州市、湖南省长沙市、湖北省宜昌市、河南省许昌市、重庆市、云南省昆明市、新疆维吾尔自治区乌鲁木齐市、广西壮族自治区凭祥市、黑龙江省哈尔滨市共12个城市，共收集到问卷12887份，包含“0～3岁儿童家庭养育健康素养评价问卷”5229份，“3～6岁儿童家庭养育健康素养评价问卷”7658份。通过设置线上提交要求，本次调查问卷均为完整作答问卷，筛除逻辑有误的问卷29份（养育者身份题目与“是否为儿童父母”题目答案不符合逻辑），筛除作答时间5分钟以下的问卷722份，筛除儿童出生日期填写有误的问卷618份，最终共回收有效问卷11518份，其中0～3岁4390份，3～6岁7128份，总体问卷有效率为89.38%，平均作答时间23.9分钟。

本次调查最终回收0～3岁有效问卷4390份。其中，“0～3岁儿童家庭养育健康素养评价问卷（身体）”平均得分为73.18±14.95分（满分100分），共有1646位（37.49%）养育者在儿童身体方面具有良好的养育健康素养（问卷得分≥80分），有2744位（62.51%）养育者的健康素养不足（问卷得分＜80分）；“0～3岁儿童家庭养育健康素养评价问卷（心理行为）”平均得分为76.75±16.81分（满分100分），共有2408位（54.85%）养育者在儿童心理行为方面具有良好的养育健康素养（问卷得分≥80分），有1982位（45.15%）养育者的健康素养不足（问卷得分＜80分）；0～3岁问卷总分的平均得分为149.92±30.47分（满分200分），儿童养育健康素养良好者（总分≥160分）共2023人（46.08%），儿童养育健康素养不足者（总分＜160分）共2367人（53.92%）。

本次调查最终回收3～6岁有效问卷7128份。其中，“3～6岁儿童家庭养育健康素养评价问卷（身体）”平均得分为75.47±12.79分，共有3034位（42.56%）养育者在儿童身体方面具有良好的养育健康素养（问卷得分≥80分），有4094位（57.44%）养育者的健康素养不足（问卷得分＜80分）；“3～6岁儿童家庭养育健康素养评价问卷（心理行为）”平均得分为76.83±14.60分，共有3681位（51.64%）养育者在儿童心理方面具有良好的养育健康素养（问卷得分≥80分），有3447位（48.36%）

养育者的健康素养不足（问卷得分＜80分）；3～6岁问卷总分的平均得分为152.31±25.99分，儿童养育健康素养良好者（总分≥160分）共3321人（46.59%），儿童养育健康素养不足者（总分＜160分）共3807人（53.41%）。

本次调查研究显示，超过一半的0～6岁儿童养育者的儿童养育健康素养不足，需要开展相应干预，提升我国儿童养育者健康素养水平。下文将根据0～3岁、3～6岁不同的年龄阶段对调查结果进行描述，在两个年龄阶段中分别按照儿童家庭一般情况、儿童家庭养育健康素养水平（身体）、儿童家庭养育健康素养水平（心理行为）、儿童家庭养育健康素养的地域比较、儿童家庭养育健康素养与家庭特征的关系这五大部分的顺序，对我国儿童家庭养育健康素养状况进行深入分析。

（一）0～3岁儿童家庭养育健康素养状况

1.0～3岁儿童家庭一般情况

本次调查共收集“0～3岁儿童家庭养育健康素养评价问卷”5229份，根据质量控制原则，设置提交要求，线上问卷空缺率为0%，筛除逻辑有误的问卷17份（养育者身份题目与“是否为儿童父母”题目答案不符合逻辑），筛除作答时间5分钟以下的问卷442份，筛除儿童出生日期填写有误的问卷380份，最终共回收有效问卷4390份，平均填写用时22.8分钟。参与调查的0～3岁儿童家庭一般情况见表4。

表4　0～3岁儿童家庭的一般情况（N=4390）

人口学特征	人数（n）	构成比（%）
填表人身份		
母亲	3500	79.73
父亲	532	12.12
（外）祖父母	124	2.82

续表

人口学特征	人数（n）	构成比（%）
亲戚	216	4.92
其他	18	0.41
儿童户籍		
本地户籍	3474	79.13
外地户籍	916	20.87
儿童年龄（岁）		
0 ~ 1	1308	29.79
1 ~ 2	1305	29.73
2 ~ 3	1777	40.48
儿童性别		
男	2174	49.52
女	2216	50.48
独生子女		
是	3579	81.53
否	811	18.47
父母婚姻状况		
初婚	4253	96.88
离婚	52	1.18
丧偶	11	0.25
再婚	47	1.07
未婚	27	0.62
父亲参与日常照料儿童		
是	3888	88.56
否	502	11.44
母亲参与日常照料儿童		
是	4301	97.97

续表

人口学特征	人数（n）	构成比（%）
否	89	2.03
家庭类型		
两代（父母和孩子）	761	17.34
隔代（祖父母和孩子）	428	9.75
三代（祖父母、父母和孩子）	2363	53.83
四代（曾祖父母、祖父母、父母和孩子）	822	18.72
其他	16	0.36
家庭每月人均收入（元）		
＜ 1500	269	6.13
1500 ~ 4500	1326	30.20
4500 ~ 7500	1325	30.18
7500 ~ 12500	856	19.50
≥ 12500	614	13.99
儿童疾病史		
有	568	12.94
无	3822	87.06
托幼或教育机构入学		
有	1434	32.67
无	2956	67.33
校外兴趣活动或早教活动		
有	1117	25.44
无	3273	74.56

在 4390 位调查对象中，母亲占比最多，为 3500 人（79.73%），父亲 532 人（12.12%），（外）祖父母 124 人（2.82%），亲戚 216 人（4.92%），其他身份者 18 人（0.41%），见图 2。

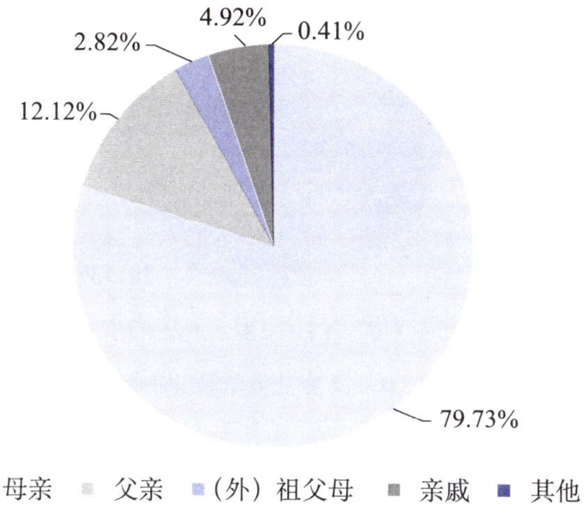

图 2 0 ~ 3 岁儿童养育者身份情况

参与调查家庭的儿童中，本地户籍的有 3474 人（79.13%），外地户籍的有 916 人（20.87%）；男童有 2174 人（49.52%），女童有 2216 人（50.48%）；独生子女有 3579 人（81.53%），非独生子女有 811 人（18.47%），见图 3。儿童年龄分布方面，共有 0 ~ 1 岁儿童 1308 人（29.79%），1 ~ 2 岁儿童 1305 人（29.73%），2 ~ 3 岁儿童 1777 人（40.48%），见图 4。

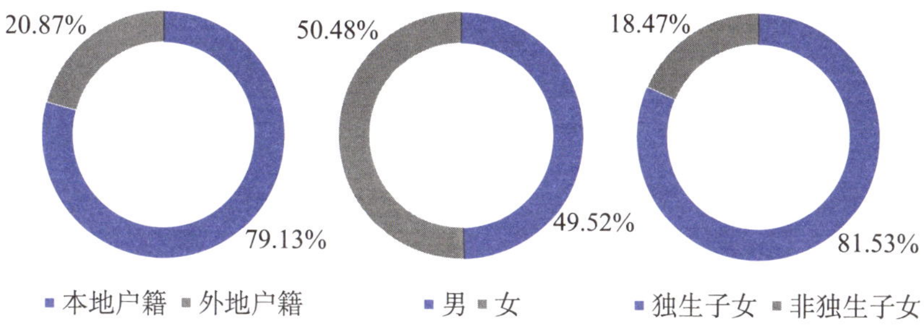

图 3 0 ~ 3 岁儿童户籍、性别、独生子女情况

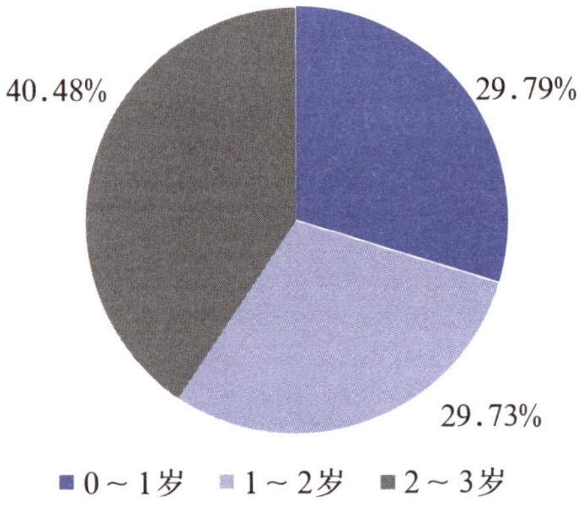

图 4　0 ~ 3 岁儿童年龄分布情况

0 ~ 3 岁儿童的家庭情况中，父母婚姻状况大多数为初婚，有 4253 人（96.88%），其他婚姻状况中，离婚有 52 人（1.18%），丧偶有 11 人（0.25%），再婚有 47 人（1.07%），未婚有 27 人（0.62%）。家庭结构方面，有 761 人是父母和孩子组成的两代家庭（17.34%），428 人是祖父母照料孩子的隔代家庭（9.75%），2363 人是三代家庭（53.83%），822 人是四代家庭（18.72%），16 人是其他类型（0.36%），见图 5。家庭每月人均收入＜ 1500 元的有 269 人（6.13%），1500 ~ 4500 元的有 1326 人（30.20%），4500 ~ 7500 元的有 1325 人（30.18%），7500 ~ 12500 元的有 856 人（19.50%），≥ 12500 元的有 614 人（13.99%），见图 6。

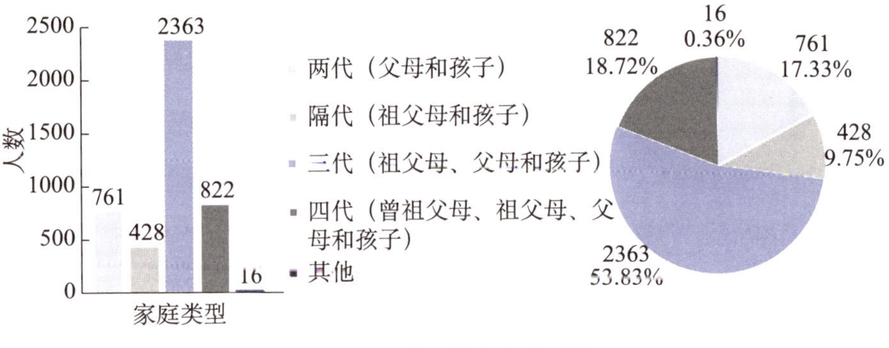

图 5　0 ~ 3 岁儿童家庭类型情况

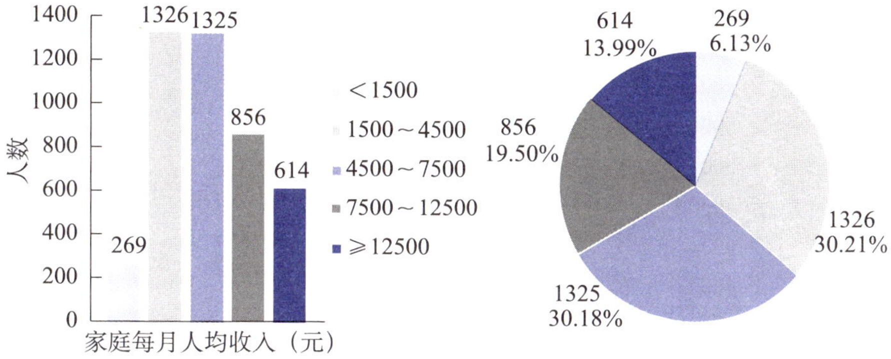

图 6　0 ～ 3 岁儿童家庭收入情况

有 88.56%（3888/4390）的父亲参与儿童的日常照料，97.97%（4301/4390）的母亲参与儿童的日常照料。3822 位儿童（87.06%）无疾病史，而 568 位儿童（12.94%）曾患心脏病、过敏、高热、腹泻、哮喘、肥胖、肺炎等疾病，其中过敏所占比例最大（183/568，32.22%），见图 7。有 1434 位 0 ～ 3 岁儿童在教育机构就读过（32.67%），其中，上过托儿所或托育班的有 755 人（52.65%），已进入幼儿园的有 746 人（52.02%），上过学前班或幼小衔接的有 139 人（9.69%），见图 8。另有 1117 位 0 ～ 3 岁儿童参加过校外兴趣活动或早教活动（25.44%），其中参加绘画、美术、手工、书法、棋类等活动的有 472 人，占比最多（42.26%），见图 9。

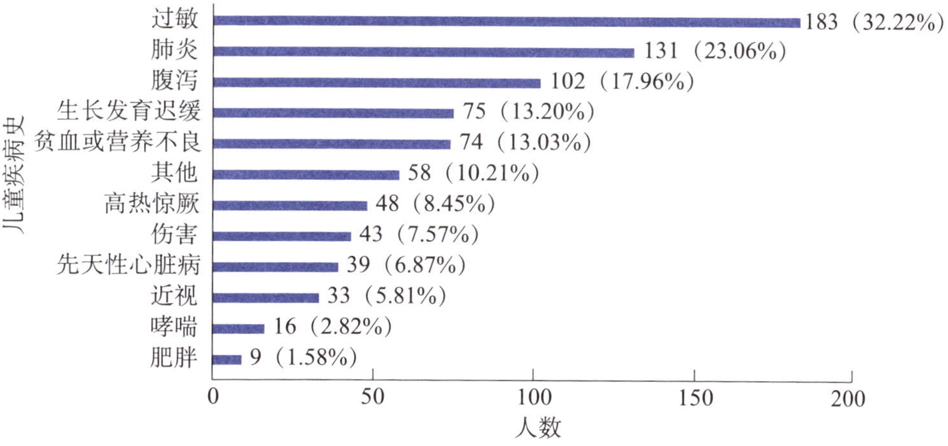

图 7　0 ～ 3 岁儿童疾病史情况

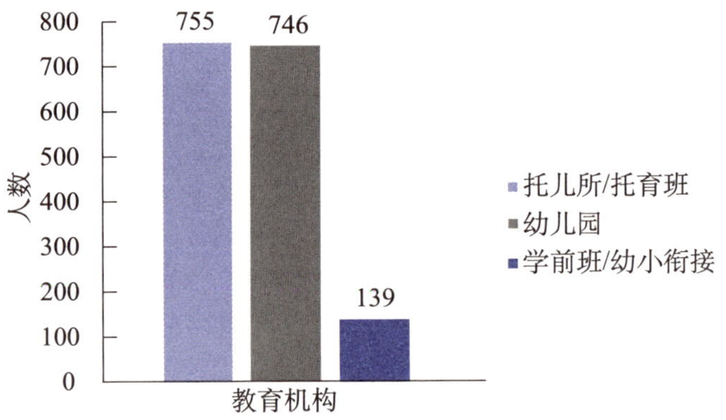

图 8　0 ～ 3 岁儿童接受早期教育的类型情况

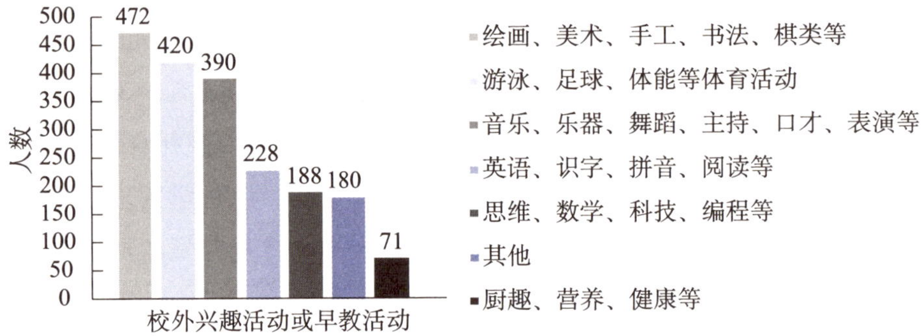

图 9　0 ～ 3 岁儿童校外兴趣活动或早教活动参与情况

父母文化程度方面，所调查 0 ～ 3 岁儿童父亲的文化程度为小学及以下 47 人（1.07%），初中 348 人（7.93%），高中 284 人（6.47%），中专 / 中技 343 人（7.81%），大专 / 职大 1104 人（25.15%），本科 1903 人（43.35%），硕士及以上 361 人（8.22%）。母亲的文化程度为小学及以下 35 人（0.8%），初中 292 人（6.65%），高中 220 人（5.01%），中专 / 中技 292 人（6.65%），大专 / 职大 1140 人（25.97%），本科 2041 人（46.49%），硕士及以上 370 人（8.43%），见图 10。

父母工作类型方面，参与调查的 0 ～ 3 岁儿童父亲中有 721 位管理人员（16.42%），1311 位专业技术人员（29.86%），677 位一般办事人员

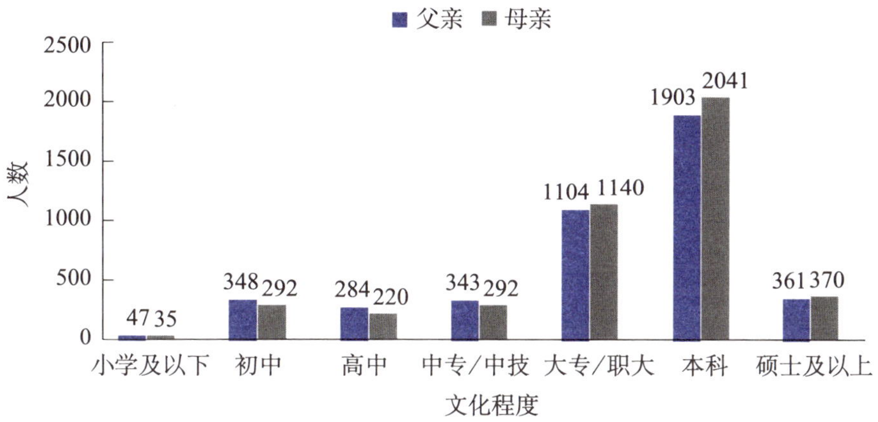

图 10　0 ~ 3 岁儿童父母文化程度情况

(15.42%)，538 位商业 / 服务业员工（12.26%），95 位农林牧渔水利业生产人员（2.16%），148 位生产运输设备操作人员（3.37%），82 位军人（1.87%），还有 818 位其他职业人员（18.63%）。母亲中有 430 位管理人员（9.79%），1675 位专业技术人员（38.15%），767 位一般办事人员（17.47%），505 位商业 / 服务业员工（11.5%），71 位农林牧渔水利业生产人员（1.62%），35 位生产运输设备操作人员（0.8%），13 位军人（0.3%），还有 894 位其他职业人员（20.36%），见图 11。

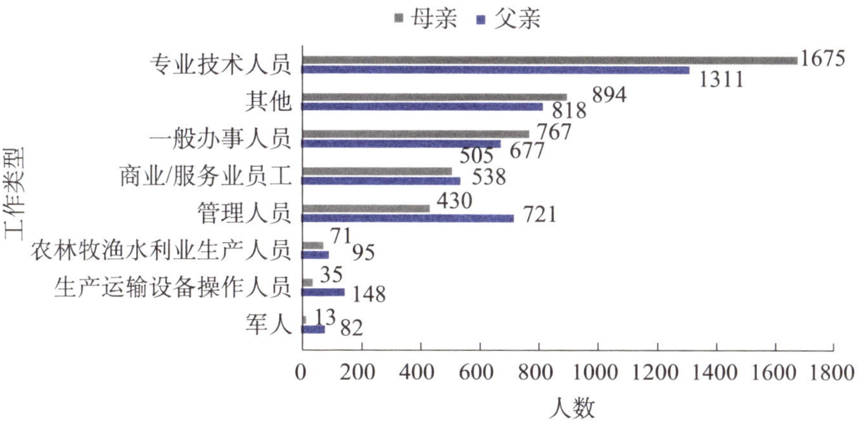

图 11　0 ~ 3 岁儿童父母工作类型情况

2.0 ~ 3 岁儿童家庭养育健康素养水平（身体）

0 ~ 3 岁儿童家庭养育健康素养评价问卷（身体）平均得分为 73.18±14.95 分（满分 100 分），见图 12。其中，医疗服务维度平均得分为 23.78±5.02 分（满分 31 分），疾病预防维度平均得分为 33.20±7.83 分（满分 43 分），健康促进维度平均得分为 16.19±3.91 分（满分 26 分），身体部分各维度满分值及得分情况见表 5。在 4390 位 0 ~ 3 岁儿童养育者中，共有 1646 位（37.49%）养育者在儿童身体健康方面具有良好的儿童家庭养育健康素养（问卷得分≥ 80 分），有 2744 位（62.51%）养育者的健康素养不足（问卷得分＜ 80 分）。

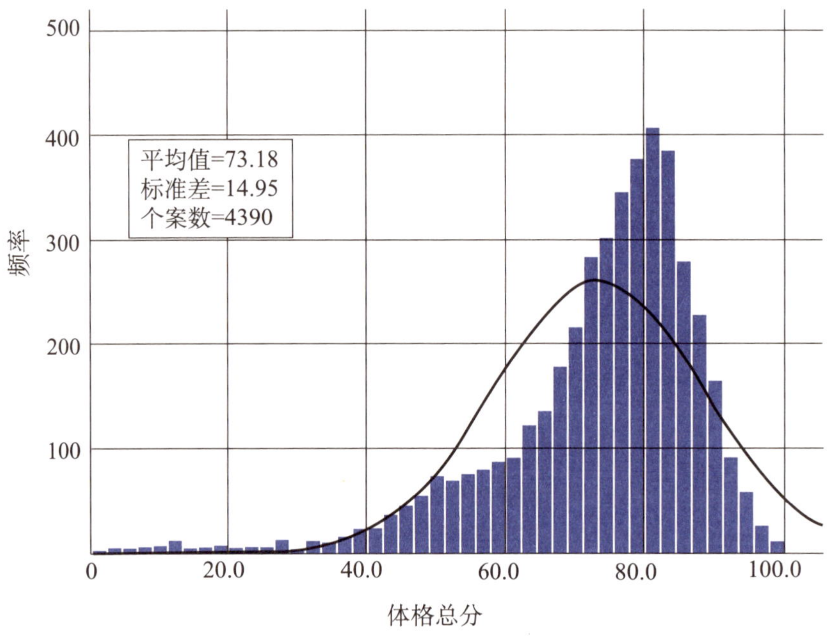

图 12　0 ~ 3 岁儿童家庭养育健康素养（身体）得分分布

表 5　0 ~ 3 岁儿童家庭养育健康素养（身体）各维度得分情况

维度	平均得分	满分值	得分率（%）
医疗服务	23.78 ± 5.02	31.00	76.72
获取	3.79 ± 1.02	5.20	72.87
理解	9.47 ± 2.47	11.50	82.32
评价	2.17 ± 0.63	3.00	72.25
应用	8.36 ± 1.92	11.30	73.99
疾病预防	33.20 ± 7.83	43.00	77.22
获取	4.80 ± 1.29	6.70	71.68
理解	12.23 ± 3.89	16.40	74.58
评价	1.68 ± 0.41	2.00	84.03
应用	14.49 ± 3.43	17.90	80.94
健康促进	16.19 ± 3.91	26.00	62.26
获取	4.09 ± 1.16	5.90	69.32
理解	4.25 ± 2.01	8.20	51.81
评价	0.73 ± 0.25	1.00	73.11
应用	7.12 ± 1.84	10.90	65.31
身体总分	73.18 ± 14.95	100.00	73.18

“0 ~ 3 岁儿童家庭养育健康素养评价问卷（身体）”各条目及得分情况见表 6。其中得分率最高的条目为“理解合理使用抗生素”，得分率为 89.53%，说明绝大部分家长了解使用抗生素的条件与方式，包括在医生指导下使用、不自行服用或停用等。得分率最低的条目为“根据 WHO 推荐指南，做出合适的喂养决定”与“了解纯母乳喂养时间”，得分率分别为 24.14% 和 28.27%，说明目前大部分 0 ~ 3 岁儿童家长不清楚纯母乳喂养持续的最佳时间，也无法做出合适的喂养决定，需要予以干预，提升母乳喂养相关知识知晓率并改善实践行为。

表 6　0 ～ 3 岁儿童家庭养育健康素养（身体）各条目得分情况

维度	题目	条目	平均得分	满分值	得分率（%）
医疗服务					
获取	G5	通过不同途径获取儿童健康体检的相关信息	2.81	3.80	73.86
	H5	通过不同途径获取儿童肺炎与腹泻症状、治疗的相关信息	0.98	1.40	70.19
理解	G4	理解儿童健康体检的意义	3.01	3.40	88.39
	H1	了解儿童腹泻的基本表现	2.53	3.40	74.49
	H2	了解儿童肺炎的基本表现	2.14	2.70	79.19
	H3	理解合理使用抗生素	1.79	2.00	89.53
评价	H4	通过关注儿童的体征（如体温、两便、精神状态等），及时发现常见疾病的危险征兆	2.17	3.00	72.25
应用	G6	按时按医嘱带儿童完成健康检查	3.50	4.30	81.40
	H6	儿童腹泻时，及时就医	0.72	1.20	60.28
	H7	儿童腹泻时，遵医嘱使用口服补液	0.80	1.20	66.29
	H8	通过数呼吸次数意识到儿童患早期肺炎的可能性	0.81	1.50	53.92
	H9	遵医嘱给儿童服用抗生素	2.53	3.10	81.70
疾病预防					
获取	E4	通过不同途径获取有关预防或管理儿童常见健康问题的相关信息	2.11	3.10	67.97
	G2	获取儿童预防接种的相关信息	2.70	3.60	74.87
理解	E1	了解铁缺乏时的常见表现	1.10	1.80	61.00
	E2	了解维生素 D 缺乏时的常见表现	1.17	1.80	65.21
	E3	理解儿童体格生长偏离对儿童造成的危害	2.92	3.60	81.17
	F1	理解及早发现儿童视力问题的重要性	2.39	3.20	74.81
	F4	理解儿童龋齿的危害	1.62	2.50	64.99
	G1	理解儿童预防接种的意义及可能的不良反应	3.02	3.50	86.26
评价	E5	有意识地关注并分析儿童体格生长偏离的危险因素	0.62	0.70	89.24
	F2	有意识地关注并分析儿童视力问题的危险因素	0.52	0.70	74.58
	F5	有意识地关注并分析儿童龋齿的危险因素	0.53	0.60	88.95

续表

维度	题目	条目	平均得分	满分值	得分率(%)
应用	E6	帮助儿童养成良好的饮食习惯与运动习惯	2.10	2.40	87.40
	E7	给予充足营养，预防儿童营养素缺乏	2.49	3.00	82.87
	E8	帮助儿童养成良好的睡眠习惯，保障儿童睡眠健康	1.98	2.80	70.71
	F3	关注儿童的视力发育情况，定期检查儿童视力	2.12	2.50	84.78
	F6	帮助儿童养成良好的口腔卫生习惯，定期检查儿童口腔	2.01	2.80	71.85
	G3	按免疫规划程序，帮助儿童完成疫苗接种	3.79	4.40	86.23
健康促进					
获取	C5	通过不同途径获取儿童喂养相关信息	2.01	2.80	71.80
	D3	通过不同渠道获取儿童常见伤害预防和处理的相关信息	2.08	3.10	67.08
理解	C1	了解纯母乳喂养时间	1.10	3.90	28.27
	C3	了解过敏儿童的喂养策略	1.47	2.00	73.51
	D1	知道儿童常见伤害的防范措施	0.89	1.20	74.44
	D2	知道儿童常见伤害的应对方法或急救措施	0.78	1.10	71.16
评价	C7	有意识地判断不同来源有关儿童养育信息的可靠程度	0.73	1.00	73.11
应用	C2	根据 WHO 推荐指南，做出合适的喂养决定	0.82	3.40	24.14
	C4	在医生建议下选用合适奶粉，改善或降低儿童过敏发生	2.24	2.60	86.22
	C6	能够选择专业途径获取的信息为指导养育儿童	1.86	2.40	77.43
	D4	确保家庭环境的安全性	2.20	2.50	87.93

“0 ～ 3 岁儿童家庭养育健康素养评价问卷（身体）”全部条目归类为 11 个核心点，包括儿童健康体检、预防接种、体格生长偏离、肺炎与腹泻、抗生素使用、婴幼儿喂养、维生素与矿物质缺乏、视力与口腔保健、睡眠健康、意外伤害防范、科学信息指导养育等方面，各核心点包含的题目及得分情况见表 7。其中“抗生素使用”这一核心点的得分率最高，达

84.77%。得分率最低的核心点为“婴幼儿喂养”，仅 52.01%，提示需要进行针对性的健康促进干预，提升 0 ～ 3 岁儿童家长在婴幼儿喂养方面的素养，见图 13。除“婴幼儿喂养”外，其他核心点得分率均在 70% 以上。整体而言，0 ～ 3 岁儿童家长在“抗生素使用”“预防接种”“儿童健康体检”等方面具备较好素养，得分率均在 80% 以上；而在“睡眠健康”“肺炎与腹泻”“婴幼儿喂养”等核心点上的得分率相对较低，“睡眠健康”与“肺炎与腹泻”得分率在 70% 左右，“婴幼儿喂养”得分率仅 50% 左右，需重点开展相应主题干预，进一步提升儿童养育者健康素养。

表 7　0 ～ 3 岁儿童家庭养育健康素养（身体）核心点得分情况

核心点（题目）	平均得分	满分值	得分率（%）
儿童健康体检（G4—G6）	9.31±1.98	11.50	80.97
肺炎与腹泻（H1，H2，H4—H8）	10.15±2.66	14.40	70.48
抗生素使用（H3，H9）	4.32±1.14	5.10	84.77
体格生长偏离（E3—E6）	7.75±2.00	9.80	79.10
预防接种（G1—G3）	9.51±2.25	11.50	82.69
维生素与矿物质缺乏（E1，E2，E7）	4.76±1.68	6.60	72.09
视力与口腔保健（F1—F6）	9.21±3.01	12.30	74.84
睡眠健康（E8）	1.98±0.66	2.80	70.71
婴幼儿喂养（C1—C5）	7.65±3.12	14.70	52.01
意外伤害防范（D1—D4）	5.95±1.16	7.90	75.36
科学信息指导养育（C6，C7）	2.59±0.72	3.40	76.16

按照 0 ～ 1 岁、1 ～ 2 岁、2 ～ 3 岁进行年龄分组，各年龄组的儿童家庭养育健康素养评价问卷（身体）12 维度得分率见表 8。根据各维度得分率，在儿童身体健康方面，0 ～ 3 岁儿童养育者在疾病预防（评价）维度具有最高的儿童养育健康素养水平，而在健康促进（理解）维度健康素养水平最低。不同年龄组的问卷（身体）12 维度得分率分布与总体相似，除

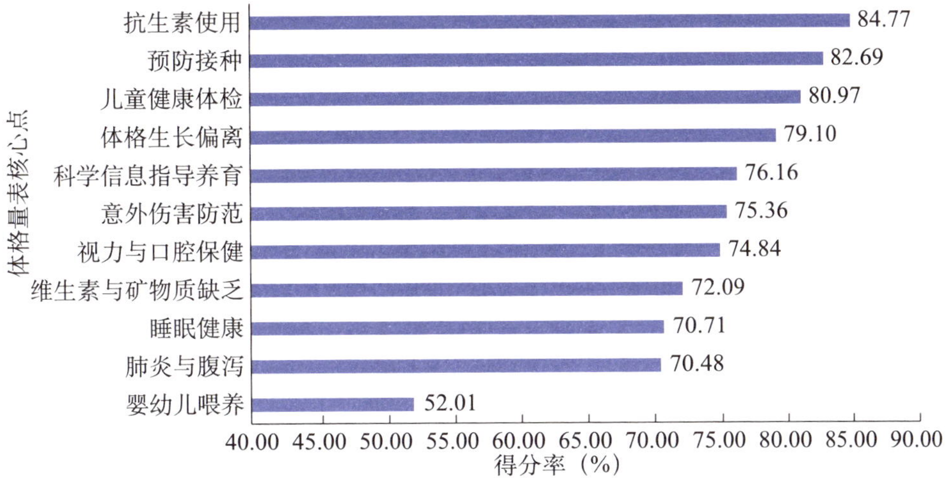

图 13　0 ~ 3 岁儿童家庭养育健康素养（身体）核心点素养得分率

健康促进（理解）、健康促进（应用）这两个维度外，2 ~ 3 岁儿童养育者各维度健康素养水平均高于其他两组（$P < 0.05$），其中医疗服务（评价）、健康促进（获取）这两个维度的年龄组间差异最为显著（F=17.701，$P < 0.001$；F=9.683，$P < 0.001$），0 ~ 3 岁儿童养育者普遍在身体的健康促进领域方面存在不足，见图 14。

表 8　0 ~ 3 岁各年龄组儿童家庭养育健康素养（身体）12 维度得分率

维度 / 得分率（%）		总体	0 ~ 1 岁	1 ~ 2 岁	2 ~ 3 岁	F 值	P 值
医疗服务	获取	72.87	71.75	72.11	74.25	7.557	0.001
	理解	82.32	81.98	81.02	83.52	5.348	0.005
	评价	72.25	70.09	71.46	74.42	17.701	< 0.001
	应用	73.99	73.60	73.11	74.91	4.725	0.009
疾病预防	获取	71.68	70.50	71.08	72.99	7.188	0.001
	理解	74.58	73.22	74.76	75.45	3.382	0.034
	评价	84.03	83.47	83.29	84.97	3.198	0.041
	应用	80.94	80.21	79.91	82.24	6.973	0.001

续表

维度 / 得分率（%）		总体	0 ~ 1 岁	1 ~ 2 岁	2 ~ 3 岁	F 值	P 值
健康促进	获取	69.32	68.11	68.40	70.90	9.683	< 0.001
	理解	51.81	52.83	51.11	51.58	1.728	0.178
	评价	73.11	73.57	71.38	74.04	4.416	0.012
	应用	65.31	65.61	64.58	65.63	1.750	0.174

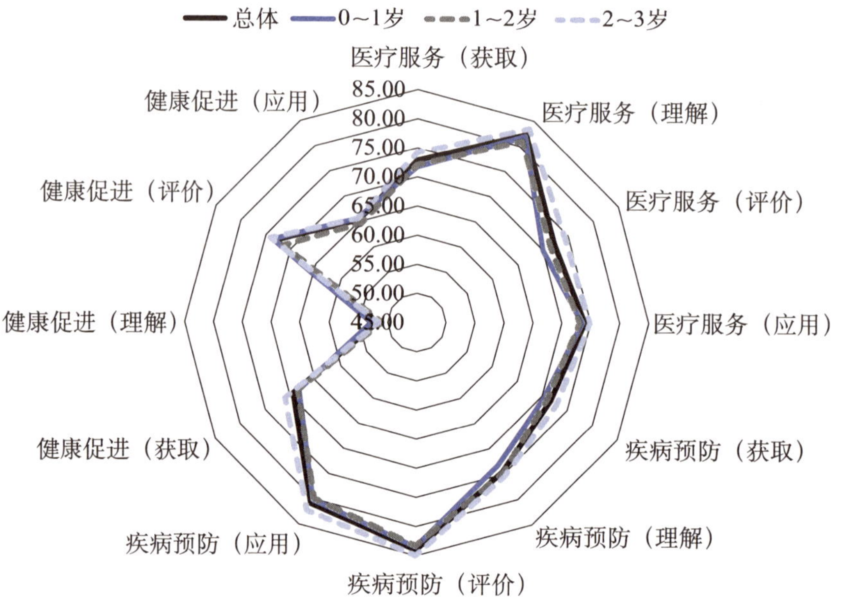

图 14　0 ~ 3 岁各年龄组儿童家庭养育健康素养（身体）12 维度雷达图

3. 0 ~ 3 岁儿童家庭养育健康素养水平（心理行为）

“0 ~ 3 岁儿童家庭养育健康素养评价问卷（心理行为）”平均得分为 76.75 ± 16.81 分（满分 100 分），见图 15。其中，医疗服务维度平均得分为 26.04 ± 6.22 分（满分 34.30 分），疾病预防维度平均得分为 41.40 ± 9.49 分（满分 53.20 分），健康促进维度平均得分为 9.31 ± 2.18 分（满分 12.50 分），心理行为部分各维度得分情况见表 9。在 4390 位 0 ~ 3 岁儿童养育者中，共有 2408 位（54.85%）养育者在儿童心理行为发育方面具有良好的家庭养育健康素养（问卷得分≥ 80 分），有 1982 位（45.15%）养育者的健康素养不足（问卷得分< 80 分）。

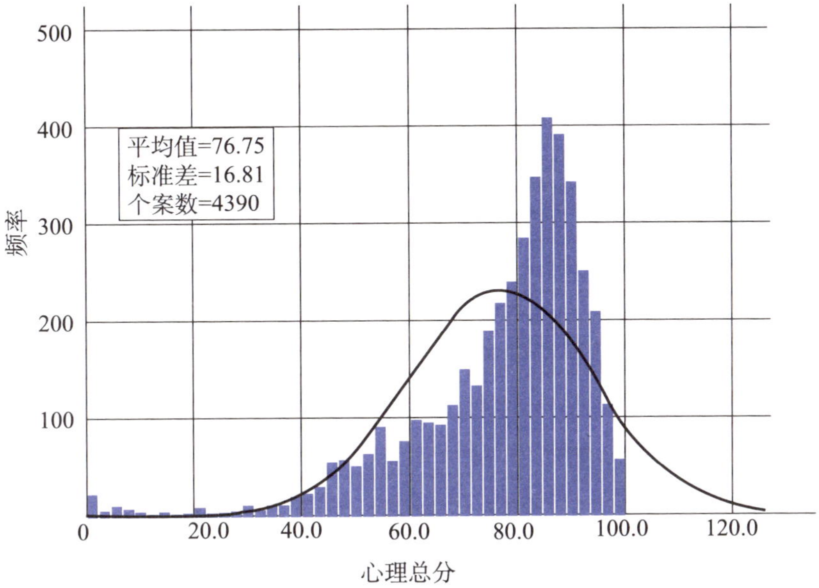

图 15　0 ~ 3 岁儿童家庭养育健康素养（心理行为）得分分布

表 9　0 ~ 3 岁儿童家庭养育健康素养（心理行为）各维度得分情况

维度	平均得分	满分值	得分率（%）
医疗服务	26.04±6.22	34.30	75.92
获取	5.70±1.60	8.20	69.56
理解	8.74±1.91	11.10	78.70
评价	3.16±0.86	4.00	79.04
应用	8.44±3.47	11.00	76.71
疾病预防	41.40±9.49	53.20	77.82
获取	2.35±0.82	3.50	67.19
理解	20.29±5.23	25.40	79.88
评价	3.76±1.06	4.90	76.64

续表

维度	平均得分	满分值	得分率（%）
应用	15.00±3.76	19.40	77.33
健康促进	9.31±2.18	12.50	74.45
获取	1.15±0.37	1.70	67.77
理解	2.59±0.66	3.50	74.05
评价	1.82±0.51	2.40	75.70
应用	3.75±1.18	4.90	76.43
心理行为总分	76.75±16.81	100.00	76.75

“0 ～ 3 岁儿童家庭养育健康素养评价问卷（心理行为）”各条目得分情况见表 10。其中得分率最高的条目为“理解不同年龄段儿童心理行为发育各能区（粗大动作、精细动作、语言、认知、社会交往）的发育标准”，得分率为 89.02%，说明大部分 0 ～ 3 岁家长对儿童心理行为的发育标准掌握较好，理解 0 ～ 3 岁阶段儿童在粗大动作、精细动作、语言、认知、社会交往等方面应该达到的标准。得分率最低的条目为“儿童父母和家庭其他成员的配合，必要时在家里配合开展辅助干预”与“理解医生或心理咨询人员给您的建议（行为发育评估和干预，随访）”，得分率分别为 64.37% 和 65.28%，说明对于 0 ～ 3 岁儿童家长而言，理解医生或心理咨询师的建议并辅助开展儿童心理问题干预可能存在一定困难。

表 10　0 ～ 3 岁儿童家庭养育健康素养（心理行为）各条目得分情况

维度	题目	指标	平均得分	满分值	得分率（%）
医疗服务					
获取	BE1	获取“婴幼儿语言、动作、社会交往和情绪表达方面发育问题”的相关信息	2.86	4.00	71.42
	BE2	获得“儿童心理行为发育咨询、评估和干预治疗”的相关信息	2.85	4.20	67.79

续表

维度	题目	指标	平均得分	满分值	得分率(%)
理解	BD	理解不同年龄段儿童心理行为发育各能区（粗大动作、精细动作、语言、认知、社会交往）的发育标准	3.38	3.80	89.02
	BE3	理解医生或心理咨询人员给您的建议（行为发育评估和干预，随访）	2.09	3.20	65.28
	BE6	明白家长在儿童发育迟缓或发育障碍干预中的重要作用	3.26	4.10	79.61
评价	BE4	尊重和积极考虑医生或心理咨询人员所提供的信息	2.34	2.90	80.86
	BE5	判断各种媒体（电视、互联网或其他媒体）中，关于儿童心理行为发育问题的相关信息是否可靠	0.82	1.10	74.25
应用	BE7.1	根据医生或专业人员提供的信息，做出是否需要进行心理行为评估和干预治疗的决定	3.13	3.60	87.02
	BE7.2	遵循专业人员的建议，配合实施长时间的干预和随访	3.12	4.00	77.93
	BE7.4	儿童父母和家庭其他成员的配合，必要时在家里配合开展辅助干预	2.19	3.40	64.37
疾病预防					
获取	BB1	获取“儿童心理行为发育的危险因素”相关信息	2.35	3.50	67.19
理解	BA1	理解家庭关系（夫妻关系、婆媳关系）对儿童心理行为发育的影响	2.42	3.00	80.76
	BA3	理解育儿观念冲突（父母和祖父母育儿观念冲突、夫妻之间的育儿观念冲突）对儿童心理行为发育的影响	2.47	3.00	82.32
	BA6	理解家庭的物质环境（家庭空间、玩具、书籍、电子产品等）对儿童心理行为发育的影响	1.45	1.90	76.05
	BB2	理解负面养育的危害	2.38	3.00	79.31
	BB5	理解隔代教养与儿童心理行为发育相关性的信息	2.12	2.90	73.25

续表

维度	题目	指标	平均得分	满分值	得分率（%）
理解	BB6	理解父母自身行为和心理健康对儿童心理行为发育的影响	2.83	3.60	78.59
	BB8	理解过早过多的电子产品使用的危害	2.40	3.10	77.38
	BB4.1	理解回应性照护对儿童早期发展的重要性	2.44	2.80	87.15
	BC2	理解教育机构与家庭共同合作（家园共育）促进儿童发展	1.78	2.10	84.82
评价	BA2	判断夫妻关系等家庭关系及对孩子可能产生的影响	2.00	2.50	79.98
	BB3	判断自己、配偶和祖父母的养育行为可能对孩子产生的影响	1.76	2.40	73.16
应用	BA4	担负起做父母的责任，作为孩子的主要养育者，在祖父母的配合下，承担主要养育责任，要和祖父母交流育儿理念，协商实施一致的教养	2.80	3.80	73.71
	BB4.2	实施科学养育照护措施（基本理念包括回应性照护、给予早期学习机会、良好家庭环境等）	3.19	3.70	86.12
	BB7	维护和谐的家庭关系，开展家庭活动	1.79	2.60	68.92
	BB9	监管孩子使用电子产品的时间和内容	2.54	3.20	79.25
	BB10	为孩子提供和年龄相适应的玩具、书籍、娱乐环境和空间	2.57	3.20	80.31
	BE7.3	孩子存在心理行为发育问题时，积极与家庭成员、孩子所在的托幼机构老师做好良好沟通，相互配合，共同应对	2.12	2.90	73.01
健康促进					
获取	BC1	获得早期学习机会与儿童发展的相关信息	1.15	1.70	67.77
理解	BA5	理解社会文化、公共服务（医疗、教育和文娱设施）对儿童心理行为发育的影响	0.75	1.10	68.24
	BA7	理解养育者受教育程度和学习能力对儿童心理行为发育的影响	1.26	1.60	78.71
	BC3	理解早期学习机会对儿童心理行为发育的影响	0.58	0.80	72.73

续表

维度	题目	指标	平均得分	满分值	得分率（%）
评价	BA8	判断孩子所处家庭和社区环境对儿童心理行为发展的利弊	1.01	1.40	72.41
	BC4	判断社会文化和社会环境对儿童心理行为发展的利弊（如各种学习班、比赛，家长要学会判断是要跟风，还是根据孩子的兴趣来选择）	0.80	1.00	80.30
应用	BC5	创造和给予孩子丰富的早期学习机会	2.09	2.70	77.41
	BC6	实施早期教育或促进儿童早期综合发展的措施	1.66	2.20	75.23

“0 ~ 3 岁儿童家庭养育健康素养评价问卷（心理行为）”全部题目归类为 7 个核心点，包括营造家庭环境、采取恰当的养育行为、回应性照护、安排早期教育、家园共育、儿童早期发育标准、心理健康的识别及干预等方面，各核心点包含的题目及得分情况见表 11。其中“儿童早期发育标准”这一核心点的得分率最高，达 89.02%。得分率最低的核心点为“心理健康的识别及干预”，得分率为 74.18%，见图 16。整体而言，0 ~ 3 岁儿童家长对心理行为部分核心点的素养具备情况较好，所有核心点得分率均在 70% 以上，其中对“心理健康的识别及干预”以及“安排早期教育”这些核心点的素养具备情况欠佳，可开展相关干预，进一步提升儿童养育者在儿童心理行为发育方面的健康素养。

表 11　0 ~ 3 岁儿童家庭养育健康素养（心理行为）核心点得分情况

核心点（题目）	平均得分	满分值	得分率（%）
营造家庭环境（BA1—BA8）	14.16 ± 3.13	18.30	77.39
采取恰当的养育行为（BB1—BB3，BB4.2，BB5—BB10）	23.92 ± 5.64	31.20	76.68
回应性照护（BB4.1）	2.44 ± 0.94	2.80	87.15

续表

核心点（题目）	平均得分	满分值	得分率（%）
安排早期教育（BC1，BC3—BC6）	6.28±1.63	8.40	74.79
家园共育（BC2）	1.78±0.52	2.10	84.82
儿童早期发育标准（BD）	3.38±0.86	3.80	89.02
心理健康的识别及干预（BE1—BE7）	24.77±6.81	33.40	74.18

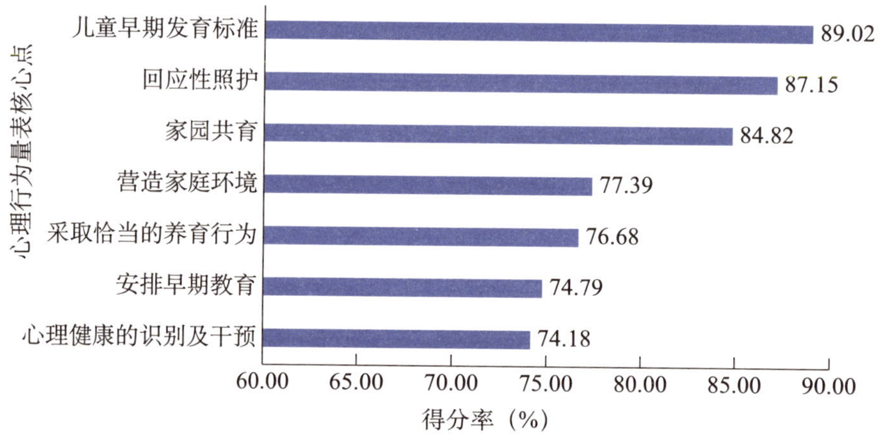

图 16　0 ~ 3 岁儿童家庭养育健康素养（心理行为）核心点素养得分率

按照 0 ~ 1 岁、1 ~ 2 岁、2 ~ 3 岁进行年龄分组，各年龄组的儿童家庭养育健康素养评价问卷（心理行为）12 维度得分率见表 12。根据各维度得分率，在儿童心理行为发育方面，0 ~ 3 岁儿童养育者在疾病预防（理解）维度具有最高的儿童养育健康素养水平，而在医疗服务（获取）维度健康素养水平最低。不同年龄组的心理行为问卷 12 维度得分率分布相似，随着儿童年龄的增加，0 ~ 3 岁儿童养育者各维度健康素养水平呈现升高的趋势，除医疗服务（评价）、医疗服务（应用）、疾病预防（评价）外，各维度不同年龄组间均存在显著差异（$P < 0.05$），养育者在医疗服务、疾病预防、健康促进三个领域的心理健康相关信息获取方面普遍存在不足，见图 17。

表 12 0～3 岁各年龄组儿童家庭养育健康素养（心理行为）12 维度得分率

维度 / 得分率 (%)		总体	0～1岁	1～2岁	2～3岁	F值	P值
医疗服务	获取	69.56	67.17	69.18	71.60	19.987	＜ 0.001
	理解	78.70	75.73	79.03	80.65	31.484	＜ 0.001
	评价	79.04	78.65	78.62	79.64	1.172	0.310
	应用	76.71	77.22	75.61	77.15	1.140	0.320
疾病预防	获取	67.19	65.14	66.05	69.54	15.589	＜ 0.001
	理解	79.88	79.01	79.32	80.94	4.000	0.018
	评价	76.64	76.23	75.90	77.49	2.361	0.094
	应用	77.33	76.53	76.19	78.77	8.300	＜ 0.001
健康促进	获取	67.77	65.83	67.16	69.65	12.320	＜ 0.001
	理解	74.05	73.51	72.89	75.31	7.075	0.001
	评价	75.70	74.81	74.86	76.97	5.309	0.005
	应用	76.43	75.14	75.34	78.18	7.926	＜ 0.001

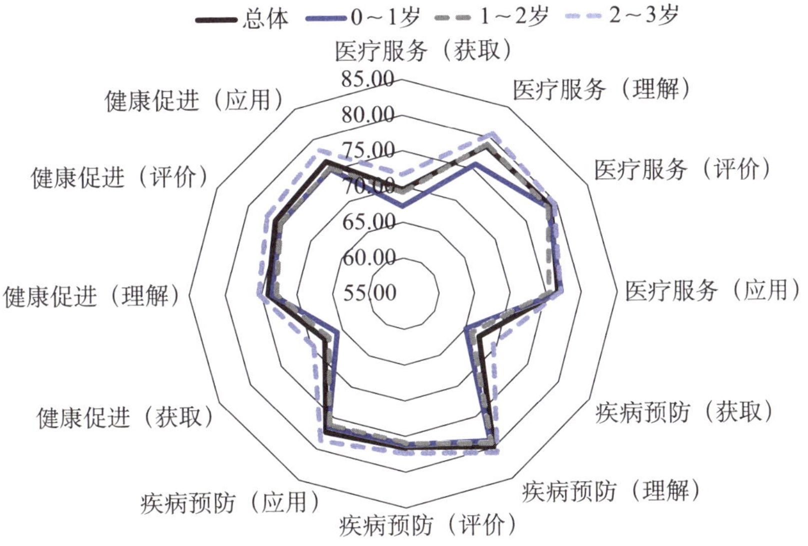

图 17 0～3 岁各年龄组儿童家庭养育健康素养（心理行为）12 维度雷达图

4.0 ～ 3 岁儿童家庭养育健康素养的地域比较

4390 份“0 ～ 3 岁儿童家庭养育健康素养评价问卷”中，北京市共回收有效问卷 279 份（6.4%），山东省济南市共回收有效问卷 350 份（8.0%），江苏省苏州市共回收有效问卷 344 份（7.8%），福建省漳州市共回收有效问卷 313 份（7.1%），湖南省长沙市共回收有效问卷 336 份（7.7%），湖北省宜昌市共回收有效问卷 317 份（7.2%），河南省许昌市共回收有效问卷 158 份（3.6%），重庆市共回收有效问卷 883 份（20.1%），云南省昆明市共回收有效问卷 385 份（8.8%），新疆维吾尔自治区乌鲁木齐市共回收有效问卷 524 份（11.9%），广西壮族自治区凭祥市共回收有效问卷 136 份（3.1%），黑龙江省哈尔滨市共回收有效问卷 365 份（8.3%），各城市健康素养问卷得分分布见图 18。

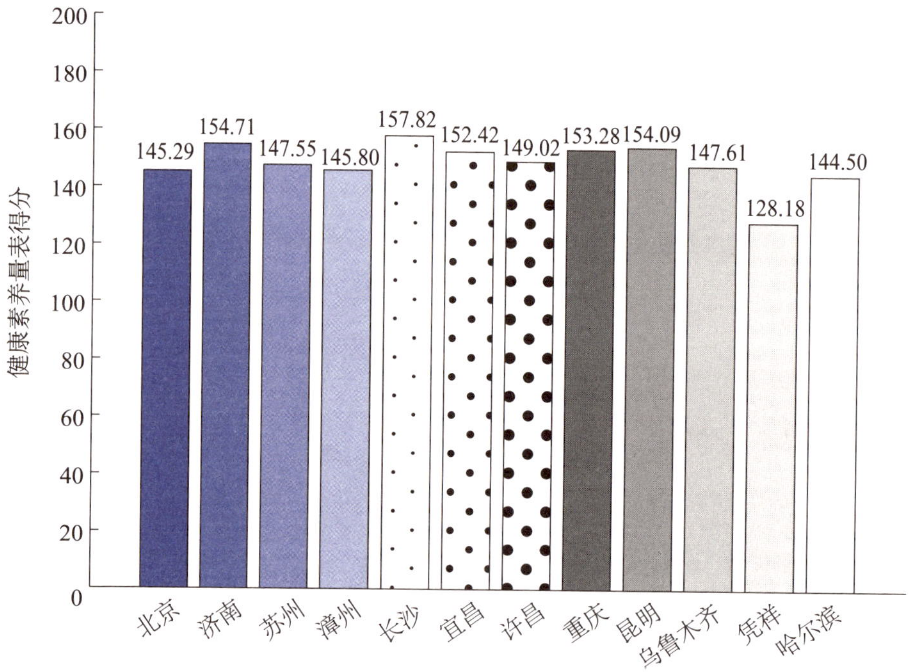

图 18　不同城市 0 ～ 3 岁儿童家庭养育健康素养调查得分分布

按照超大城市、特大城市、大城市、中小城市进行城市规模分组，各城市规模组的儿童家庭养育健康素养评价问卷得分率见表 13。比较不同城市规模的身体与心理行为问卷在医疗服务、疾病预防、健康促进三大维度的得分率，组间分布相似，儿童养育者在身体与心理行为部分的疾病预防领域具有最高的健康素养水平，而在身体部分的健康促进领域具有最低的健康素养水平。随着城市规模的扩大，健康素养水平呈现升高的趋势，中小城市养育者各维度健康素养水平显著低于大城市、特大城市、超大城市。其中特大城市养育者在心理行为部分三大维度的健康素养均高于其他规模城市，见图 19。

表 13　不同城市规模“0 ～ 3 岁儿童家庭养育健康素养评价问卷”三级维度得分率

维度 / 得分率（%）		超大城市	特大城市	大城市	中小城市	*F* 值	*P* 值
身体	医疗服务	78.32	77.26	76.29	73.23	14.174	< 0.001
	获取	73.97	73.98	72.01	69.83	8.468	< 0.001
	理解	84.12	83.85	81.54	76.77	19.449	< 0.001
	评价	73.43	72.30	72.11	70.14	3.326	0.019
	应用	75.72	73.38	74.03	72.01	7.485	< 0.001
	疾病预防	78.36	78.84	76.34	72.92	17.713	< 0.001
	获取	72.79	72.65	70.76	69.07	7.144	< 0.001
	理解	75.90	76.87	72.70	70.33	14.708	< 0.001
	评价	84.44	85.82	84.11	78.80	17.196	< 0.001
	应用	82.01	82.18	80.89	76.07	16.485	< 0.001
	健康促进	63.44	63.53	60.94	59.60	15.331	< 0.001
	获取	70.17	69.54	69.10	67.62	2.339	0.072
	理解	54.34	53.28	49.09	48.82	13.864	< 0.001
	评价	73.69	73.85	72.30	71.83	1.514	0.209
	应用	65.71	67.03	64.40	62.25	13.134	< 0.001
	身体总分	74.47	74.37	72.32	69.55	19.370	< 0.001

续表

维度 / 得分率（%）		超大城市	特大城市	大城市	中小城市	F 值	P 值
心理行为	医疗服务	76.55	77.52	75.38	71.97	14.246	＜ 0.001
	获取	70.63	69.46	69.34	68.21	2.194	0.087
	理解	78.78	80.26	77.80	76.63	7.995	＜ 0.001
	评价	79.35	80.30	79.11	75.36	7.725	＜ 0.001
	应用	77.68	79.76	76.10	68.85	17.781	＜ 0.001
	疾病预防	77.65	79.45	77.79	74.33	11.886	＜ 0.001
	获取	68.16	67.76	66.29	65.77	2.268	0.079
	理解	79.44	82.21	79.70	75.60	15.250	＜ 0.001
	评价	76.32	77.24	76.18	76.75	0.642	0.588
	应用	77.37	78.51	77.78	73.61	9.490	＜ 0.001
	健康促进	74.60	75.59	74.54	71.27	8.871	＜ 0.001
	获取	68.18	68.33	67.59	66.02	1.771	0.150
	理解	74.49	74.67	74.29	71.30	5.145	0.001
	评价	75.46	76.98	75.86	72.82	5.512	0.001
	应用	76.49	78.08	76.48	72.31	8.218	＜ 0.001
	心理行为总分	76.89	78.31	76.56	73.14	13.645	＜ 0.001
	合计	75.68	76.34	74.44	71.34	16.815	＜ 0.001

按照城市规模分组，卡方检验显示 0 ~ 3 岁儿童家庭养育健康素养水平与城市规模具有显著关联，中小城市的养育者健康素养显著低于规模更大城市的养育者（χ^2=61.229，P ＜ 0.001）。Bonferroni 法多重比较结果显示，超大城市与特大城市、大城市养育者健康素养水平无显著差异，特大城市养育者健康素养水平显著高于大城市养育者，而中小城市养育者健康素养水平显著低于其他大规模城市，见表 14。

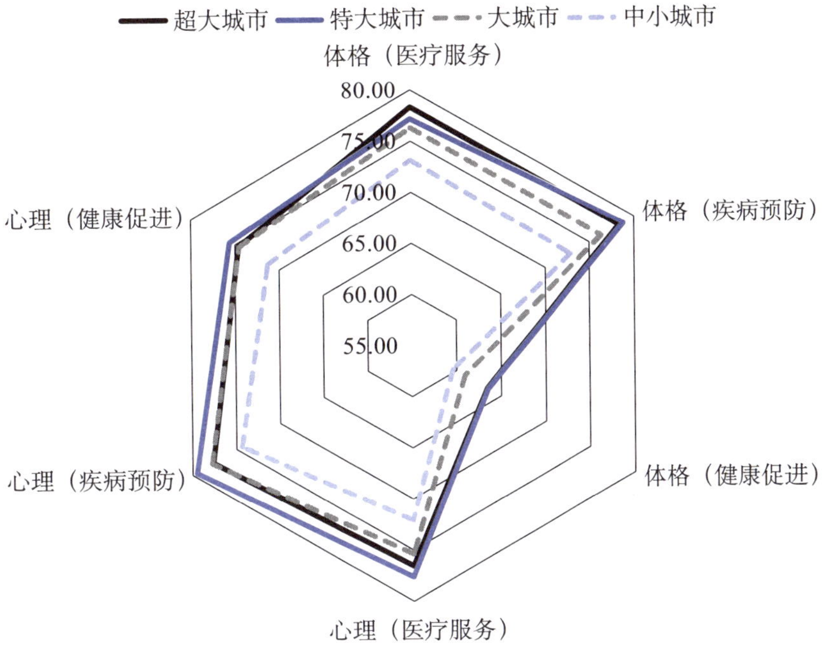

图 19　不同城市规模“0 ～ 3 岁儿童家庭养育健康素养评价问卷”6 领域雷达图

表 14　城市规模与 0 ～ 3 岁儿童家庭养育健康素养水平的关联分析

城市规模	儿童养育健康素养		χ^2	P 值
	良好人数（%）	不足人数（%）		
超大	550（47.33）$_{a, b}$	612（52.67）$_{a, b}$	61.229	< 0.001
特大	735（51.18）$_a$	701（48.82）$_a$		
大	541（45.65）$_b$	644（54.35）$_b$		
中小	197（32.45）$_c$	410（67.55）$_c$		
合计	2023（46.08）	2367（53.92）		

注：拥有相同下标字母的分组间儿童养育健康素养无显著差异（在 0.05 级别，使用 Bonferroni 法校正 P 值的情况下），反之，代表这些分组间存在显著差异。

按照东部、中部、西部、东北地区进行地理方位分组，各地理方位组的儿童家庭养育健康素养评价问卷得分率见表 15。比较不同地理方位的身体与心理行为问卷在医疗服务、疾病预防、健康促进三个维度的得分率，组间分布相似。中部地区各维度儿童养育健康素养水平最高，东北地区最低，东部和西部地区各维度儿童养育健康素养水平相近，见图 20。

表 15　不同地理方位“0 ~ 3 岁儿童家庭养育健康素养评价问卷”三级维度得分率

维度 / 得分率（%）		东部地区	中部地区	西部地区	东北地区	*F* 值	*P* 值
身体	医疗服务	76.43	78.48	76.74	73.78	7.390	< 0.001
	获取	72.56	75.61	72.59	69.33	9.567	< 0.001
	理解	80.56	84.18	83.10	80.27	6.899	< 0.001
	评价	73.17	74.54	71.50	67.88	10.308	< 0.001
	应用	74.87	75.05	73.55	70.78	7.036	< 0.001
	疾病预防	76.44	78.54	77.70	74.49	5.391	0.001
	获取	71.84	73.65	71.24	69.10	5.394	0.001
	理解	74.00	75.70	75.10	71.43	3.300	0.020
	评价	82.04	86.24	84.70	82.54	8.551	< 0.001
	应用	79.78	82.10	81.71	78.41	5.782	0.001
	健康促进	60.76	63.45	63.23	59.81	11.951	< 0.001
	获取	69.13	70.46	69.44	66.83	2.926	0.033
	理解	49.44	53.76	53.29	48.05	10.994	< 0.001
	评价	74.84	72.69	72.50	71.16	3.143	0.024
	应用	63.45	66.11	66.49	63.82	9.951	< 0.001
	身体总分	72.36	74.60	73.64	70.45	8.410	< 0.001
心理行为	医疗服务	75.12	78.43	75.90	73.24	8.730	< 0.001
	获取	70.55	71.30	68.54	67.67	6.177	< 0.001
	理解	77.52	81.18	78.96	75.98	10.916	< 0.001
	评价	78.53	81.82	78.90	75.47	8.212	< 0.001
	应用	74.86	79.75	77.22	73.81	5.203	0.001
	疾病预防	77.34	80.63	77.46	75.14	10.111	< 0.001
	获取	68.68	68.62	65.78	66.23	5.282	0.001

续表

维度 / 得分率（%）		东部地区	中部地区	西部地区	东北地区	*F* 值	*P* 值
	理解	78.37	83.64	79.90	76.79	14.192	< 0.001
	评价	78.04	78.44	75.56	73.47	7.906	< 0.001
	应用	77.38	79.42	76.87	75.01	5.268	0.001
	健康促进	74.50	76.78	73.97	71.63	8.557	< 0.001
心理行为	获取	68.88	69.48	66.40	67.33	5.328	0.001
	理解	74.35	75.60	74.05	69.63	8.728	< 0.001
	评价	76.11	77.83	74.93	73.56	4.947	0.002
	应用	75.76	79.64	76.06	73.61	6.977	< 0.001
	心理行为总分	76.22	79.40	76.49	74.05	10.490	< 0.001
	合计	75.68	74.29	77.00	75.06	9.593	< 0.001

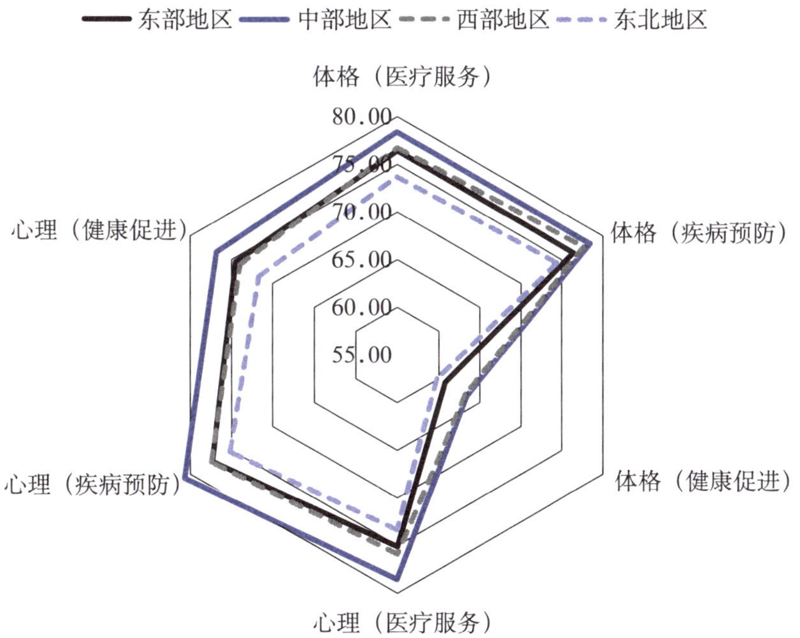

图 20　不同地区“0 ~ 3 岁儿童家庭养育健康素养评价问卷”6 领域雷达图

按照地理方位分组，卡方检验显示 0 ~ 3 岁儿童家庭养育健康素养水平与地理方位具有显著关联（χ^2=9.284，P=0.026）。Bonferroni 法多重比较结果显示，东部与中部地区、东部与东北地区、西部与中部地区、西部与东北地区养育者健康素养水平均无显著差异，而中部地区对象的儿童养育健康素养水平显著高于东北地区，见表 16。

表 16　地理方位与 0 ~ 3 岁儿童家庭养育健康素养水平的关联分析

地理方位	儿童养育健康素养		χ^2	P 值
	良好人数（%）	不足人数（%）		
东部	584（45.41）$_{a,b}$	702（54.59）$_{a,b}$		
中部	404（49.82）$_{b}$	407（50.18）$_{b}$		
西部	887（46.01）$_{a,b}$	1041（53.99）$_{a,b}$	9.284	0.026
东北	148（40.55）$_{a}$	217（59.45）$_{a}$		
合计	2023（46.08）	2367（53.92）		

注：拥有相同下标字母的分组间儿童养育健康素养无显著差异（在 0.05 级别，使用 Bonferroni 法校正 P 值的情况下），反之，代表这些分组间存在显著差异。

5. 0 ~ 3 岁儿童家庭养育健康素养与家庭特征的关系

在 4390 位调查对象中，儿童养育健康素养良好者（总分≥ 160 分）共 2023 人（46.08%），儿童养育健康素养不足者（总分＜ 160 分）共 2367 人（53.92%），养育健康素养总分平均得分为 149.92±30.47 分（满分 200 分），见图 21。

单因素分析结果显示，养育者身份、父母婚姻状况、父母文化程度、父母工作类型、父母是否参与儿童日常照料、家庭类型、家庭收入、儿童疾病史与儿童养育健康素养水平具有显著关联。其中，母亲比父亲或其他养育者具有更高的儿童养育健康素养水平（χ^2=96.050，P＜0.001）。父母处于初婚状态的家庭的儿童养育健康素养水平高于父母处于离婚 / 丧偶 / 再婚 / 未婚状态的家庭（χ^2=8.901，P=0.003）。父母文化程度与养育健康素养

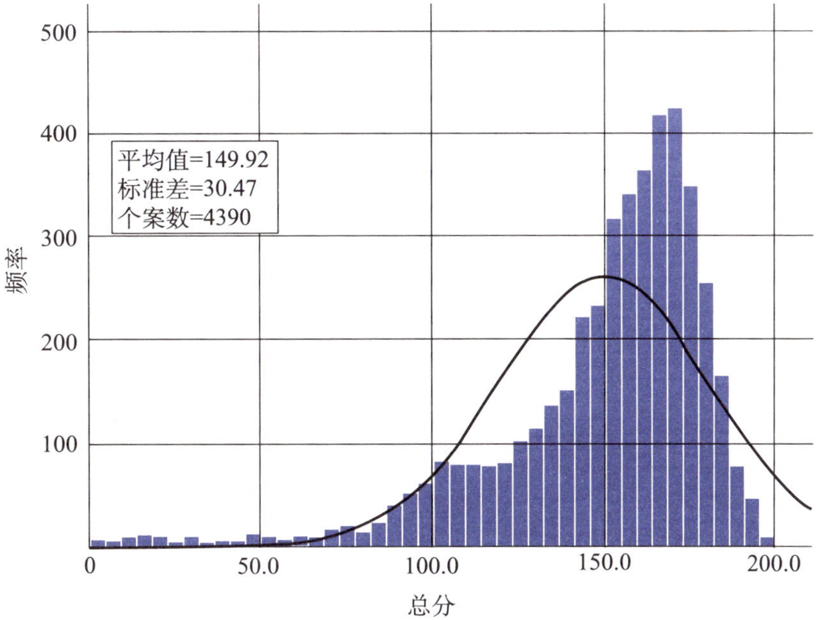

图 21　0 ～ 3 岁儿童家庭养育健康素养总分得分分布

水平呈显著正相关（χ^2=78.439，$P<0.001$；χ^2=151.225，$P<0.001$）。父母工作类型与养育健康素养显著相关，生产行业人员的养育健康素养水平显著低于其他职业者（χ^2=29.192，$P<0.001$；χ^2=55.798，$P<0.001$）。父母参与儿童日常照料的家庭，养育健康素养水平显著高于父母不参与儿童日常照料的家庭（χ^2=30.802，$P<0.001$；χ^2=33.681，$P<0.001$）。家庭结构方面，儿童养育健康素养水平按隔代（祖父母和孩子）、两代（父母和孩子）、三代、四代或其他的顺序逐步升高（χ^2=72.632，$P<0.001$）。人均月收入＜ 1500 元的家庭的儿童养育健康素养水平显著低于收入更高的家庭（χ^2=24.206，$P<0.001$）。儿童有疾病史的家庭的儿童养育健康素养水平显著高于儿童无疾病史的家庭（χ^2=7.450，P=0.006）。儿童养育健康素养的家庭影响因素中，母亲文化程度具有最高的 Cramér's V 值（Cramér's V=0.186），所有影响因素的效应量均属于小效应。0 ～ 3 岁儿童养育健康素养家庭影响因素的单因素分析结果见表 17。

表 17　0 ～ 3 岁儿童养育健康素养影响因素的单因素分析

家庭因素	儿童养育健康素养		χ^2	P 值	V 值*
	良好人数（%）	不足人数（%）			
填表人身份					
母亲	1743（49.80）	1757（50.20）	96.050	< 0.001	0.148
父亲或其他	280（31.46）	610（68.54）			
儿童户籍					
本地户籍	1588（45.71）	1886（54.29）	0.922	0.337	0.014
外地户籍	435（47.49）	481（52.51）			
儿童年龄（岁）					
0 ～ 1	600（45.87）	708（54.13）	4.699	0.095	0.033
1 ～ 2	573（43.91）	732（56.09）			
2 ～ 3	850（47.83）	927（52.17）			
儿童性别					
男	1032（47.47）	1142（52.53）	3.340	0.068	0.028
女	991（44.72）	1225（55.28）			
独生子女					
是	1646（45.99）	1933（54.01）	0.065	0.798	0.004
否	377（46.49）	434（53.51）			
父母婚姻状况					
初婚	1977（46.48）	2276（53.52）	8.901	0.003	0.045
离婚 / 丧偶 / 再婚 / 未婚	46（33.58）	91（66.42）			
父亲文化程度					
初中及以下	119（30.13）	276（69.87）	78.439	< 0.001	0.134
高中 / 中专 / 大专	734（42.40）	997（57.60）			
本科及以上	1170（51.68）	1094（48.32）			

续表

家庭因素	儿童养育健康素养		χ^2	P 值	V 值*
	良好人数（%）	不足人数（%）			
父亲工作类型					
生产行业人员	85（34.98）	158（65.02）	29.192	< 0.001	0.082
管理人员	337（46.74）	384（53.26）			
一般办事 / 专业技术人员	985（49.55）	1003（50.45）			
商业 / 服务业员工	220（40.89）	318（59.11）			
军人及其他	396（44.00）	504（56.00）			
父亲参与日常照料儿童					
是	1850（47.58）	2038（52.42）	30.802	< 0.001	0.084
否	173（34.46）	329（65.54）			
母亲文化程度					
初中及以下	86（26.30）	241（73.70）	151.225	< 0.001	0.186
高中 / 中专 / 大专	635（38.44）	1017（61.56）			
本科及以上	1302（54.00）	1109（46.00）			
母亲工作类型					
生产行业人员	26（24.53）	80（75.47）	55.798	< 0.001	0.113
管理人员	198（46.05）	232（53.95）			
一般办事 / 专业技术人员	1226（50.20）	1216（49.80）			
商业 / 服务业员工	192（38.02）	313（61.98）			
军人及其他	381（42.01）	526（57.99）			
母亲参与日常照料儿童					
是	2009（46.71）	2292（53.29）	33.681	< 0.001	0.088
否	14（15.73）	75（84.27）			
家庭类型					
隔代（祖父母和孩子）	135（31.54）	293（68.46）	72.632	< 0.001	0.129
两代（父母和孩子）	296（38.90）	465（61.10）			
三代	1153（48.79）	1210（51.21）			
四代或其他	439（52.39）	399（47.61）			

续表

家庭因素	儿童养育健康素养		χ^2	P 值	V 值*
	良好人数（%）	不足人数（%）			
家庭每月人均收入（元）					
＜ 1500	85（31.60）	184（68.40）	24.206	＜ 0.001	0.074
1500 ~ 7500	1245（46.96）	1406（53.04）			
≥ 7500	693（47.14）	777（52.86）			
儿童疾病史					
有	292（51.41）	276（48.59）	7.450	0.006	0.041
无	1731（45.29）	2091（54.71）			
合计	2023（46.08）	2367（53.92）			

* Cramér's V 值为效应量，0.1、0.3、0.5 分别为小效应、中效应、大效应界限值。

二元 Logistic 回归分析结果显示，养育者身份、儿童性别、父母是否参与儿童日常照料、母亲文化程度、母亲工作类型、家庭类型、家庭人均月收入、儿童疾病史与 0 ~ 3 岁儿童养育健康素养水平有显著关联。控制混杂因素的影响后，母亲的儿童养育健康素养水平显著高于父亲或其他养育者（a*OR*=2.22，95% *CI*：1.88 ~ 2.62，*P* ＜ 0.001）。父母参与儿童日常照料的家庭，养育健康素养水平显著高于父母不参与儿童日常照料的家庭（a*OR*=1.61，95% *CI*：1.30 ~ 1.99，*P* ＜ 0.001；a*OR*=2.27，95% *CI*：1.23 ~ 4.19，*P*=0.009）。母亲文化程度为本科及以上的家庭儿童养育健康素养水平显著高于母亲文化程度为初中及以下的家庭（a*OR*=2.29，95% *CI*：1.63 ~ 3.22，*P* ＜ 0.001）。相比于母亲从事生产行业的家庭，母亲职业为一般办事 / 专业技术人员、军人及其他的家庭拥有更高的养育健康素养水平（a*OR*=1.81，95% *CI*：1.10 ~ 2.97，*P*=0.019；a*OR*=1.75，95% *CI*：1.05 ~ 2.91，*P*=0.032）。与隔代（祖父母和孩子）照护为主的家庭相比，两代（父母和孩子）、三代、四代或其他结构的家庭具有显著更高的儿童养育健康素养水平（a*OR*=1.32，95% *CI*：1.02 ～ 1.71，*P*=0.036；a*OR*=1.98，95% *CI*：1.58 ～ 2.49，*P* < 0.001；a*OR*=2.30，95% *CI*：1.78 ～ 2.98，*P* < 0.001）。人均月收入为 1500 ～ 7500 元的家庭的儿童养育健康素养水平显著高于人均月收入低于 1500 元的家庭（a*OR*=1.38，95% *CI*：1.03 ～ 1.84，*P*=0.028）。儿童有疾病史的家庭的儿童养育健康素养水平显著高于儿童无疾病史的家庭（a*OR*=1.28，95% *CI*：1.06 ～ 1.55，*P*=0.009）。0 ～ 3 岁儿童养育健康素养影响因素的二元 Logistic 回归分析结果见表 18，森林图见图 22。

表 18　0 ～ 3 岁儿童养育健康素养影响因素的二元 Logistic 回归分析

家庭因素	c*OR**	a*OR***	95% 置信区间		*P* 值
			下限	上限	
填表人身份					
父亲或其他	1.00	1.00	—	—	—
母亲	2.16	2.22	1.88	2.62	< 0.001
儿童户籍					
外地户籍	1.00	1.00	—	—	—
本地户籍	0.93	0.90	0.77	1.05	0.182
儿童年龄（岁）					
0 ～ 1	1.00	1.00	—	—	—
1 ～ 2	0.92	0.96	0.82	1.13	0.655
2 ～ 3	1.08	1.12	0.97	1.31	0.129
儿童性别					
女	1.00	1.00	—	—	—
男	1.12	1.15	1.02	1.31	0.026
独生子女					
否	1.00	1.00	—	—	—
是	0.98	0.99	0.84	1.16	0.892

续表

家庭因素	cOR*	aOR**	95% 置信区间		P 值
			下限	上限	
父母婚姻状况					
离婚 / 丧偶 / 再婚 / 未婚	1.00	1.00	—	—	—
初婚	1.72	1.13	0.77	1.67	0.529
父亲文化程度					
初中及以下	1.00	1.00	—	—	—
高中 / 中专 / 大专	1.71	1.24	0.94	1.64	0.136
本科及以上	2.48	1.31	0.96	1.77	0.086
父亲工作类型					
生产行业人员	1.00	1.00	—	—	—
管理人员	1.63	0.99	0.70	1.39	0.936
一般办事 / 专业技术人员	1.83	1.08	0.79	1.48	0.643
商业 / 服务业员工	1.29	1.01	0.71	1.42	0.974
军人及其他	1.46	1.01	0.72	1.41	0.947
父亲参与日常照料儿童					
否	1.00	1.00	—	—	—
是	1.73	1.61	1.30	1.99	< 0.001
母亲文化程度					
初中及以下	1.00	1.00	—	—	—
高中 / 中专 / 大专	1.75	1.30	0.95	1.78	0.103
本科及以上	3.29	2.29	1.63	3.22	< 0.001
母亲工作类型					
生产行业人员	1.00	1.00	—	—	—
管理人员	2.63	1.68	0.98	2.87	0.059
一般办事 / 专业技术人员	3.10	1.81	1.10	2.97	0.019
商业 / 服务业员工	1.89	1.60	0.95	2.69	0.079
军人及其他	2.23	1.75	1.05	2.91	0.032

续表

家庭因素	cOR*	aOR**	95% 置信区间		P 值
			下限	上限	
母亲参与日常照料儿童					
否	1.00	1.00	—	—	—
是	4.70	2.27	1.23	4.19	0.009
家庭类型					
隔代（祖父母和孩子）	1.00	1.00	—	—	—
两代（父母和孩子）	1.38	1.32	1.02	1.71	0.036
三代	2.07	1.98	1.58	2.49	＜ 0.001
四代或其他	2.39	2.30	1.78	2.98	＜ 0.001
家庭每月人均收入（元）					
＜ 1500	1.00	1.00	—	—	—
1500 ～ 7500	1.92	1.38	1.03	1.84	0.028
≥ 7500	1.93	1.26	0.93	1.70	0.135
儿童疾病史					
无	1.00	1.00	—	—	—
有	1.28	1.28	1.06	1.55	0.009

* cOR：crude OR，在不调整其他因素的情况下计算获得的 OR 值。

** aOR：adjusted OR，将所有因素纳入 Logistic 回归模型，在调整其他因素的情况下计算获得的 OR 值。

变量	*OR*(95% *CI*)	Pvalue
填表人身份（父亲或其他）	1.00	—
填表人身份（母亲）	2.22(1.88～2.62)	<0.001
儿童户籍（外地）	1.00	—
儿童户籍（本地）	0.90(0.77～1.05)	0.182
儿童年龄（0～1岁）	1.00	—
儿童年龄（1～2岁）	0.96(0.82～1.13)	0.655
儿童年龄（2～3岁）	1.12(0.97～1.31)	0.129
儿童性别（女）	1.00	—
儿童性别（男）	1.15(1.02～1.31)	0.026
独生子女（否）	1.00	—
独生子女（是）	0.99(0.84～1.16)	0.892
父母婚姻状况（离婚/丧偶/再婚/未婚）	1.00	—
父母婚姻状况（初婚）	1.13(0.77～1.67)	0.529
父亲文化程度（初中及以下）	1.00	—
父亲文化程度（高中/中专/大专）	1.24(0.94～1.64)	0.136
父亲文化程度（本科及以上）	1.31(0.96～1.77)	0.086
父亲工作类型（生产行业人员）	1.00	—
父亲工作类型（管理人员）	0.99(0.70～1.39)	0.936
父亲工作类型（一般办事/专业技术人员）	1.08(0.79～1.48)	0.643
父亲工作类型（商业/服务业员工）	1.01(0.71～1.42)	0.974
父亲工作类型（军人及其他）	1.01(0.72～1.41)	0.947
父亲参与日常照料儿童（否）	1.00	—
父亲参与日常照料儿童（是）	1.61(1.30～1.99)	<0.001
母亲文化程度（初中及以下）	1.00	—
母亲文化程度（高中/中专/大专）	1.30(0.95～1.78)	0.103
母亲文化程度（本科及以上）	2.29(1.63～3.22)	<0.001
母亲工作类型（生产行业人员）	1.00	—
母亲工作类型（管理人员）	1.68(0.98～2.87)	0.059
母亲工作类型（一般办事/专业技术人员）	1.81(1.10～2.97)	0.019
母亲工作类型（商业/服务业员工）	1.60(0.95～2.69)	0.079
母亲工作类型（军人及其他）	1.75(1.05～2.91)	0.032
母亲参与日常照料儿童（否）	1.00	—
母亲参与日常照料儿童（是）	2.27(1.23～4.19)	0.009
家庭代际（隔代—祖父母和孩子）	1.00	—
家庭代际（两代—父母和孩子）	1.32(1.02～1.71)	0.036
家庭代际（三代）	1.98(1.58～2.49)	<0.001
家庭代际（四代或其他）	2.30(1.78～2.98)	<0.001
家庭每月人均收入（<1500元）	1.00	—
家庭每月人均收入（1500～7500元）	1.38(1.03～1.84)	0.028
家庭每月人均收入（≥7500元）	1.26(0.93～1.70)	0.135
儿童疾病史（无）	1.00	—
儿童疾病史（有）	1.28(1.06～1.55)	0.009

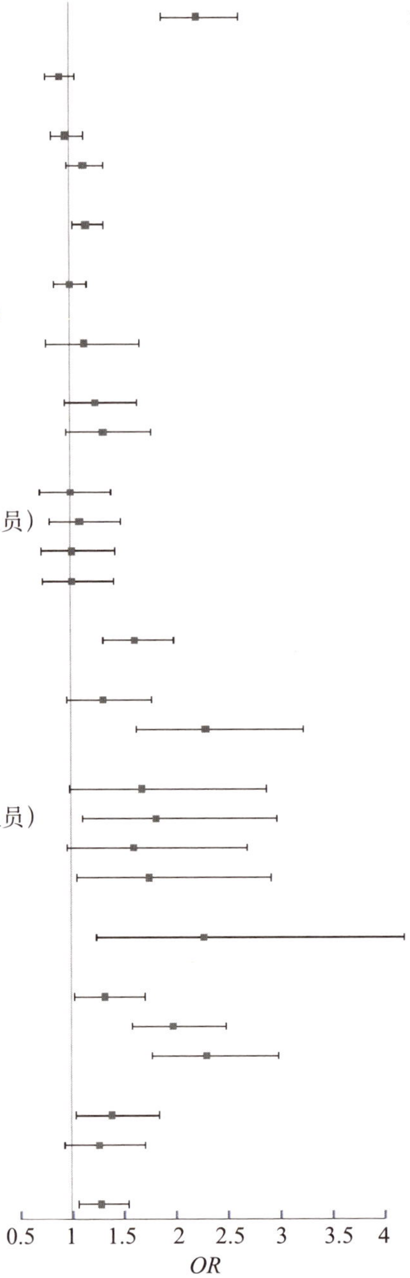

图 22　0 ～ 3 岁儿童家庭养育健康素养影响因素森林图

（二）3 ～ 6 岁儿童家庭养育健康素养状况

1.3 ～ 6 岁儿童家庭一般情况

本次调查共收集“3 ～ 6 岁儿童家庭养育健康素养评价问卷”7658 份，根据质量控制原则，由于设置提交要求，线上问卷空缺率为 0%，筛除逻辑有误的问卷 12 份（养育者身份题目与“是否为儿童父母”题目答案不符合逻辑），筛除作答时间 5 分钟以下的问卷 280 份，筛除儿童出生日期填写有误的问卷 238 份，最终共回收有效问卷 7128 份，平均填写用时 24.6 分钟。参与调查的 3 ～ 6 岁儿童家庭一般情况见表 19。

表 19　3 ～ 6 岁儿童家庭的一般情况（N=7128）

人口学特征	人数（n）	构成比（%）
填表人身份		
母亲	5644	79.18
父亲	1318	18.49
（外）祖父母	87	1.22
亲戚	76	1.07
其他	3	0.04
儿童户籍		
本地户籍	5714	80.16
外地户籍	1414	19.84
儿童年龄（岁）		
3 ～ 4	1797	25.21
4 ～ 5	2311	32.42
5 ～ 6	3020	42.37
儿童性别		
男	3587	50.32
女	3541	49.68

续表

人口学特征	人数（n）	构成比（%）
独生子女		
是	5182	72.70
否	1946	27.30
父母婚姻状况		
初婚	6778	95.09
离婚	212	2.97
丧偶	17	0.24
再婚	92	1.29
未婚	29	0.41
父亲参与日常照料儿童		
是	6087	85.40
否	1041	14.60
母亲参与日常照料儿童		
是	6906	96.89
否	222	3.11
家庭类型		
两代（父母和孩子）	1362	19.11
隔代（祖父母和孩子）	476	6.68
三代（祖父母、父母和孩子）	4175	58.57
四代（曾祖父母、祖父母、父母和孩子）	1098	15.40
其他	17	0.24
家庭每月人均收入（元）		
＜ 1500	490	6.87
1500 ~ 4500	2225	31.21
4500 ~ 7500	1950	27.36
7500 ~ 12500	1357	19.04
≥ 12500	1106	15.52

续表

人口学特征	人数（n）	构成比（%）
儿童疾病史		
有	1133	15.90
无	5995	84.10
托幼或教育机构入学		
有	6708	94.11
无	420	5.89
校外兴趣活动或早教活动		
有	3714	52.10
无	3414	47.90

在7128位调查对象中，母亲占比最多，为5644人（79.18%），父亲1318人（18.49%），（外）祖父母87人（1.22%），亲戚76人（1.07%），其他身份者3人（0.04%），见图23。

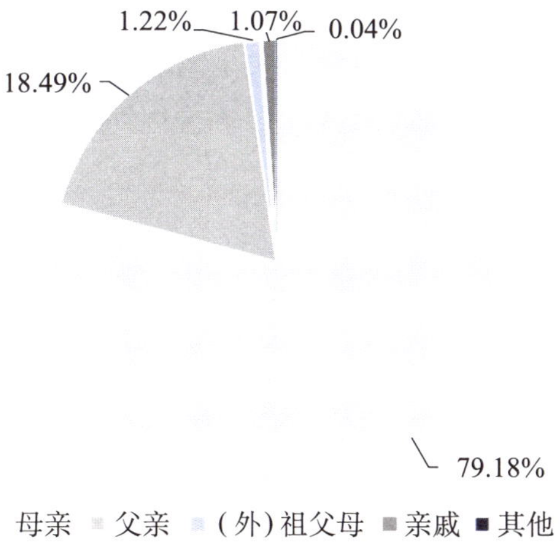

图23 3～6岁儿童养育者身份情况

参与调查家庭的儿童中，本地户籍的有 5714 人（80.16%），外地户籍的有 1414 人（19.84%）；男童有 3587 人（50.32%），女童有 3541 人（49.68%）；独生子女有 5182 人（72.70%），非独生子女有 1946 人（27.30%），见图 24。儿童年龄分布方面，共有 3 ～ 4 岁儿童 1797 人（25.21%），4 ～ 5 岁儿童 2311 人（32.42%），5 ～ 6 岁儿童 3020 人（42.37%），见图 25。

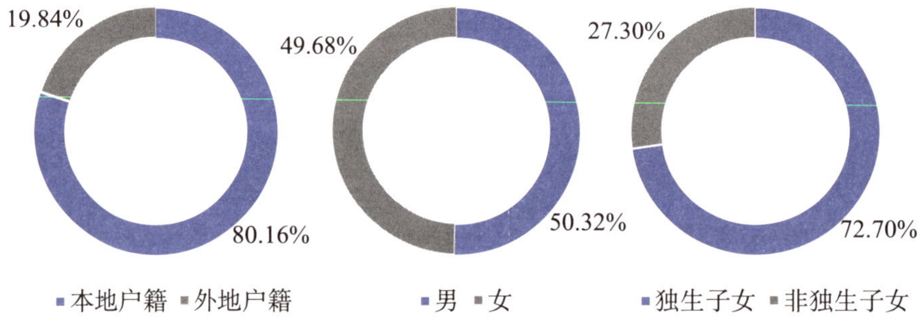

图 24　3 ～ 6 岁儿童户籍、性别、独生子女情况

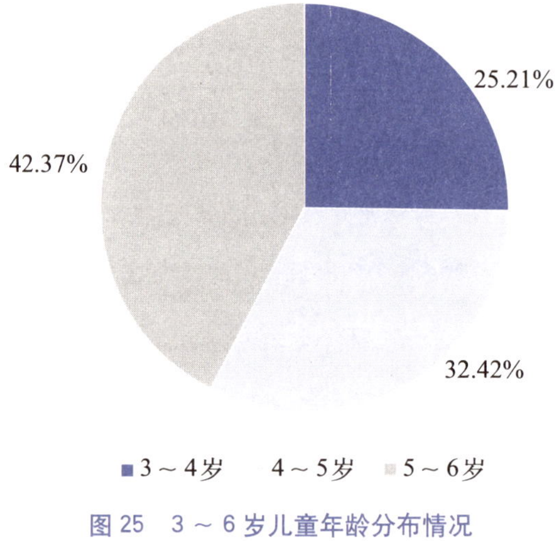

图 25　3 ～ 6 岁儿童年龄分布情况

3 ～ 6 岁儿童的家庭情况中，父母婚姻状况大多数为初婚，有 6778 人（95.09%），其他婚姻状况中，离婚有 212 人（2.97%），丧偶有 17 人（0.24%），再婚有 92 人（1.29%），未婚有 29 人（0.41%）。家庭结构方面，有 1362 人

是父母和孩子组成的两代家庭（19.11%），476 人是祖父母照料孩子的隔代家庭（6.68%），4175 人是三代家庭（58.57%），1098 人是四代家庭（15.40%），17 人是其他类型（0.24%），见图 26。家庭每月人均收入＜ 1500 元的有 490 人（6.87%），1500 ～ 4500 元的有 2225 人（31.21%），4500 ～ 7500 元的有 1950 人（27.36%），7500 ～ 12500 元的有 1357 人（19.04%），≥ 12500 元的有 1106 人（15.52%），见图 27。

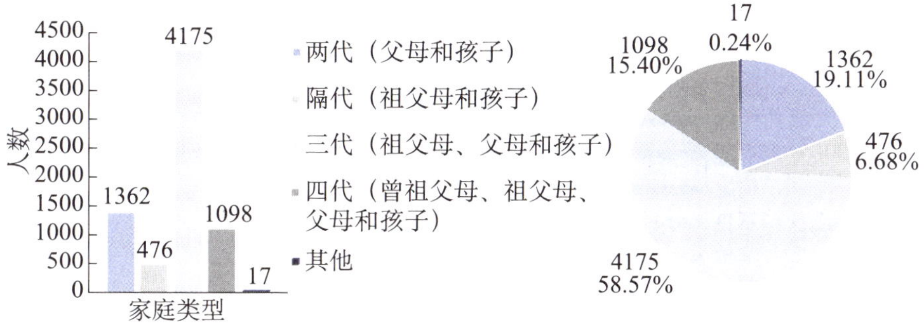

图 26　3 ～ 6 岁儿童家庭类型情况

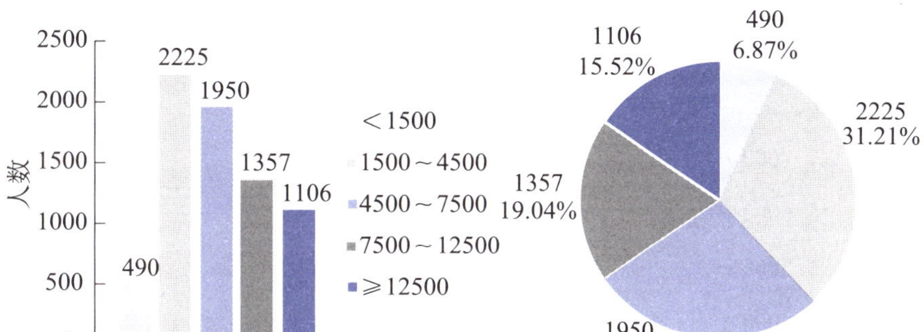

图 27　3 ～ 6 岁儿童家庭收入情况

有 85.40%（6087/7128）的父亲参与儿童的日常照料，96.89%（6906/7128）的母亲参与儿童的日常照料。5995 位儿童无疾病史（84.10%），而 1133 位儿童（15.90%）曾患心脏病、过敏、高热、腹泻、哮喘、肥胖、肺炎等疾病，其中过敏所占比例最大（396/1133，34.95%），见图 28。有 6708 位 3 ～ 6 岁儿童在教育机构就读过（94.11%），其中，上过托儿所或托育班的有 879 人（13.10%），上过幼儿园的有 6197 人（92.38%），上过学前班或幼小衔接的有 430 人（6.41%），见图 29。另有 3714 位 3 ～ 6 岁儿童参加过校外兴趣活动或早教活动（52.10%），其中参加绘画、美术、手工、书法、棋类等活动的有 2105 人，占比最多（56.68%），见图 30。

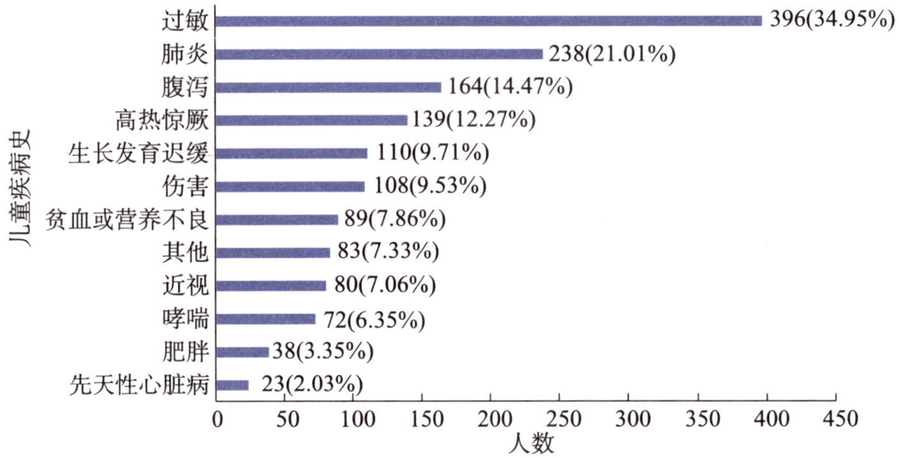

图 28　3 ～ 6 岁儿童疾病史情况

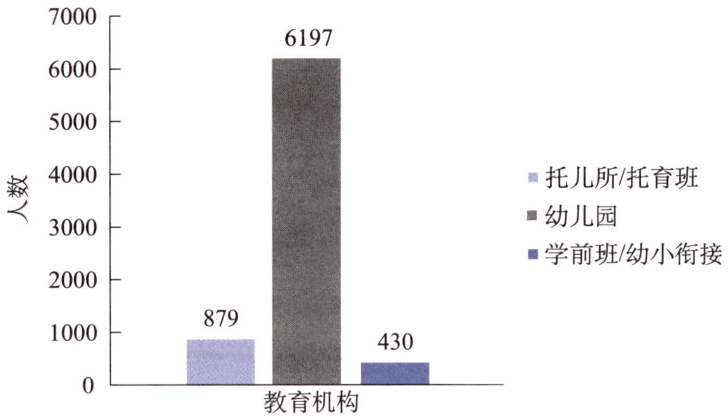

图 29　3 ～ 6 岁儿童接受早期教育的类型情况

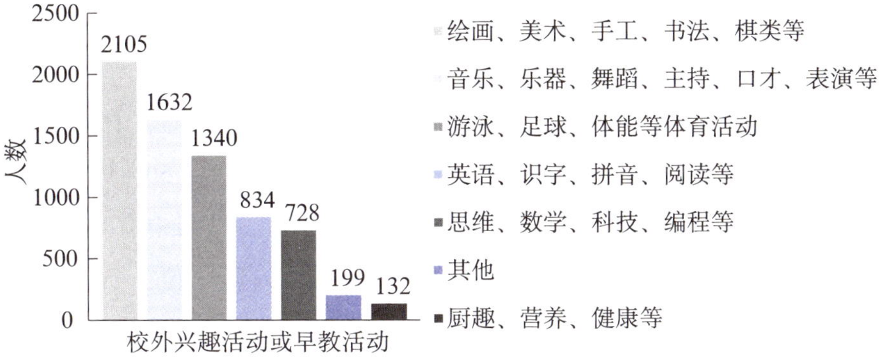

图 30　3 ~ 6 岁儿童校外兴趣活动或早教活动参与情况

父母文化程度方面，所调查 3 ~ 6 岁儿童父亲的文化程度为小学及以下 86 人（1.21%），初中 1016 人（14.25%），高中 728 人（10.21%），中专 / 中技 628 人（8.81%），大专 / 职大 1469 人（20.61%），本科 2594 人（36.39%），硕士及以上 607 人（8.52%）。母亲的文化程度为小学及以下 91 人（1.28%），初中 873 人（12.25%），高中 614 人（8.61%），中专 / 中技 662 人（9.29%），大专 / 职大 1728 人（24.24%），本科 2622 人（36.78%），硕士及以上 538 人（7.55%），见图 31。

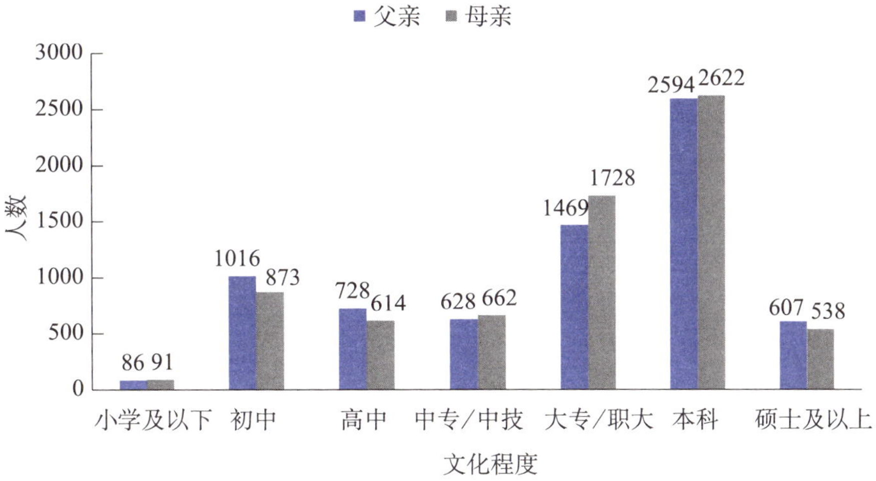

图 31　3 ~ 6 岁儿童父母文化程度情况

父母工作类型方面，参与调查的 3 ～ 6 岁儿童父亲中有 1460 位管理人员（20.48%），1591 位专业技术人员（22.32%），853 位一般办事人员（11.97%），854 位商业 / 服务业员工（11.98%），114 位农林牧渔水利业生产人员（1.60%），321 位生产运输设备操作人员（4.50%），154 位军人（2.16%），还有 1781 位其他职业人员（24.99%）。母亲中有 869 位管理人员（12.19%），1793 位专业技术人员（25.15%），1149 位一般办事人员（16.12%），1128 位商业 / 服务业员工（15.82%），60 位农林牧渔水利业生产人员（0.84%），109 位生产运输设备操作人员（1.53%），28 位军人（0.39%），还有 1992 位其他职业人员（27.95%），见图 32。

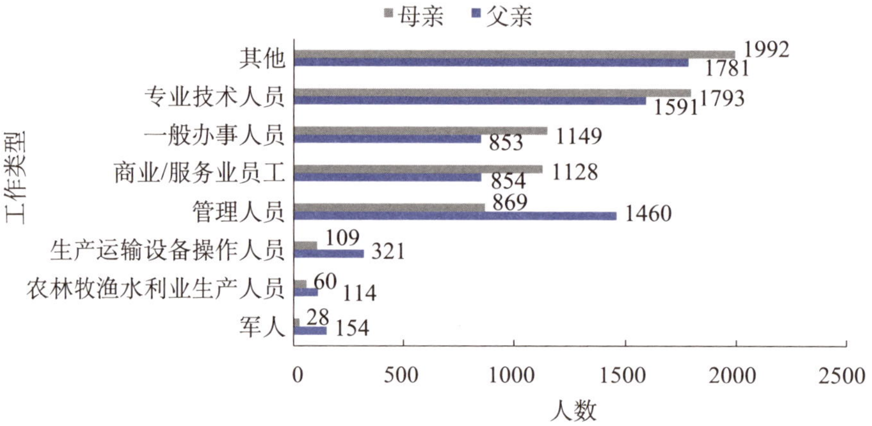

图 32　3 ～ 6 岁儿童父母工作类型情况

2. 3 ～ 6 岁儿童家庭养育健康素养水平（身体）

“3 ～ 6 岁儿童家庭养育健康素养评价问卷（身体）”平均得分为 75.47±12.79 分（满分 100 分），见图 33。其中，医疗服务维度平均得分为 27.19±4.84 分（满分 35.30 分），疾病预防维度平均得分为 37.26±7.40 分（满分 48.70 分），健康促进维度平均得分为 11.03±2.22 分（满分 16.00 分），各维度满分值及得分情况见表 20。在 7128 位 3 ～ 6 岁儿童养育者中，共有 3034 位（42.56%）养育者在儿童身体健康方面具有良好的儿童家庭养育健康素养（得分≥ 80 分），有 4094 位（57.44%）养育者的健康素养不足（得分< 80 分）。

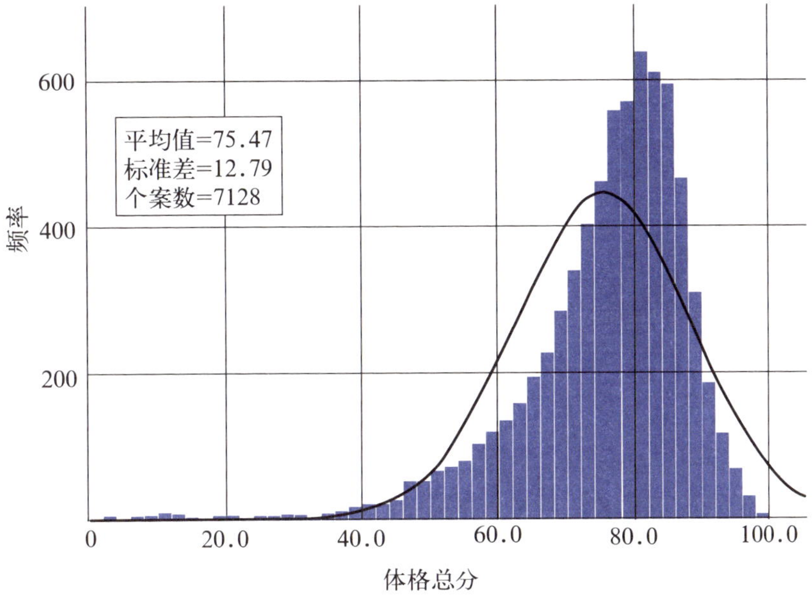

图 33　3 ～ 6 岁儿童家庭养育健康素养（身体）得分分布

表 20　3 ～ 6 岁儿童家庭养育健康素养（身体）各维度得分情况

维度	平均得分	满分值	得分率（%）
医疗服务	27.19±4.84	35.30	77.01
获取	4.26±1.02	5.90	72.21
理解	11.04±2.49	13.20	83.63
评价	2.49±0.64	3.40	73.12
应用	9.40±1.96	12.80	73.44
疾病预防	37.26±7.40	48.70	76.50
获取	5.26±1.38	7.50	70.12
理解	13.79±4.12	18.60	74.16
评价	1.90±0.39	2.20	86.14

续表

维度	平均得分	满分值	得分率（%）
应用	16.31±2.95	20.40	79.93
健康促进	11.03±2.22	16.00	68.96
获取	4.31±1.36	6.70	64.40
理解	1.89±0.41	2.60	72.68
评价	0.74±0.28	1.10	67.43
应用	4.09±1.06	5.60	73.00
身体总分	75.47±12.79	100.00	75.47

“3 ～ 6 岁儿童家庭养育健康素养评价问卷（身体）”各条目得分情况见表 21。其中得分率最高的条目为“有意识地关注并分析儿童龋齿的危险因素”，得分率为 91.98%，说明 3 ～ 6 岁儿童养育者特别关注儿童的口腔健康，对龋齿等问题较为重视。得分率最低的条目为“通过数呼吸次数意识到儿童患早期肺炎的可能性”，得分率仅为 50.47%，说明接近一半的 3 ～ 6 岁儿童家长没有掌握这项判断儿童患早期肺炎的技能，需要开展相应的健康教育等干预活动。此外，“了解铁缺乏时的常见表现”“保证儿童每日的身体活动强度，减少屏幕时间”“了解维生素 D 缺乏时的常见表现”“儿童腹泻时，及时就医”这些条目的得分率也均在 60% 以下，需要予以关注。

表 21　3 ～ 6 岁儿童家庭养育健康素养（身体）各条目得分情况

维度	题目	条目	平均得分	满分值	得分率（%）
医疗服务					
获取	G5	通过不同途径获取儿童健康体检的相关信息	3.14	4.30	73.06
	H5	通过不同途径获取儿童肺炎与腹泻症状、治疗的相关信息	1.12	1.60	69.92

续表

维度	题目	条目	平均得分	满分值	得分率(%)
理解	G4	理解儿童健康体检的意义	3.47	3.80	91.27
	H1	了解儿童腹泻的基本表现	2.88	3.90	73.73
	H2	了解儿童肺炎的基本表现	2.49	3.10	80.38
	H3	理解合理使用抗生素	2.20	2.40	91.81
评价	H4	通过关注儿童的体征（如体温、两便、精神状态等），及时发现常见疾病的危险征兆	2.49	3.40	73.12
应用	G6	按时按医嘱带儿童完成健康检查	3.77	4.80	78.48
	H6	儿童腹泻时，及时就医	0.82	1.40	58.93
	H7	儿童腹泻时，遵医嘱使用口服补液	0.97	1.40	69.21
	H8	通过数呼吸次数意识到儿童患早期肺炎的可能性	0.86	1.70	50.47
	H9	遵医嘱给儿童服用抗生素	2.98	3.50	85.17
疾病预防					
获取	E4	通过不同途径获取有关预防或管理儿童常见健康问题的相关信息	2.26	3.50	64.70
	G2	获取儿童预防接种的相关信息	2.99	4.00	74.87
理解	E1	了解铁缺乏时的常见表现	1.17	2.10	55.72
	E2	了解维生素 D 缺乏时的常见表现	1.13	2.00	56.74
	E3	理解儿童体格生长偏离对儿童造成的危害	3.33	4.10	81.30
	F1	理解及早发现儿童视力问题的重要性	2.77	3.60	76.85
	F4	理解儿童龋齿的危害	1.97	2.80	70.34
	G1	理解儿童预防接种的意义及可能的不良反应	3.42	4.00	85.51
评价	E5	有意识地关注并分析儿童体格生长偏离的危险因素	0.73	0.80	91.17
	F2	有意识地关注并分析儿童视力问题的危险因素	0.52	0.70	74.54
	F5	有意识地关注并分析儿童龋齿的危险因素	0.64	0.70	91.98
应用	E6	帮助儿童养成良好的饮食习惯与运动习惯	1.97	2.20	89.61
	E7	给予充足营养，预防儿童营养素缺乏	2.41	3.00	80.49
	E8	帮助儿童养成良好的睡眠习惯，保障儿童睡眠健康	1.90	2.50	75.96

续表

维度	题目	条目	平均得分	满分值	得分率（%）
应用	E9	保证儿童每日的身体活动强度，减少屏幕时间	1.40	2.50	55.84
	F3	关注儿童的视力发育情况，定期检查儿童视力	2.06	2.40	85.83
	F6	帮助儿童养成良好的口腔卫生习惯，定期检查儿童口腔	2.15	2.80	76.82
	G3	按免疫规划程序，帮助儿童完成疫苗接种	4.41	5.00	88.28
健康促进					
获取	C1	通过不同途径获取儿童养育相关信息	2.06	3.20	64.51
	D3	通过不同渠道获取儿童常见伤害预防和处理的相关信息	2.25	3.50	64.31
理解	D1	知道儿童常见伤害的防范措施	0.97	1.30	74.92
	D2	知道儿童常见伤害的应对方法或急救措施	0.92	1.30	70.44
评价	C3	有意识地判断不同来源有关儿童养育信息的可靠程度	0.74	1.10	67.43
应用	C2	能够选择专业途径获取的信息为指导养育儿童	1.71	2.80	61.24
	D4	确保家庭环境的安全性	2.37	2.80	84.75

“3～6岁儿童家庭养育健康素养评价问卷（身体）”全部条目归类为11个核心点，包括儿童健康体检、预防接种、体格生长偏离、肺炎与腹泻、抗生素使用、身体活动、维生素与矿物质缺乏、视力与口腔保健、睡眠健康、意外伤害防范、科学信息指导养育等方面，各核心点包含题目及得分情况见表22。其中“抗生素使用”这一核心点的得分率最高，达87.87%。得分率最低的核心点为“身体活动”，仅为55.84%，需要进行针对性干预以提升3～6岁儿童家长对儿童身体活动方面的重视，见图34。除“身体活动”“科学信息指导养育”“维生素与矿物质缺乏”外，其他核心点得分率均在70%以上，儿童养育者尤其对“抗生素使用”“预防接种”“儿童健康体检”等核心点掌握较好，得分率均在80%以上。核心点得分率情况说明应重点关注3～6岁儿童家长在儿童的身体活动、营养方面知识的不足以及

在获取科学的养育信息方面的困难，开展相关主题干预，进一步提升儿童养育者健康素养。

表 22　3～6 岁儿童家庭养育健康素养（身体）核心点得分情况

核心点（题目）	平均得分	满分值	得分率（%）
儿童健康体检（G4—G6）	10.38±1.94	12.90	80.44
肺炎与腹泻（H1，H2，H4—H8）	11.62±2.76	16.50	70.45
抗生素使用（H3，H9）	5.18±1.14	5.90	87.87
体格生长偏离（E3—E6）	8.30±2.03	10.60	78.29
预防接种（G1—G3）	10.83±2.25	13.00	83.30
维生素与矿物质缺乏（E1，E2，E7）	4.72±1.81	7.10	66.47
视力与口腔保健（F1—F6）	10.11±2.93	13.00	77.79
睡眠健康（E8）	1.90±0.49	2.50	75.96
身体活动（E9）	1.40±0.57	2.50	55.84
意外伤害防范（D1—D4）	6.51±1.28	8.90	73.19
科学信息指导养育（C1—C3）	4.52±1.37	7.10	63.67

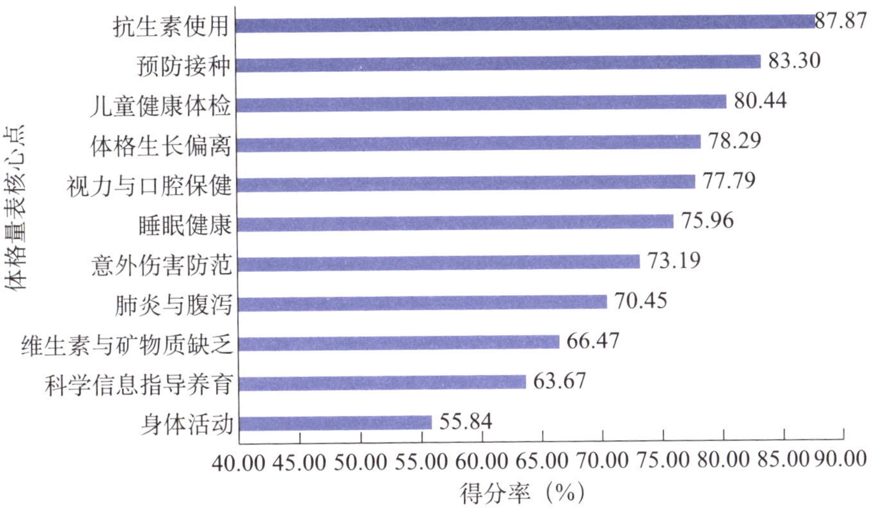

图 34　3～6 岁儿童家庭养育健康素养（身体）核心点素养得分率

按照 3 ~ 4 岁、4 ~ 5 岁、5 ~ 6 岁进行年龄分组，各年龄组的儿童家庭养育健康素养评价问卷（身体）12 维度得分率见表 23。根据各维度得分率，在儿童身体健康方面，3 ~ 6 岁儿童养育者在疾病预防（评价）维度具有最高的儿童养育健康素养水平，而在健康促进（获取）维度健康素养水平最低。不同年龄组的身体问卷 12 维度得分率分布与总体相似，5 ~ 6 岁儿童养育者在医疗服务（理解）以及健康促进（应用）维度的健康素养水平显著低于其他两组（F=7.963，P < 0.001；F=20.167，P < 0.001），3 ~ 6 岁儿童养育者普遍在身体健康相关信息的获取方面存在不足，见图 35。

表 23　3 ~ 6 岁各年龄组儿童家庭养育健康素养（身体）12 维度得分率

维度 / 得分率（%）		总体	3 ~ 4 岁	4 ~ 5 岁	5 ~ 6 岁	F 值	P 值
医疗服务	获取	72.21	72.98	72.20	71.76	2.820	0.060
	理解	83.63	84.57	84.24	82.60	7.963	< 0.001
	评价	73.12	73.43	73.05	72.98	0.340	0.712
	应用	73.44	73.84	74.01	72.75	5.232	0.005
疾病预防	获取	70.12	71.29	70.11	69.44	5.701	0.003
	理解	74.16	73.79	74.87	73.85	1.753	0.173
	评价	86.14	85.97	86.89	85.66	3.259	0.038
	应用	79.93	80.30	80.14	79.55	1.868	0.155
健康促进	获取	64.40	65.35	64.50	63.76	3.491	0.031
	理解	72.68	71.61	73.13	72.98	5.748	0.003
	评价	67.43	69.07	67.55	66.37	6.173	0.002
	应用	73.00	74.99	73.42	71.49	20.167	< 0.001

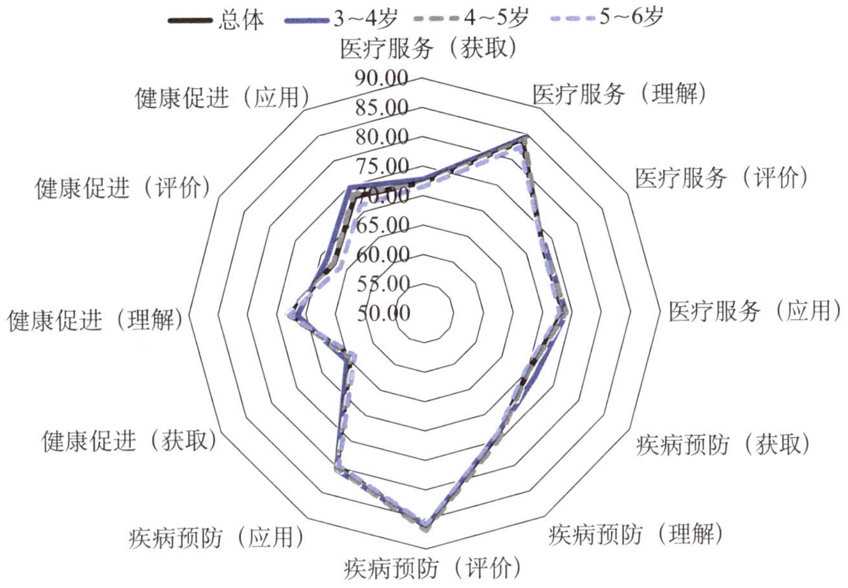

图 35　3 ～ 6 岁各年龄组儿童家庭养育健康素养（身体）12 维度雷达图

3.3 ～ 6 岁儿童家庭养育健康素养水平（心理行为）

“3 ～ 6 岁儿童家庭养育健康素养评价问卷（心理行为）”平均得分为 76.83±14.60 分（满分 100 分），见图 36。其中，医疗服务维度平均得分为 25.71±6.03 分（满分 34.30 分），疾病预防维度平均得分为 41.77±7.88 分（满分 53.20 分），健康促进维度平均得分为 9.35±1.97 分（满分 12.50 分），心理行为部分各维度满分值及得分情况见表 24。在 7128 位 3 ～ 6 岁儿童养育者中，共有 3681 位（51.64%）养育者在儿童心理行为发育方面具有良好的儿童家庭养育健康素养（得分≥ 80 分），有 3447 位（48.36%）养育者的健康素养不足（得分＜ 80 分）。

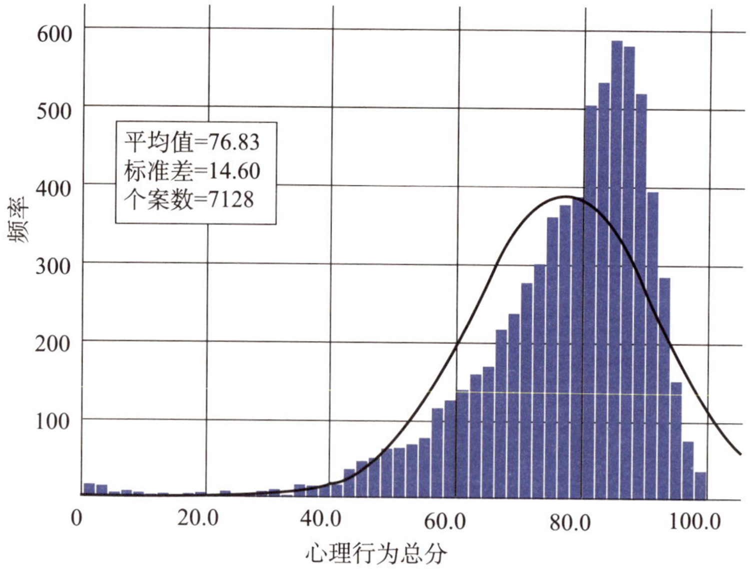

图 36　3 ~ 6 岁儿童家庭养育健康素养（心理行为）得分分布

表 24　3 ~ 6 岁儿童家庭养育健康素养（心理行为）各维度得分情况

维度	平均得分	满分值	得分率（%）
医疗服务	25.71±6.03	34.30	74.96
获取	5.48±1.72	8.20	66.83
理解	8.75±1.75	11.10	78.83
评价	3.20±0.81	4.00	80.00
应用	8.28±3.47	11.00	75.27
疾病预防	41.77±7.88	53.20	78.52
获取	2.29±0.79	3.50	65.43
理解	20.63±4.33	25.40	81.22
评价	3.76±1.00	4.90	76.73
应用	15.09±3.30	19.40	77.78
健康促进	9.35±1.97	12.50	74.80
获取	1.13±0.36	1.70	66.47
理解	2.63±0.63	3.50	75.14

续表

维度	平均得分	满分值	得分率（%）
评价	1.84±0.46	2.40	76.67
应用	3.76±1.08	4.90	76.73
心理行为总分	76.83±14.60	100.00	76.83

“3～6岁儿童家庭养育健康素养评价问卷（心理行为）”各条目得分情况见表25。其中得分率最高的条目为“理解不同年龄段儿童心理行为发育各能区（粗大动作、精细动作、语言、认知、社会交往）的发育标准”，得分率为88.73%，说明大部分3～6岁家长理解该阶段儿童在粗大动作、精细动作、语言、认知、社会交往等方面应该达到的标准。此外，“理解教育机构与家庭共同合作（家园共育）促进儿童发展”与“实施科学养育照护措施（基本理念包括回应性照护、给予早期学习机会、良好家庭环境等）”的得分率同样较高，分别达到88.50%与88.41%。得分率最低的条目为“儿童父母和家庭其他成员的配合，必要时在家里配合开展辅助干预”，得分率为63.22%，说明对于3～6岁儿童家长而言，辅助开展儿童心理问题干预可能存在一定困难。另外，3～6岁儿童家长在“获得‘儿童心理行为发育咨询、评估和干预治疗’的相关信息”“理解医生或心理咨询人员给您的建议（行为发育评估和干预，随访）”条目上的得分率同样较低，分别为64.63%、64.91%，均未达到65%。

表25　3～6岁儿童家庭养育健康素养（心理行为）各条目得分情况

维度	题目	指标	平均得分	满分值	得分率（%）
医疗服务					
获取	BE1	获取“婴幼儿语言、动作、社会交往和情绪表达方面发育问题”的相关信息	2.77	4.00	69.22
	BE2	获得“儿童心理行为发育咨询、评估和干预治疗”的相关信息	2.71	4.20	64.63

续表

维度	题目	指标	平均得分	满分值	得分率（%）
理解	BD	理解不同年龄段儿童心理行为发育各能区（粗大动作、精细动作、语言、认知、社会交往）的发育标准	3.37	3.80	88.73
	BE3	理解医生或心理咨询人员给您的建议（行为发育评估和干预，随访）	2.08	3.20	64.91
	BE6	明白家长在儿童发育迟缓或发育障碍干预中的重要作用	3.30	4.10	80.50
评价	BE4	尊重和积极考虑医生或心理咨询人员所提供的信息	2.37	2.90	81.80
	BE5	判断各种媒体（电视、互联网或其他媒体）中，关于儿童心理行为发育问题的相关信息是否可靠	0.83	1.10	75.68
应用	BE7.1	根据医生或专业人员提供的信息，做出是否需要进行心理行为评估和干预治疗的决定	3.16	3.60	87.89
	BE7.2	遵循专业人员的建议，配合实施长时间的干预和随访	2.96	4.00	74.09
	BE7.4	儿童父母和家庭其他成员的配合，必要时在家里配合开展辅助干预	2.15	3.40	63.22
疾病预防					
获取	BB1	获取“儿童心理行为发育的危险因素”相关信息	2.29	3.50	65.52
理解	BA1	理解家庭关系（夫妻关系、婆媳关系）对儿童心理行为发育的影响	2.89	3.40	84.98
	BA3	理解育儿观念冲突（父母和祖父母育儿观念冲突、夫妻之间的育儿观念冲突）对儿童心理行为发育的影响	2.89	3.40	84.89
	BA6	理解家庭的物质环境（家庭空间、玩具、书籍、电子产品等）对儿童心理行为发育的影响	1.63	2.10	77.57
	BB2	理解负面养育的危害	2.80	3.40	82.24
	BB5	理解隔代教养与儿童心理行为发育相关性的信息	2.45	3.30	74.12

续表

维度	题目	指标	平均得分	满分值	得分率(%)
理解	BB6	理解父母自身行为和心理健康对儿童心理行为发育的影响	3.23	4.00	80.87
	BB8	理解过早过多的电子产品使用的危害	2.71	3.50	77.54
	BC2	理解教育机构与家庭共同合作（家园共育）促进儿童发展	2.04	2.30	88.50
评价	BA2	判断夫妻关系等家庭关系及对孩子可能产生的影响	2.01	2.50	80.44
	BB3	判断自己、配偶和祖父母的养育行为可能对孩子产生的影响	1.75	2.40	72.77
应用	BA4	担负起做父母的责任，作为孩子的主要养育者，在祖父母的配合下，承担主要养育责任，要和祖父母交流育儿理念，协商实施一致的教养	2.76	3.80	72.74
	BB4	实施科学养育照护措施（基本理念包括回应性照护、给予早期学习机会、良好家庭环境等）	3.27	3.70	88.41
	BB7	维护和谐的家庭关系，开展家庭活动	1.75	2.60	67.25
	BB9	监管孩子使用电子产品的时间和内容	2.61	3.20	81.60
	BB10	为孩子提供和年龄相适应的玩具、书籍、娱乐环境和空间	2.57	3.20	80.28
	BE7.3	孩子存在心理行为发育问题时，积极与家庭成员、孩子所在的托幼机构老师做好良好沟通，相互配合，共同应对	2.12	2.90	73.27
健康促进					
获取	BC1	获得早期学习机会与儿童发展的相关信息	1.13	1.70	66.21
理解	BA5	理解社会文化、公共服务（医疗、教育和文娱设施）对儿童心理行为发育的影响	0.76	1.10	68.88
	BA7	理解养育者受教育程度和学习能力对儿童心理行为发育的影响	1.28	1.60	79.96
	BC3	理解早期学习机会对儿童心理行为发育的影响	0.59	0.80	73.67

续表

维度	题目	指标	平均得分	满分值	得分率（%）
评价	BA8	判断孩子所处家庭和社区环境对儿童心理行为发展的利弊	1.01	1.40	71.79
	BC4	判断社会文化和社会环境对儿童心理行为发展的利弊（如各种学习班、比赛，家长要学会判断是要跟风，还是根据孩子的兴趣来选择）	0.83	1.00	83.36
应用	BC5	创造和给予孩子丰富的早期学习机会	2.12	2.70	78.59
	BC6	实施早期教育或促进儿童早期综合发展的措施	1.64	2.20	74.42

“3～6岁儿童家庭养育健康素养评价问卷（心理行为）”全部题目归类为6个核心点，包括营造家庭环境、采取恰当的养育行为、安排早期教育、家园共育、儿童早期发育标准、心理健康的识别及干预等方面，各核心点包含的题目及得分情况见表26。其中“儿童早期发育标准”和“家园共育”这两个核心点的得分率最高，分别达88.73%和88.50%。得分率最低的核心点为“心理健康的识别及干预”，得分率为73.26%，可能需要相关健康知识普及活动来进一步提升家长识别并干预儿童心理问题的能力，见图37。3～6岁儿童家长在心理行为部分所有核心点得分率均在70%以上，整体得分情况较好，家长对这一阶段儿童发育的标准较为了解，并开始重视家庭和幼儿园的共同养育。

表26　3～6岁儿童家庭养育健康素养（心理行为）核心点得分情况

核心点（题目）	平均得分	满分值	得分率（%）
营造家庭环境（BA1—BA8）	15.22±2.85	19.30	78.87
采取恰当的养育行为（BB1—BB10）	25.43±5.08	32.80	77.53
安排早期教育（BC1，BC3—BC6）	6.31±1.47	8.40	75.09
家园共育（BC2）	2.04±0.48	2.30	88.50
儿童早期发育标准（BD）	3.37±0.55	3.80	88.73
心理健康的识别及干预（BE1—BE7）	24.47±6.68	33.40	73.26

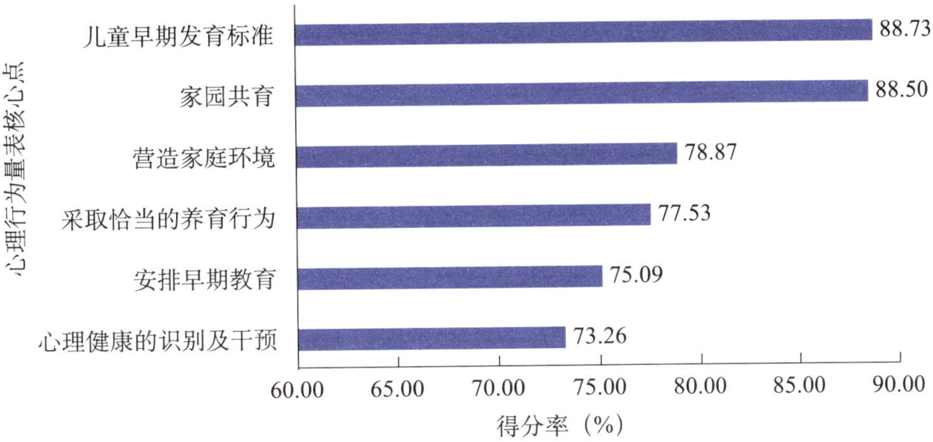

图 37 3 ～ 6 岁儿童家庭养育健康素养（心理行为）核心点素养得分率

按照 3 ～ 4 岁、4 ～ 5 岁、5 ～ 6 岁进行年龄分组，各年龄组的儿童家庭养育健康素养评价问卷（心理行为）12 维度得分率见表 27。根据各维度得分率，在儿童心理行为发育方面，3 ～ 6 岁儿童养育者在疾病预防（理解）维度具有最高的儿童养育健康素养水平，而在疾病预防（获取）维度健康素养水平最低。不同年龄组的心理行为问卷 12 维度得分率分布相似，5 ～ 6 岁儿童养育者各维度健康素养水平略微低于其他年龄组，其中医疗服务（评价）、健康促进（应用）这两个维度差异显著（F=7.930，$P < 0.001$；F=12.146，$P < 0.001$），养育者在医疗服务、疾病预防、健康促进三个领域的心理健康相关信息获取方面普遍存在不足，见图 38。

表 27 3 ～ 6 岁各年龄组儿童家庭养育健康素养（心理行为）12 维度得分率

维度 / 得分率（%）		总体	3 ～ 4 岁	4 ～ 5 岁	5 ～ 6 岁	F 值	P 值
医疗服务	获取	66.83	66.94	67.41	66.41	1.507	0.222
	理解	78.83	78.92	79.48	78.27	3.913	0.020
	评价	80.00	81.13	80.77	79.02	7.930	< 0.001
	应用	75.27	76.76	76.24	73.58	7.414	0.001

续表

维度 / 得分率（%）		总体	3 ～ 4 岁	4 ～ 5 岁	5 ～ 6 岁	F 值	P 值
疾病预防	获取	65.43	65.44	66.03	65.17	0.964	0.382
	理解	81.22	81.21	81.84	80.76	2.639	0.072
	评价	76.73	76.59	76.77	76.67	0.041	0.960
	应用	77.78	78.00	78.61	77.01	6.015	0.002
健康促进	获取	66.47	66.53	66.21	66.03	0.312	0.732
	理解	75.14	75.42	75.26	74.65	1.282	0.277
	评价	76.67	76.88	76.82	76.29	0.729	0.482
	应用	76.73	77.51	78.04	75.23	12.146	＜ 0.001

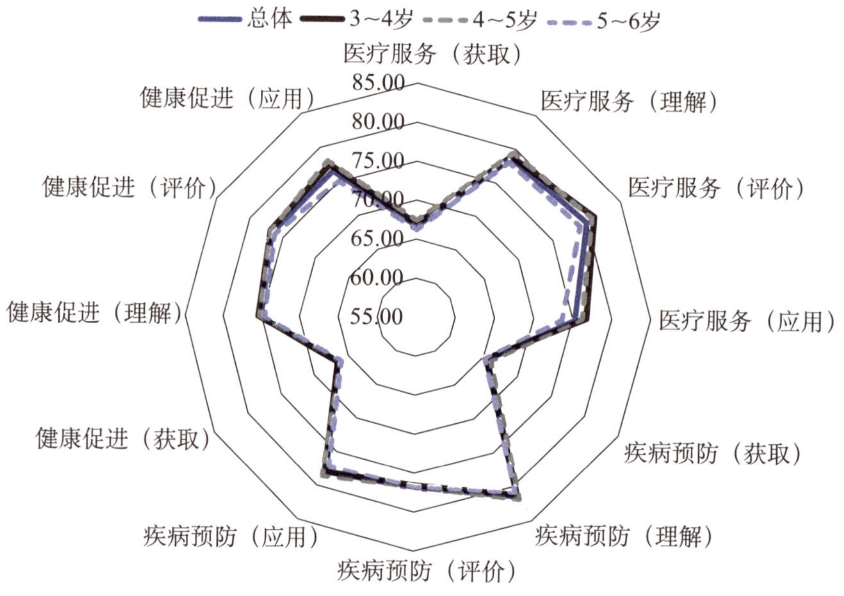

图 38　3 ～ 6 岁各年龄组儿童家庭养育健康素养（心理行为）12 维度雷达图

4.3 ～ 6 岁儿童家庭养育健康素养的地域比较

7128 份“3 ～ 6 岁儿童家庭养育健康素养评价问卷”中，北京市共回收有效问卷 505 份（7.1%），山东省济南市共回收有效问卷 559 份（7.8%），江苏省苏州市共回收有效问卷 427 份（6.0%），福建省漳州市共回收有效问卷 716 份（10.0%），湖南省长沙市共回收有效问卷 604 份（8.5%），湖北省宜昌市共回收有效问卷 562 份（7.9%），河南省许昌市共回收有效问卷 390 份（5.5%），重庆市共回收有效问卷 1903 份（26.7%），云南省昆明市共回收有效问卷 435 份（6.1%），新疆维吾尔自治区乌鲁木齐市共回收有效问卷 414 份（5.8%），广西壮族自治区凭祥市共回收有效问卷 205 份（2.9%），黑龙江省哈尔滨市共回收有效问卷 408 份（5.7%），见图 39。

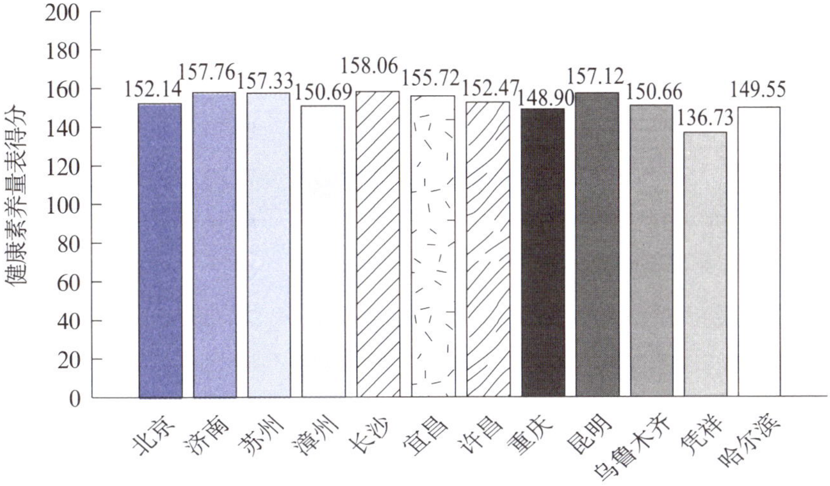

图 39　不同城市 3 ~ 6 岁儿童家庭养育健康素养调查得分分布

按照超大城市、特大城市、大城市、中小城市进行城市规模分组，各城市规模组的儿童家庭养育健康素养评价问卷得分率见表 28。比较不同城市规模的身体与心理行为问卷在医疗维度、疾病预防、健康促进三大维度的得分率，组间分布相似，儿童养育者在心理行为部分的疾病预防领域具有最高的儿童养育健康素养水平，而在身体部分的健康促进领域具有最低的健康素养水平。超大城市与中小城市养育者各领域健康素养水平显著低于大城市、特大城市养育者（$P < 0.05$），见图 40。

表 28 不同城市规模“3 ～ 6 岁儿童家庭养育健康素养评价问卷”三级维度得分率

维度 / 得分率（%）		超大城市	特大城市	大城市	中小城市	F 值	P 值
身体	医疗服务	76.09	78.05	78.56	75.45	19.330	＜ 0.001
	获取	71.11	73.41	73.52	70.98	11.388	＜ 0.001
	理解	82.58	85.66	84.79	81.21	19.365	＜ 0.001
	评价	71.63	74.55	74.36	72.33	11.829	＜ 0.001
	应用	72.89	73.27	75.59	72.39	12.413	＜ 0.001
	疾病预防	74.35	78.99	77.96	75.08	43.041	＜ 0.001
	获取	68.46	71.80	71.25	69.41	14.575	＜ 0.001
	理解	70.91	78.22	75.72	72.28	46.039	＜ 0.001
	评价	84.58	88.20	87.20	84.70	20.034	＜ 0.001
	应用	78.54	81.36	81.47	78.68	22.704	＜ 0.001
	健康促进	68.45	69.50	69.85	68.14	5.535	0.001
	获取	63.43	65.91	65.23	62.99	8.484	＜ 0.001
	理解	73.01	71.07	73.62	73.52	10.418	＜ 0.001
	评价	65.81	70.18	68.78	64.78	16.652	＜ 0.001
	应用	72.85	72.93	73.84	72.47	1.321	0.266
	身体总分	74.02	77.14	76.88	74.10	32.915	＜ 0.001
心理行为	医疗服务	73.94	77.21	75.50	72.86	20.581	＜ 0.001
	获取	66.37	67.15	68.22	65.91	3.438	0.016
	理解	77.79	80.56	79.73	77.11	18.349	＜ 0.001
	评价	79.64	81.36	81.37	77.75	10.801	＜ 0.001
	应用	73.63	79.84	74.52	71.97	21.412	＜ 0.001
	疾病预防	77.08	80.52	79.69	76.83	28.701	＜ 0.001
	获取	64.89	66.34	66.82	64.04	4.979	0.002
	理解	79.60	83.46	81.87	80.09	21.584	＜ 0.001
	评价	75.98	77.88	78.39	74.32	12.456	＜ 0.001
	应用	76.26	79.89	79.48	75.50	29.538	＜ 0.001
	健康促进	73.52	76.64	76.41	72.62	28.077	＜ 0.001

续表

维度 / 得分率（%）		超大城市	特大城市	大城市	中小城市	F 值	P 值
心理行为	获取	65.75	66.92	67.18	64.93	3.677	0.012
	理解	74.71	76.18	76.32	72.52	13.775	< 0.001
	评价	75.11	78.82	78.34	74.14	25.038	< 0.001
	应用	74.58	79.26	78.72	74.60	24.516	< 0.001
	心理行为总分	75.56	78.90	77.84	74.94	29.445	< 0.001
合计		74.79	78.02	77.36	74.52	34.087	< 0.001

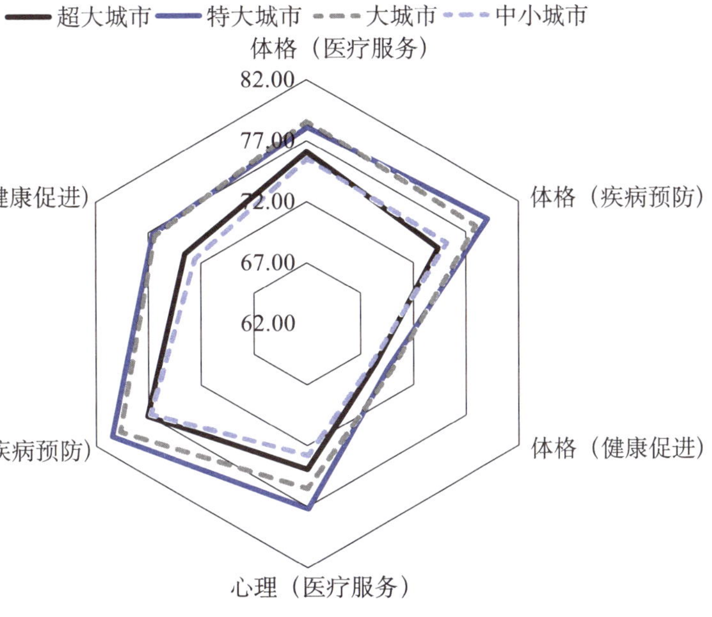

图 40　不同城市规模“3 ～ 6 岁儿童家庭养育健康素养评价问卷”6 领域雷达图

按照城市规模分组，卡方检验显示 3 ～ 6 岁儿童家庭养育健康素养水平与城市规模具有显著关联（χ^2=93.369，P < 0.001）。Bonferroni 法多重比较结果显示，超大城市与中小城市养育者健康素养水平无显著差异，特大城市养育者健康素养水平显著高于其他城市，大城市的养育者健康素养显著高于超大城市和中小城市的养育者，见表 29。

表 29 城市规模与 3 ～ 6 岁儿童家庭养育健康素养水平的关联分析

城市规模	儿童养育健康素养		χ^2	P 值
	良好人数（%）	良好人数（%）		
超大	1007（41.82）$_a$	1401（58.18）$_a$	93.369	< 0.001
特大	1091（54.39）$_c$	915（45.61）$_c$		
大	690（49.18）$_b$	713（50.82）$_b$		
中小	533（40.66）$_a$	778（59.34）$_a$		
合计	3321（46.59）	3807（53.41）		

注：拥有相同下标字母的分类间儿童养育健康素养无显著差异（在 0.05 级别，使用 Bonferroni 法校正 *P* 值的情况下），反之，代表这些分类间存在显著差异。

按照东部、中部、西部、东北地区进行地理方位分组，各地理方位组的儿童家庭养育健康素养评价问卷得分率见表 30。比较不同地理方位的身体与心理行为问卷在医疗服务、疾病预防、健康促进三大维度的得分率，组间分布相似。中部地区与东部地区各领域儿童养育健康素养水平高于西部地区与东北地区，西部地区养育者在身体（健康促进）领域的儿童养育健康素养水平显著低于其他地区（F=13.601，P < 0.001），见图 41。

表 30 不同地理方位“3 ～ 6 岁儿童家庭养育健康素养评价问卷”三级维度得分率

维度 / 得分率（%）		东部地区	中部地区	西部地区	东北地区	F 值	P 值
身体	医疗服务	77.48	78.65	75.96	75.86	15.113	< 0.001
	获取	72.72	74.12	70.82	72.22	13.385	< 0.001
	理解	84.13	85.50	82.53	81.77	10.359	< 0.001
	评价	74.23	75.08	71.35	72.43	17.308	< 0.001
	应用	73.68	74.62	72.78	72.35	5.733	0.001
	疾病预防	77.96	78.66	74.44	75.26	36.881	< 0.001
	获取	71.53	72.53	67.80	70.18	29.303	< 0.001

续表

维度 / 得分率（%）		东部地区	中部地区	西部地区	东北地区	F 值	P 值
身体	理解	76.55	76.60	71.28	72.88	32.310	< 0.001
	评价	86.64	88.27	84.93	84.02	14.814	< 0.001
	应用	80.69	81.76	78.63	78.36	20.012	< 0.001
	健康促进	70.01	69.72	67.73	69.31	13.601	< 0.001
	获取	66.50	66.15	62.04	63.54	25.693	< 0.001
	理解	71.68	72.81	73.41	72.27	5.320	0.001
	评价	70.66	68.25	64.66	66.97	23.564	< 0.001
	应用	73.32	72.86	72.51	75.31	2.898	0.034
	身体总分	76.52	77.23	73.90	74.52	30.678	< 0.001
心理行为	医疗服务	76.02	76.32	73.66	73.60	12.065	< 0.001
	获取	68.15	68.63	65.19	65.35	13.475	< 0.001
	理解	79.37	79.87	78.10	77.17	6.731	< 0.001
	评价	80.97	81.02	79.23	78.50	5.129	0.002
	应用	76.72	76.76	73.47	74.38	6.034	< 0.001
	疾病预防	78.91	80.53	77.44	76.52	17.939	< 0.001
	获取	66.81	67.37	63.84	63.66	12.361	< 0.001
	理解	81.12	83.77	80.30	78.75	17.520	< 0.001
	评价	77.42	77.71	75.97	73.86	6.083	< 0.001
	应用	78.59	79.36	76.50	76.61	12.378	< 0.001
	健康促进	76.15	76.58	73.15	72.60	25.806	< 0.001
	获取	67.69	67.71	64.50	64.89	13.094	< 0.001
	理解	76.16	76.43	73.94	71.63	14.386	< 0.001
	评价	78.11	78.20	74.91	74.71	17.245	< 0.001
	应用	78.11	78.98	74.73	74.94	17.344	< 0.001
	心理行为总分	77.58	78.59	75.61	75.03	18.606	< 0.001
合计		77.05	77.91	74.75	74.78	26.190	< 0.001

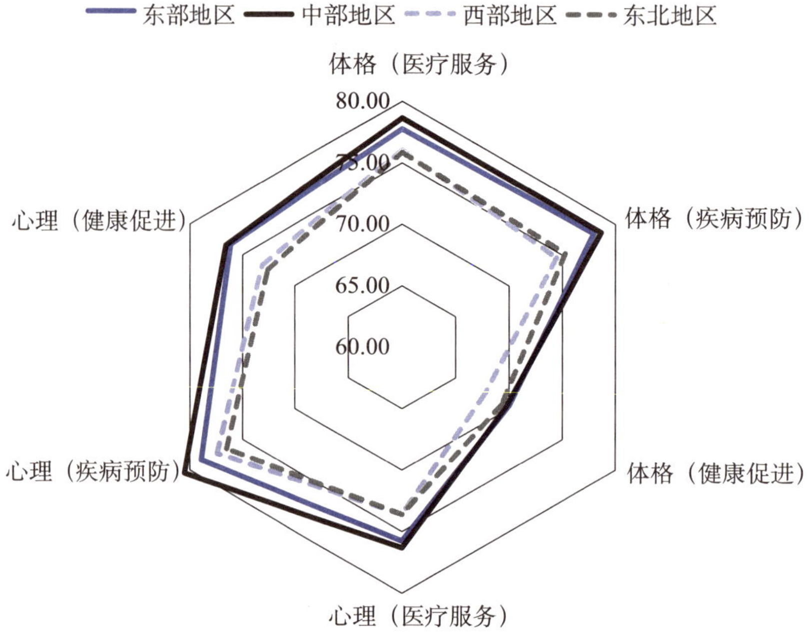

图 41　不同地区“3 ～ 6 岁儿童家庭养育健康素养评价问卷”6 领域雷达图

按照地理方位分组，卡方检验显示 3 ～ 6 岁儿童家庭养育健康素养水平与地理方位具有显著关联（χ^2=69.813，P ＜ 0.001）。Bonferroni 法多重比较结果显示，东部与中部地区、东部与东北地区、西部与东北地区养育者健康素养水平无显著差异，而东部地区对象的儿童养育健康素养水平显著高于西部地区，中部地区对象的儿童养育健康素养水平显著高于西部、东北地区，见表 31。

表 31　地理方位与 3 ～ 6 岁儿童家庭养育健康素养水平的关联分析

地理方位	儿童养育健康素养		χ^2	P 值
	良好人数（%）	不足人数（%）		
东部	1109（50.25）$_{b,c}$	1098（49.75）$_{b,c}$	69.813	＜ 0.001
中部	816（52.44）$_{c}$	740（47.56）$_{c}$		
西部	1216（41.12）$_{a}$	1741（58.88）$_{a}$		

续表

地理方位	儿童养育健康素养		χ^2	P 值
	良好人数（%）	不足人数（%）		
东北	180（44.12）$_{a,b}$	228（55.88）$_{a,b}$	69.813	< 0.001
合计	3321（46.59）	3807（53.41）		

注：拥有相同下标字母的分组间儿童养育健康素养无显著差异（在 0.05 级别，使用 Bonferroni 法校正 P 值的情况下），反之，代表这些分组间存在显著差异。

5.3～6 岁儿童家庭养育健康素养与家庭特征的关系

在 7128 位调查对象中，儿童养育健康素养良好者（总分≥160 分）共 3321 人（46.59%），儿童养育健康素养不足者（总分＜160 分）共 3807 人（53.41%），养育健康素养总分平均得分为 152.31±25.99 分（满分 200 分），见图 42。

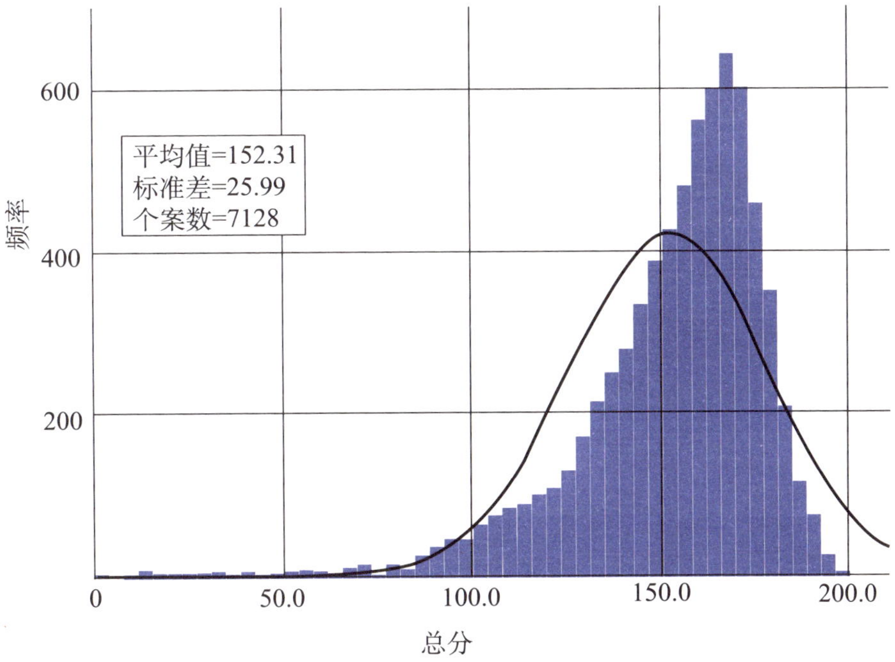

图 42　3～6 岁儿童家庭养育健康素养总分得分分布

单因素分析结果显示，养育者身份、父母婚姻状况、父母文化程度、父母工作类型、父母是否参与儿童日常照料、家庭类型、家庭收入与儿童养育健康素养水平具有显著关联。其中，母亲比父亲或其他养育者具有更高的儿童养育健康素养水平（χ^2=59.961，P < 0.001）。父母处于初婚状态的家庭的儿童养育健康素养水平高于父母处于离婚 / 丧偶 / 再婚 / 未婚状态的家庭（χ^2=14.849，P < 0.001）。父母文化程度与养育健康素养水平呈显著正相关（χ^2=325.700，P < 0.001；χ^2=401.378，P < 0.001）。父母工作类型与养育健康素养水平显著相关，生产行业人员的养育健康素养水平显著低于其他职业者（χ^2=121.884，P < 0.001；χ^2=152.705，P < 0.001）。父母参与儿童日常照料的家庭，养育健康素养水平显著高于父母不参与儿童日常照料的家庭（χ^2=44.317，P < 0.001；χ^2=45.655，P < 0.001）。家庭类型方面，儿童养育健康素养水平按隔代（祖父母和孩子）、两代（父母和孩子）、三代、四代或其他的顺序逐步升高（χ^2=28.400，P < 0.001）。人均月收入 < 1500 元的家庭的儿童养育健康素养水平显著低于收入更高的家庭（χ^2=148.672，P < 0.001）。儿童养育健康素养的家庭影响因素中，母亲文化程度具有最高的 Cramér's V 值（Cramér's V=0.237），所有影响因素的效应量均属于小效应。3 ～ 6 岁儿童养育健康素养家庭影响因素的单因素分析结果见表 32。

表 32　3 ～ 6 岁儿童养育健康素养影响因素的单因素分析

家庭因素	儿童养育健康素养		χ^2	P 值	V 值*
	良好人数（%）	不足人数（%）			
填表人身份					
母亲	2762（48.94）	2882（51.06）	59.961	< 0.001	0.092
父亲或其他	559（37.67）	925（62.33）			
儿童户籍					
本地户籍	2693（47.13）	3021（52.87）	3.362	0.067	0.022
外地户籍	628（44.41）	786（55.59）			

续表

家庭因素	儿童养育健康素养		χ^2	P值	V值*
	良好人数（%）	不足人数（%）			
儿童年龄（岁）					
3～4	851（47.36）	946（52.64）	5.789	0.055	0.028
4～5	1112（48.12）	1199（51.88）			
5～6	1358（44.97）	1662（55.03）			
儿童性别					
男	1675（46.70）	1912（53.30）	0.032	0.857	0.002
女	1646（46.48）	1895（53.52）			
独生子女					
是	2396（46.24）	2786（53.76）	0.956	0.328	0.012
否	925（47.53）	1021（52.47）			
父母婚姻状况					
初婚	3193（47.11）	3585（52.89）	14.849	＜0.001	0.046
离婚/丧偶/再婚/未婚	128（36.57）	222（63.43）			
父亲文化程度					
初中及以下	309（28.04）	793（71.96）	325.700	＜0.001	0.214
高中/中专/大专	1179（41.73）	1646（58.27）			
本科及以上	1833（57.26）	1368（42.74）			
父亲工作类型					
生产行业人员	158（36.32）	277（63.68）	121.884	＜0.001	0.131
管理人员	786（53.84）	674（46.16）			
一般办事/专业技术人员	1256（51.39）	1188（48.61）			
商业/服务业员工	368（43.09）	486（56.91）			
军人及其他	753（38.91）	1182（61.09）			
父亲参与日常照料儿童					
是	2935（48.22）	3152（51.78）	44.317	＜0.001	0.079
否	386（37.08）	655（62.92）			

续表

家庭因素	儿童养育健康素养		χ^2	*P* 值	*V* 值*
	良好人数（%）	不足人数（%）			
母亲文化程度					
初中及以下	224（23.24）	740（76.76）	401.378	< 0.001	0.237
高中 / 中专 / 大专	1264（42.08）	1740（57.92）			
本科及以上	1833（58.01）	1327（41.99）			
母亲工作类型					
生产行业人员	51（30.18）	118（69.82）	152.705	< 0.001	0.146
管理人员	442（50.86）	427（49.14）			
一般办事 / 专业技术人员	1586（53.91）	1356（46.09）			
商业 / 服务业员工	438（38.83）	690（61.17）			
军人及其他	804（39.80）	1216（60.20）			
母亲参与日常照料儿童					
是	3267（47.31）	3639（52.69）	45.655	< 0.001	0.080
否	54（24.32）	168（75.68）			
家庭类型					
隔代（祖父母和孩子）	178（37.39）	298（62.61）	28.400	< 0.001	0.063
两代（父母和孩子）	589（43.25）	773（56.75）			
三代	2013（48.22）	2162（51.78）			
四代或其他	541（48.52）	574（51.48）			
家庭每月人均收入（元）					
< 1500	124（25.31）	366（74.69）	148.672	< 0.001	0.144
1500 ~ 7500	1868（44.74）	2307（55.26）			
≥ 7500	1329（53.96）	1134（46.04）			
儿童疾病史					
有	531（46.87）	602（53.13）	0.041	0.839	0.002
无	2790（46.54）	3205（53.46）			
合计	3321（46.59）	3807（53.41）			

* Cramér's *V* 值为效应量，0.1、0.3、0.5 分别为小效应、中效应、大效应界限值。

二元 Logistic 回归分析结果显示，养育者身份、父母文化程度、父母是否参与儿童日常照料、家庭类型、家庭人均月收入与 3 ~ 6 岁儿童养育健康素养水平有显著关联。控制混杂因素的影响后，母亲的儿童养育健康素养水平显著高于父亲或其他养育者（a*OR*=1.70，95% *CI*：1.50 ~ 1.93，$P < 0.001$）。父母文化程度与儿童养育健康素养水平呈显著正相关（a*OR*=1.21，95% *CI*：1.01 ~ 1.44，*P*=0.038；a*OR*=1.63，95% *CI*：1.32 ~ 2.00，$P < 0.001$；a*OR*=1.77，95% *CI*：1.46 ~ 2.15，$P < 0.001$；a*OR*=2.55，95% *CI*：2.04 ~ 3.20，$P < 0.001$）。父母参与儿童日常照料的家庭，养育健康素养水平显著高于父母不参与儿童日常照料的家庭（a*OR*=1.37，95% *CI*：1.18 ~ 1.59，$P < 0.001$；a*OR*=1.45，95% *CI*：1.03 ~ 2.04，*P*=0.032）。与隔代（祖父母和孩子）的家庭相比，三代、四代或其他代际情况的家庭具有显著更高的儿童养育健康素养水平（a*OR*=1.54，95% *CI*：1.25 ~ 1.88，$P < 0.001$；a*OR*=1.65，95% *CI*：1.31 ~ 2.08，$P < 0.001$）。人均月收入为 1500 元以上的家庭儿童养育健康素养水平显著高于人均月收入低于 1500 元的家庭（a*OR*=1.71，95% *CI*：1.37 ~ 2.14，$P < 0.001$；a*OR*=2.08，95% *CI*：1.65 ~ 2.62，$P < 0.001$）。3 ~ 6 岁儿童养育健康素养影响因素的二元 Logistic 回归分析结果见表 33，森林图见图 43。

表 33　3 ~ 6 岁儿童养育健康素养影响因素的二元 Logistic 回归分析

家庭因素	c*OR*	a*OR*	95% 置信区间		*P* 值
			下限	上限	
填表人身份					
父亲或其他	1.00	1.00	—	—	—
母亲	1.59	1.70	1.50	1.93	< 0.001
儿童户籍					
外地户籍	1.00	1.00	—	—	—
本地户籍	1.12	1.05	0.93	1.19	0.401

续表

家庭因素	cOR	aOR	95% 置信区间		P 值
			下限	上限	
儿童年龄（岁）					
3 ~ 4	1.00	1.00	—	—	—
4 ~ 5	1.03	1.09	0.96	1.24	0.190
5 ~ 6	0.91	0.99	0.87	1.12	0.832
儿童性别					
女	1.00	1.00	—	—	—
男	1.01	1.00	0.91	1.11	0.943
独生子女					
否	1.00	1.00	—	—	—
是	0.95	0.91	0.81	1.01	0.088
父母婚姻状况					
离婚 / 丧偶 / 再婚 / 未婚	1.00	1.00	—	—	—
初婚	1.55	0.96	0.75	1.22	0.726
父亲文化程度					
初中及以下	1.00	1.00	—	—	—
高中 / 中专 / 大专	1.84	1.21	1.01	1.44	0.038
本科及以上	3.44	1.63	1.32	2.00	< 0.001
父亲工作类型					
生产行业人员	1.00	1.00	—	—	—
管理人员	2.04	1.07	0.83	1.39	0.594
一般办事 / 专业技术人员	1.85	0.99	0.78	1.26	0.931
商业 / 服务业员工	1.33	1.15	0.89	1.50	0.285
军人及其他	1.12	0.89	0.70	1.14	0.372
父亲参与日常照料儿童					
否	1.00	1.00	—	—	—
是	1.58	1.37	1.18	1.59	< 0.001

续表

家庭因素	cOR	aOR	95% 置信区间		P 值
			下限	上限	
母亲文化程度					
初中及以下	1.00	1.00	—	—	—
高中 / 中专 / 大专	2.40	1.77	1.46	2.15	< 0.001
本科及以上	4.56	2.55	2.04	3.20	< 0.001
母亲工作类型					
生产行业人员	1.00	1.00	—	—	—
管理人员	2.40	1.11	0.74	1.66	0.606
一般办事 / 专业技术人员	2.71	1.38	0.94	2.01	0.097
商业 / 服务业员工	1.47	1.16	0.79	1.70	0.456
军人及其他	1.53	1.38	0.94	2.02	0.099
母亲参与日常照料儿童					
否	1.00	1.00	—	—	—
是	2.79	1.45	1.03	2.04	0.032
家庭类型					
隔代（祖父母和孩子）	1.00	1.00	—	—	—
两代（父母和孩子）	1.28	1.23	0.98	1.54	0.070
三代	1.56	1.54	1.25	1.88	< 0.001
四代或其他	1.58	1.65	1.31	2.08	< 0.001
家庭每月人均收入（元）					
< 1500	1.00	1.00	—	—	—
1500 ~ 7500	2.39	1.71	1.37	2.14	< 0.001
≥ 7500	3.46	2.08	1.65	2.62	< 0.001
儿童疾病史					
无	1.00	1.00	—	—	—
有	1.01	1.02	0.90	1.17	0.724

变量	OR(95% CI)	Pvalue
填表人身份（父亲或其他）	1.00	—
填表人身份（母亲）	1.70(1.50～1.93)	<0.001
儿童户籍（外地）	1.00	—
儿童户籍（本地）	1.05(0.93～1.19)	0.401
儿童年龄（3～4岁）	1.00	—
儿童年龄（4～5岁）	1.09(0.96～1.24)	0.190
儿童年龄（5～6岁）	0.99(0.87～1.12)	0.832
儿童性别（女）	1.00	—
儿童性别（男）	1.00(0.91～1.11)	0.943
独生子女（否）	1.00	—
独生子女（是）	0.91(0.81～1.01)	0.088
父母婚姻状况（离婚/丧偶/再婚/未婚）	1.00	—
父母婚姻状况（初婚）	0.96(0.75～1.22)	0.726
父亲文化程度（初中及以下）	1.00	—
父亲文化程度（高中/中专/大专）	1.21(1.01～1.44)	0.038
父亲文化程度（本科及以上）	1.63(1.32～2.00)	<0.001
父亲工作类型（生产行业人员）	1.00	—
父亲工作类型（管理人员）	1.07(0.83～1.39)	0.594
父亲工作类型（一般办事/专业技术人员）	0.99(0.78～1.26)	0.931
父亲工作类型（商业/服务业员工）	1.15(0.89～1.50)	0.285
父亲工作类型（军人及其他）	0.89(0.70～1.14)	0.372
父亲参与日常照料儿童（否）	1.00	—
父亲参与日常照料儿童（是）	1.37(1.18～1.59)	<0.001
母亲文化程度（初中及以下）	1.00	—
母亲文化程度（高中/中专/大专）	1.77(1.46～2.15)	<0.001
母亲文化程度（本科及以上）	2.55(2.04～3.20)	<0.001
母亲工作类型（生产行业人员）	1.00	—
母亲工作类型（管理人员）	1.11(0.74～1.66)	0.606
母亲工作类型（一般办事/专业技术人员）	1.38(0.94～2.01)	0.097
母亲工作类型（商业/服务业员工）	1.16(0.79～1.70)	0.456
母亲工作类型（军人及其他）	1.38(0.94～2.02)	0.099
母亲参与日常照料儿童（否）	1.00	—
母亲参与日常照料儿童（是）	1.45(1.03～2.04)	0.032
家庭代际（隔代—祖父母和孩子）	1.00	—
家庭代际（两代—父母和孩子）	1.23(0.98～1.54)	0.070
家庭代际（三代）	1.54(1.25～1.88)	<0.001
家庭代际（四代或其他）	1.65(1.31～2.08)	<0.001
家庭每月人均收入（<1500元）	1.00	—
家庭每月人均收入（1500～7500元）	1.71(1.37～2.14)	<0.001
家庭每月人均收入（≥7500元）	2.08(1.65～2.62)	<0.001
儿童疾病史（无）	1.00	—
儿童疾病史（有）	1.02(0.90～1.17)	0.724

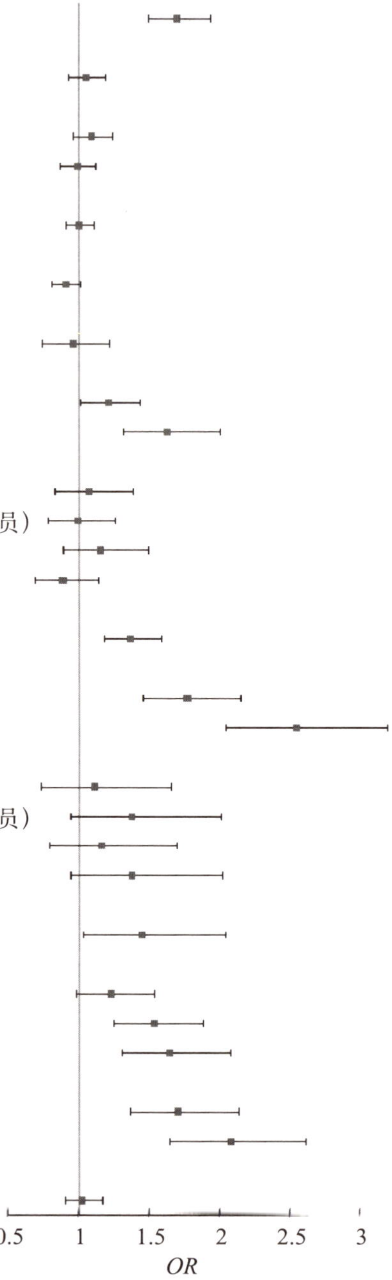

图43　3～6岁儿童家庭养育健康素养影响因素森林图

四、讨　论

儿童是国家和社会的未来。家长、养育者和学前教育工作者应成为儿童生活的照顾者、情感的关爱者、行为的榜样者和积极活动的引导者，重视 0 ~ 6 岁儿童的早期发展，促进儿童社会性和情感的健康发展 [7]。儿童健康事关家庭幸福和民族未来。儿童家长作为儿童健康第一责任人，儿童养育者作为儿童生活环境中的密切接触者，其儿童养育相关的健康素养会极大程度影响孩子的健康结局。养育者健康素养低与儿童伤害相关的几种高风险家庭行为有着显著的联系 [8]，而养育者较高的健康素养与积极科学的养育行为正相关，亦可促进儿童的早期发展 [9]。

（一）国内外养育健康素养调查结果对比

本次儿童家庭养育健康素养调查结果显示，0 ~ 3 岁儿童养育者平均问卷得分为 149.92±30.47 分，儿童养育健康素养良好者（总分≥ 160 分）共 2023 人，占比 46.08%；3 ~ 6 岁儿童养育者平均问卷得分为 152.31±25.99 分，儿童养育健康素养良好者（总分≥ 160 分）共 3321 人，占比 46.59%。全国 0 ~ 6 岁儿童养育者健康素养具备率在 46% 左右，超过一半的 0 ~ 6 岁儿童养育者的儿童养育健康素养存在不足。目前，国外尚无专门针对 0 ~ 6 岁儿童家庭养育健康素养的评估工具，且在养育者健康素养研究结果上，只有使用与本研究理论模型相同的欧洲健康素养调查问卷（European Health Literacy Survey Questionnaire，HLS-EU）开展调查的研究与本研究结果具有可比性。德国的 KUNO-Kids 出生队列研究采用 HLS-EU 对 2403 名新生儿母亲进行了调查，结果显示近 40% 的母亲健康素养水平不足 [10]。德国另一项使用 HLS-EU 针对 4217 位儿童家长开展的调查显示，45.8% 的家长存在健康素养不足的问题 [11]。其他使用 HLS-EU 评估家长健康素养的国外研究中，一项针对匈牙利、罗马尼亚和斯洛伐克的匈牙利族母亲的调查结果显示，具备充足健康素养的母亲比例为 49.6%[12]；在塞浦路斯地区对儿童父母开展的调查显示，42.6% 的父母健康素养不足或存在问题[13]；在希腊雅典地区对 1000 名 0 ~ 16 岁儿童养育者的调查结果显示，近一半（44.2%）的养育者健康素养不足或存在问题[14]。总体而言，国外发达国家儿童养育者的养育健康素养具备率基本为 50% ~ 60%，我国 46% 的养育者健康素养具备率与匈牙利、罗马尼亚和斯洛伐克相近，略低于其他发达国家。

在国内，此前张妍等研发并使用本研究中相同的评估工具——“儿童家庭养育健康素养评估体格问卷”在上海开展调查，以体格问卷得分≥ 80 为具备健康素养，结果显示 4 ~ 6 岁儿童家长体格方面的养育健康素养具备率为 40.4%[15]。李云等在上海市闵行区开展的调查显示，0 ~ 3 岁儿童养育者生理及心理健康素养具备率分别为 50.6%、64.9%[16]。此外，校欣玮等在南京市使用自制养育健康素养评估问卷开展的调查发现，仅 49% 的家长达到具备基本养育健康素养的水平[17]。本次调查的 0 ~ 6 岁儿童养育者健康素养具备率略高于张妍等所调查的上海儿童家长，而低于李云、校欣玮所调查的上海、南京儿童养育者，可能是因为张妍等人的研究在 2017 年开展，而随着时间的发展，养育儿童相关健康知识和技能的普及率上升，因此儿童养育者的健康素养有所上升，而两项近年内在上海、南京开展的调查结果则说明，上海、南京这些较为发达地区的儿童家长的养育健康素养水平高于全国平均水平。

（二）国内外家庭养育健康素养调查工具比较

本次调查使用“0 ~ 6 岁儿童家庭养育健康素养评价指标体系”来评估儿童养育健康素养。在国外的养育者健康素养相关研究中，部分学者使用成年人医学素养快速评价（Rapid Estimate of Adult Literacy in Medicine，REALM）、成年人功能性健康素养测试（Test of Functional Health Literacy in Adults，TOFHLA）或成年人功能性健康素养简短测试（Short Test of Functional Health Literacy in Adults，S-TOFHLA）、最新重要标识（Newest Vital Sign，NVS）这些工具来进行养育者健康素养评估[18]。其中，REALM

简短便捷，包含 125 个医学术语，要求被测试者按难度增加的顺序大声朗读单词，考察被测试者对于医疗词汇的阅读的发音能力，但对于获取、理解、评价、应用健康信息方面，该测试并未涵盖[19]。TOFHLA 包含 50 个阅读理解和 17 个数字能力测试，问卷拥有很好的信效度，是用于测量功能性健康素养的工具，可衡量被测试者执行与健康相关的任务时是否具备所需的阅读和计算能力[20]，但维度较为单一。NVS 包含 6 项测试，主要考察读取和应用营养标签信息的能力，与 TOFHLA 相似，可测量被测试者的理解、读写、推理、计算方面的能力[21]。而本次调查使用的包含医疗服务、疾病预防、健康促进 3 个一级指标与获取、理解、评价、应用 4 个二级指标的 12 个维度评估体系，可更全面考察与评估健康素养。国外的 HLS-EU 是 WHO 欧洲区办事处基于该 12 维度理论模型开发的健康素养评定问卷[22]，现在也被广泛用于儿童养育者的健康素养评估[10-13, 23]，但该问卷适用于各类人群，在儿童养育健康素养方面缺乏针对性。而其他专门开发用于评估儿童养育健康素养的问卷，如养育者健康素养活动测试（Parental Health Literacy Activities Test，PHLAT）[24, 25]和育儿技能指数（Parenting Plus Skills Index，PPSI）[26]，并不针对 0 ～ 6 岁这一儿童生长发育关键时期，且指标体系完备程度不及上述 12 维度模型。由 Kumar 等人于 2010 年开发的 PHLAT 主要关注 0 ～ 13 个月婴儿养育者理解和应用婴儿健康相关信息的能力[25]，而由 Ayre 等人于 2020 年开发的 PPSI 则主要用于评估澳大利亚 15 岁以下儿童的父母的功能性、沟通性健康素养及儿童养育关键知识与技能。

在国内，养育者健康素养评估研究工具多使用针对全国公民的健康素养调查问卷[27, 28]，内容包括基本知识和理念、健康生活方式与行为、基本技能等。采用公民健康素养问卷来评估养育者健康素养，缺乏针对性，无法准确地评估养育者在养育儿童方面的能力。此外，也有学者设计针对儿童家长的问卷，但大多仅针对养育者健康素养中的某一具体方面，如口腔[29]、肥胖[30]等。北京大学社会医学与健康教育系设计了问卷调查 0 ～ 6 岁儿童母亲健康素养及基本公共卫生服务利用情况，健康素养知识方面共 10 道题[31]，问题较少，难以全面评估儿童养育者的健康素养。本调查使用的“0～6岁儿童家庭养育健康素养评价指标体系”是唯一包含12维度、针对0～6岁儿童养育者的有效评估工具。0～6岁是儿童成长的关键期，在此阶段儿童身体快速生长、发展综合运动[32]，保证合适的营养、运动和休息都是至关重要的。同时这一阶段儿童心理系统能够随着早期教育而得到显著发育，帮助提高其在语言、社交、认知适应力等方面的能力[33]。养育健康素养会影响儿童的生长发育与健康结局[34]，因此调查我国0～6岁儿童养育者、形成家庭养育健康素养，对儿童的生理、心理健康及未来发展具有重要意义。

（三）家庭养育健康素养核心点得分情况

儿童养育健康素养共分身体、心理行为两大模块。身体部分，37.49%的0～3岁儿童养育者具有良好的养育健康素养，62.51%的0～3岁儿童养育者健康素养不足。其中“抗生素使用”“预防接种”“儿童健康体检”等核心点得分情况较好，说明我国0～3岁儿童养育者对该阶段儿童的常规体检和预防接种较为重视，对抗生素使用较为谨慎，绝大部分家长可遵医嘱使用抗生素。但“睡眠健康”“肺炎与腹泻”“婴幼儿喂养”等核心点得分情况较差，其中最差的是“婴幼儿喂养”，得分率仅为52.01%，这与我国其他针对婴幼儿喂养知识及能力的调查研究结果相近[35, 36]。身体部分得分最低的条目为，“根据WHO推荐指南，做出合适的喂养决定”与“了解纯母乳喂养时间”，说明我国婴幼儿喂养相关知识及技能的普及情况不容乐观，需开展健康教育等活动，提升儿童养育者在婴幼儿喂养以及睡眠健康、肺炎与腹泻方面的健康素养，尤其需要重视最佳纯母乳喂养时间等婴幼儿喂养关键知识的传播，可分发简明易懂的喂养指南手册供养育者参考，医疗机构、儿童保健中心等需要确保为家长提供WHO喂养指南的相关信息，促进儿童家长做出合适的喂养决定。3～6岁儿童养育者中，42.56%的养育者在身体方面具有良好的儿童养育健康素养，57.44%的养育者健康素养不足，整体情况优于0～3岁儿童养育者。与0～3岁儿童养育者相同的是，3 ～ 6 岁儿童养育者“抗生素使用”“预防接种”“儿童健康体检”等核心点得分情况较好。3 ～ 6 岁儿童养育者得分率最低的条目为“通过数呼吸次数意识到儿童患早期肺炎的可能性”，接近一半的 3 ～ 6 岁儿童家长没有掌握这项判断儿童患早期肺炎的技能，而 1 ～ 5 岁儿童每分钟呼吸超过 40 次时就代表存在患肺炎的风险，需要及时寻求医疗服务，该结果提示有必要开展健康教育等相关活动提升家长相关素养。此外，得分情况不佳的核心点为“身体活动”“科学信息指导养育”“维生素与矿物质缺乏”，提示应重点关注 3 ～ 6 岁儿童家长在儿童的身体活动、营养方面健康素养的不足以及在获取科学的养育信息方面的困难，开展相关健康主题干预，例如组织定期的健康讲座与社区活动，提供营养指南，指导家长如何为孩子培养良好的膳食习惯，并提供儿童身体活动相关的建议，如鼓励儿童进行足够时长的户外活动，还可以通过亲子互动游戏、组织团体活动等多种方式提升儿童养育者相关领域的健康素养。

心理行为部分，0 ～ 3 岁儿童养育者中，具有良好的儿童家庭养育健康素养的比例为 54.85%，健康素养不足的比例为 45.15%；3 ～ 6 岁儿童养育者中，具有良好的儿童家庭养育健康素养的比例为 51.64%，健康素养不足的比例为 48.36%。两个年龄组的养育者健康素养情况相近，0 ～ 3 岁儿童养育者情况略优于 3 ～ 6 岁儿童养育者。其中，0 ～ 6 岁儿童养育者均在“儿童早期发育标准”这一核心点的得分率最高，“心理健康的识别及干预”这一核心点的得分率最低。得分率最低的条目为“儿童父母和家庭其他成员的配合，必要时在家里配合开展辅助干预”，0 ～ 3 岁和 3 ～ 6 岁儿童养育者得分率分别为 64.37% 和 63.22%，说明家长对儿童各阶段心理行为发育的标准较为了解，但实际识别并辅助干预儿童心理健康的能力较弱，尤其在配合专业人员开展辅助干预这一方面存在困难，需要开展相关培训来进一步提升家长识别并干预儿童心理问题的能力。可以为儿童养育者提供儿童心理相关书籍、手册和在线课程等实用的资源，此外，通过讲座、研讨会等形式，向儿童养育者介绍儿童心理发展的基本知识、常见的心理健康问题以及如何识别和应对这些问题，并进行互动性的角色扮演、情境模拟等培训，帮助家长练习如何在日常生活中与孩子进行有效沟通，从而辅助专业人员干预儿童心理问题，保障儿童心理健康。

（四）家庭养育健康素养的地域比较与分析

儿童家庭养育健康素养的地域比较方面，结果显示 0 ～ 6 岁儿童养育者的儿童养育健康素养与城市规模、地理方位均有显著关联。城市规模上，中小城市养育者健康素养水平显著低于其他大规模城市，可能原因是小规模城市与大规模城市相比存在卫生资源配置不足、卫生专业人才短缺、居民文化程度相对低等问题。地理方位上，0 ～ 3 岁儿童养育者的健康素养由高至低依次为中部、西部、东部、东北地区，其中西部与中部情况相近；3 ～ 6 岁儿童养育者的健康素养由高至低依次为中部、东部、东北、西部地区。总体而言，中部、东部地区对象的儿童养育健康素养水平较高，而西部、东北地区相对较低，这一结果与我国其他健康素养调查的情况基本相近[37-40]，可能是由于我国中部、东部地区较西部、东北地区经济水平更发达，卫生资源更丰富，人群的健康意识与知识水平更高，说明我国需加强对西部与东北地区健康素养提升的重视。而一项针对 2008—2020 年中国居民健康素养的调查报告[41]显示，东部地区健康素养水平显著高于中部、西部地区，而影响健康素养的主要因素是社会发展指数（social development index，SDI）。尽管我国先后实行了西部大开发、东北振兴和中部地区崛起战略，但东部地区的社会发展指数仍显著高于中部、西部、东北地区[42]。社会发展指数较高的地区具有更好的教育资源和教育水平，教育水平高的人群对健康信息更易理解和采纳。另外，更高的经济水平与先进的公共政策也为人群提供更有保障的医疗保健资源和更好的健康服务体系，从而促进人群的健康素养。

本次调查结果却未显示东部地区儿童家长养育健康素养的显著优势，这可能是因为在本调查过程中抽样地点的选择上，为了兼顾各地区城市规模的分布，东部地区抽取的典型发达城市偏少，导致东部地区健康素养得分结果偏低，并且这一问题在0～3岁年龄分类中更为明显，东部地区0～3岁儿童养育者健康素养低于中部、西部。具体题项上，与3～6岁相比，东部地区0～3岁儿童养育者在身体（健康促进）领域得分显著更低，尤其是“根据WHO推荐指南，做出合适的喂养决定”条目得分最低，说明需要重视东部地区健康喂养实践的推广。虽然东部地区往往经济较为发达，信息资源更为丰富，但如何甄别科学的健康养育信息，例如有效地应对婴儿代乳品的市场营销手段，可能是将来对该地区儿童养育者在健康教育与促进工作方面的重点。本次调查结果提示可结合政策引导，基于现代信息技术多措并举，为家长提供来源可靠的养育信息，培训教育家长如何鉴别信息真伪，培养其批判性思维，从而帮助儿童养育者提高其获取和甄别高质量、科学的养育信息的能力，多方面促进东部地区的婴幼儿健康喂养实践。

此外，本次调查发现，西部地区0～3岁儿童养育者健康素养情况较好，而3～6岁儿童养育者健康素养欠佳，提示西部地区需有针对性地提升3～6岁阶段儿童养育者的健康素养。其中，西部地区3～6岁儿童养育者在“通过不同途径获取儿童养育相关信息”这一条目上得分最低，说明儿童家长可能在获取养育信息方面存在困难，未来可针对西部地区3～6岁儿童养育者开展相关的养育素养干预项目，如建立专业可靠的养育信息网站等来提供科学、实用的育儿知识，提升其健康素养。

（五）家庭养育健康素养调查结果维度比较

本次调查基于WHO的健康素养理论框架[3]，含有医疗服务、疾病预防、健康促进3个一级指标，获取、理解、评价、应用4个二级指标，形成共包含12个维度的“0～6岁儿童家庭养育健康素养评价指标体系”。调查结果显示，身体方面，0～6岁儿童养育者均在疾病预防（评价）维度具有最高的儿童养育健康素养水平，而0～3岁儿童养育者在健康促进（理解）维度的健康素养水平相较其他维度最低，3 ~ 6 岁儿童养育者在健康促进（获取）维度的健康素养水平最低；心理行为方面，0 ~ 6 岁儿童养育者均在疾病预防（理解）维度具有最高的儿童养育健康素养水平，而 0 ~ 3 岁儿童养育者在医疗服务（获取）维度的健康素养水平相较其他维度最低，3 ~ 6 岁儿童养育者在疾病预防（获取）维度的健康素养水平最低。0 ~ 6 岁儿童家庭养育健康素养调查结果总结见表 34。这一结果提示，我国 0 ~ 3 岁儿童养育者可以获取促进儿童生理健康的信息但对信息难以理解，同时在获取儿童心理行为相关医疗服务方面存在困难；3 ~ 6 岁儿童养育者则可能面临着获取促进儿童生理健康、预防儿童心理疾病相关信息的难题。因此，建议为我国 0 ~ 3 岁儿童养育者提供更易于理解的促进儿童生理健康的教育材料，如关于儿童喂养及意外伤害预防等核心健康信息的图解、动画或实例，并通过为家长提供咨询服务，解答儿童生理健康促进的相关疑问。此外，应特别重视增加 0 ~ 3 岁儿童心理相关医疗服务的可获得性，医疗保健机构需设立和宣传针对幼儿心理健康的服务。

表 34　0 ~ 6 岁儿童家庭养育健康素养调查结果总结

年龄阶段	地域比较	问卷	优势维度	弱势维度	薄弱核心点	薄弱条目
0 ~ 3 岁	中部>西部>东部>东北	身体	疾病预防（评价）	健康促进（理解）	婴幼儿喂养	①根据 WHO 推荐指南，做出合适的喂养决定 ②了解纯母乳喂养时间 ③通过数呼吸次数意识到儿童患早期肺炎的可能性
		心理行为	疾病预防（理解）	医疗服务（获取）	心理健康的识别及干预	①儿童父母和家庭其他成员的配合，必要时在家里配合开展辅助干预 ②理解医生或心理咨询人员给您的建议（行为发育评估和干预，随访） ③获取“儿童心理行为发育的危险因素”相关信息

续表

年龄阶段	地域比较	问卷	优势维度	弱势维度	薄弱核心点	薄弱条目
3～6岁	中部>东部>东北>西部	身体	疾病预防（评价）	健康促进（获取）	身体活动	①通过数呼吸次数意识到儿童患早期肺炎的可能性 ②了解铁缺乏时的常见表现 ③保证儿童每日的身体活动强度，减少屏幕时间
		心理行为	疾病预防（理解）	疾病预防（获取）	心理健康的识别及干预	①儿童父母和家庭其他成员的配合，必要时在家里配合开展辅助干预 ②获得“儿童心理行为发育咨询、评估和干预治疗”的相关信息 ③理解医生或心理咨询人员给您的建议（行为发育评估和干预，随访）

（六）家庭养育健康素养的相关影响因素

本次调查发现，0～6岁儿童养育者的儿童养育健康素养影响因素主要包括养育者身份、父母婚姻状况、父母文化程度、父母工作类型、父母是否参与儿童日常照料、家庭类型、家庭人均月收入、儿童性别与疾病史。母亲比父亲或其他养育者具有显著更高的儿童养育健康素养水平，这一结果与张伶俐[43]、曹志娟[27]等人的研究具有一致性，可能因为母亲在更多情况下会作为儿童的主要养育者，更关注、了解儿童的健康状况以及养育相关知识和信息。父母处于初婚状态的家庭的儿童养育健康素养水平高于父母处于离婚/丧偶/再婚/未婚状态的家庭，可能由于健康素养除个人能力外，还反映了各种社会支持系统保证健康信息和服务的可及性、可行性、准确性的结果，因此处于稳定婚姻状态的对象更能从家庭中获取帮助与支持，具有更高的养育健康素养，这与尉敏琦等人的研究结果一致[44]。与大量国内外研究结果相同[10, 12, 17, 27, 40, 45-47]，本调查同样发现了文化程度与健康素养的正向关联，由于文化程度高的父母往往具有更丰富的儿童健康知识储备，且获取儿童健康相关信息的途径更广泛，理解和应用养育技能的能力更强，因此儿童家庭养育健康素养水平更高。本次调查发现，父母从事生产行业的家庭，养育健康素养水平显著低于父母从事其他行业的家庭，这一结果与同类型研究相似[27, 45]，从事生产行业可能存在劳动强度大、工作时间长等问题，导致家长获取儿童养育健康信息的途径较少，对儿童养育健康的关注不足，自主获取和使用健康信息的能力较弱，更需要相应干预以提高健康素养。父母参与儿童日常照料的家庭拥有显著更高的养育健康素养，是由于在日常照料的过程中，养育者会有意识地去获取、理解、评价、应用相应的养育健康信息与技能，从而使健康素养得到提升。家庭类型方面，本次调查结果发现，儿童养育健康素养水平按隔代（祖父母和孩子）、两代（父母和孩子）、三代、四代或其他的顺序逐步升高，这与曾传军等人的研究具有一定相似性[48]，与祖辈代养相比，年轻父母有更多的健康教育知识与科学育儿技能，以及更多的通过网络、媒体、社交等获取这些资源的渠道，具有更适合孩子健康需要的心理、文化环境和背景，而并非只是简单的生活照护，此外，较多的家庭人员可一定程度上减少对儿童的不良健康状况反应不及时这一问题。较低的家庭收入与较低的养育健康素养水平显著相关，这一结论与国内外其他针对健康素养的调查结果一致[11, 17, 45, 47, 49, 50]，低收入人群可能首先需要满足基础生活需要，因而限制或忽视了对儿童养育健康相关知识和技能的获取，导致了较低的养育健康素养。儿童性别与疾病史同样是家庭养育健康素养的影响因素，可能原因是家庭对于特定性别、有过疾病史的儿童健康状况更为关注。

（七）家庭养育健康素养调查的意义

儿童养育者健康素养的提升已被列入《中国儿童发展纲要（2021—2030 年）》的主要目标：“普及儿童健康生活方式，提高儿童及其照护人健康素养。”[51]0～6 岁是儿童早期发展的关键时期[52]，是儿童在身体、认知和社会性方面共同发展的重要过程[53]，提升 0～6 岁儿童养育者的养育健康素养对保障儿童健康、促进儿童发展具有重要意义。本次调查为大规模全国性调查，根据调查结果，儿童养育者的婴幼儿喂养、营养健康、睡眠健康、儿童身体活动、心理问题的识别及干预等核心养育健康素养欠佳，开展养育健康素养相应干预活动时，需重点关注以上核心素养以及中小规模城市与西部、东北地区，以及婚姻状态不稳定、文化程度低、工作劳动强度高、收入低、父母不参与日常照料、隔代养育的家庭。

（八）优势与局限性

本次调查的优势在于，选取了全国 12 个城市开展调查，共回收有效问卷 11518 份，作为我国大规模、多中心调查，其结果具有代表性，可反映我国儿童养育者健康素养整体情况。此外，本次调查使用了“0 ～ 6 岁儿童家庭养育健康素养评价指标体系”对儿童养育者进行评估，得到了较为全面的养育健康素养评估结果。本次调查也存在一定局限性。首先，在调查地点的选择方面，为了兼顾城市规模在各地区的分布，地区内抽选的城市不一定是具有代表性的典型城市，因此调查所得的东部、中部、西部、东北地区的素养情况与地理方位的关联需要谨慎解释。其次，由于各城市实际人数与参与情况的差异，最终各地区招募人数与计划招募人数有一定的偏差，这可能会对整体结果的代表性造成一定影响。最后，调查所用评价问卷维度较多、内容较复杂，平均作答时间达 23.9 分钟，这可能降低养育者填写问卷的依从性或缺乏参与意愿，影响数据收集质量。因此，下一步调查研究可扩展调查地点范围，进一步选取具有代表性的地点开展调查和分析，并且需要考虑研制开发简化版的儿童养育健康素养评价问卷，保留关键问题，提高调查效率与质量，提升推广养育健康素养评估工作的可行性。以上内容需要在今后的研究中进一步探索和完善。

五、建　议

家长的养育健康素养未及良好者超半数，针对现阶段素养水平有待提高的现状，需要我们进一步加强家庭健康教育工作，建立儿童养育者健康素养促进的工作体系，切实提高儿童家庭养育健康素养水平，不断提升儿童健康素质，为人口高质量发展奠定基石。

1. 坚持以研究为先导，持续开展儿童家庭养育健康素养调查研究。了解儿童养育者在不同维度的特定需求，为个性化教育引导家庭提升养育健康素养提供理论和技术支撑，从而提高我国整体的儿童养育健康素养。

2. 坚持医教整合，大力创新开展儿童家庭养育健康素养促进计划。针对此次发现的健康素养薄弱点“婴幼儿喂养”“身体活动”与“心理健康的识别及干预”，落地儿童健康促进项目，给予重点地区、重点家庭更多关爱帮扶。推广中国儿童中心特色的儿童健康成长综合指导服务工作模式，秉持医教结合策略，以教育实践经验结合医学理论技术，为儿童家庭提供科普体验、健康评估、咨询服务、干预指导、转诊服务全链条的健康服务，创新解决儿童家庭养育中的健康问题，满足家庭个性化需求。

3. 坚持家、校、社多方协同，积极建设儿童家庭养育健康促进工作体系。

（1）推动落实家长对儿童健康的主体责任。帮助父母或者其他照护人树立正确的健康和教育理念，引导其获取并自觉学习科学育儿知识，积极参与相关实践活动，掌握科学养育儿童的健康知识和技能。

（2）壮大更多健康教育服务队伍。政府机构、医学界、教育界、社会团体团结协作，共同努力打造儿童健康教育阵地。

（3）拓展健康教育服务场景。在围孕产期保健、儿童保健、儿童日常学习、生活和游戏活动等多种场景中提供服务。教育家长如何通过网络和其他途径有效地搜索儿童生理健康促进与心理疾病预防的健康信息，创建并宣传可靠的健康信息来源，如官方网站、App 或宣传册，还可考虑在社区和学前教育机构设置健康信息咨询点，扩大儿童养育者获取相关健康信息的途径。

(4) 丰富健康教育服务形式、内容和工具产品。充分应用现代信息网络、健康讲座、微信、微博、义诊咨询等形式，研发科学健康教育工具与产品，举办健康主题教育活动，打造家长与儿童参与度高、体验立体丰富的儿童养育健康教育活动。

(5) 统筹建设儿童养育健康教育信息化共享服务平台。增强健康教育均等化及服务可及性，助力对重点人群、重点地区的健康素养促进工作，努力全面提高儿童家庭养育健康素养的普及率、知晓率、实践率。

六、结　论

本次全国12城市0～6岁儿童家庭养育健康素养调查发现，0～3岁儿童家庭中养育健康素养具备良好者占比46.08%，3～6岁儿童家庭中养育健康素养良好者占比46.59%。总体而言，我国城市0～6岁儿童家庭养育健康素养水平有较大提升空间，需要针对儿童养育健康素养核心内容中的薄弱点开展相应干预，包括婴幼儿喂养（0～3岁）、身体活动（3～6岁）、心理健康的识别及干预（0～6岁）等，对中小规模城市、西部、东北这些重点地区和父母不参与日常照料、隔代养育、父母婚姻状态不稳定、文化程度低、收入低的这些重点家庭予以特别关注。为进一步提升我国儿童养育者总体健康素养水平，促进儿童健康与发展，应加强儿童家庭养育健康教育工作，积极建设儿童家庭养育健康促进工作体系，持续开展儿童家庭养育健康素养调查，全面了解我国儿童养育者在不同维度的特定需求，为我国亿万家庭提供场景丰富、内容适合、体验深入的健康教育服务。为贯彻落实习近平总书记对儿童健康的深切关怀嘱托，为达成人口高质量发展、《中国儿童发展纲要（2021—2030年）》《“健康中国2030”规划纲要》提升儿童健康水平的目标努力奋斗。

参考文献

[1] 张妍，蒋泓，史慧静．应用Delphi法构建0～6岁儿童家长的健康素养评价指标体系[J]. 中国妇幼保健，2017，32（23）：5809-5812.

[2] 张妍，蒋泓．4～6岁儿童家长健康素养量表编制及信效度评价[J]. 中国公共卫生，2018，34（4）：531-535.

[3] KICKBUSCH I，PELIKAN J M，APFEL F，et al. Health literacy：the solid facts [M]. Copenhagen：World Health Organization，Regional Office for Europe，2013.

[4] ZHANG Y，LI M，JIANG H，et al. Development and validation of a Chinese parental health literacy questionnaire for caregivers of children 0 to 3 years old[J]. BMC Pediatr，2019，19（1）：293.

[5] YIN A，BAI G，JIANG H，et al. Validity and reliability of the parental health literacy questionnaire for caregivers of children aged 0 to 3 years in China[J]. Int J environ res public health，2022，19（23）.

[6] 沈光辉，范涌峰，陈婷．教育研究中的P值使用：问题及对策——兼谈效应量的使用[J]. 数学教育学报，2019，28（4）：92-98.

[7] 王炳彦，董海原．中国公民健康素养（66条）知识读本（十四）[J]. 健康向导，2019，25（4）：56-58.

[8] CHENG E R，BAUER N S，DOWNS S M，et al. Parent health literacy，depression，and risk for pediatric injury[J]. Pediatrics，2016，138（1）.

[9] 张偲琪，史耀疆，王蕾，等．城镇化背景下的农村儿童早期发展与其照养人养育行为关系的实证研究[J]. 华东师范大学学报（教育科学版），2020，38（6）：102-115.

[10] BRANDSTETTER S，ATZENDORF J，SEELBACH-GÖBEL B，et al. Sociodemographic factors associated with health literacy in a large sample of mothers of newborn children：cross-sectional findings from the KUNO-Kids birth cohort study[J]. Eur J pediatr，2020，179（1）：165-169.

[11] DE BUHR E，TANNEN A. Parental health literacy and health knowledge，behaviours and outcomes in children：a cross-sectional survey[J]. BMC public health，2020，20（1）：1096.

[12] SÁNTHA Á. The sociodemographic determinants of health literacy in the ethnic Hungarian mothers of young children in Eastern Europe[J]. Int J environ res public health，2021，18（11）.

[13] MENIKOU J，MIDDLETON N，PAPASTAVROU E，et al. Assessing perceived and functional health literacy among parents in Cyprus：a cross-sectional study[J]. Plos one，2023，18（10）：e0292577.

[14] KAMPOUROGLOU G，VELONAKI V S，PAVLOPOULOU I D，et al. Health literacy of parents/caregivers of paediatric surgical patients：A study on 1000 individuals[J]. Afr J paediatr surg，2021，18（2）：85-89.

[15] 张妍，蒋泓. 上海市部分辖区 4 ～ 6 岁儿童家长的养育健康素养现况 [J]. 上海预防医学，2018，30（11）：918-923，948.

[16] 李云，张裕民，张越，等. 0 ～ 3 岁儿童家长养育的健康素养调查研究 [J]. 中国妇幼健康研究，2021，32（11）：1622-1627.

[17] 校欣玮，顾荣芳. 家长养育健康素养现况——基于 N 市幼儿家长的调查 [J]. 现代基础教育研究，2023，50（2）：137-146.

[18] KEIM-MALPASS J，LETZKUS L C，KENNEDY C. Parent/caregiver health literacy among children with special health care needs：a systematic review of the literature[J]. BMC Pediatr，2015，15：92.

[19] DUMENCI L，MATSUYAMA R K，KUHN L，et al. On the validity of the rapid estimate of adult literacy in medicine（REALM）scale as a measure of health literacy[J]. Commun methods meas，2013，7（2）：134-143.

[20] PARKER R M，BAKER D W，WILLIAMS M V，et al. The test of functional health literacy in adults：a new instrument for measuring patients' literacy skills[J]. J Gen intern med，1995，10（10）：537-541.

[21] WEISS B D，MAYS M Z，MARTZ W，et al. Quick assessment of literacy in primary care：the newest vital sign[J]. Ann fam med，2005，3（6）：514-522.

[22] SØRENSEN K，VAN DEN BROUCKE S，PELIKAN J M，et al. Measuring health literacy in populations：illuminating the design and development process of the European Health

Literacy Survey Questionnaire（HLS-EU-Q）[J]. BMC public health，2013，13：948.

[23] MEKHAIL K T，BURSTRÖM B，MARTTILA A，et al. Psychometric qualities of the HLS-EU-Q16 instrument for parental health literacy in Swedish multicultural settings[J]. BMC public health，2022，22（1）：293.

[24] YIN H S，SANDERS L M，ROTHMAN R L，et al. Assessment of health literacy and numeracy among Spanish-Speaking parents of young children：validation of the Spanish Parental Health Literacy Activities Test（PHLAT Spanish）[J]. Acad pediatr，2012，12（1）：68-74.

[25] KUMAR D，SANDERS L，PERRIN E M，et al. Parental understanding of infant health information：health literacy，numeracy，and the Parental Health Literacy Activities Test（PHLAT）[J]. Acad pediatr，2010，10（5）：309-316.

[26] AYRE J，COSTA D S J，MCCAFFERY K J，et al. Validation of an Australian parenting health literacy skills instrument：the parenting plus skills index[J]. Patient educ couns，2020，103（6）：1245-1251.

[27] 曹志娟，王书梅，曲爽笑．上海市小学生家长健康素养现况 [J]. 中国学校卫生，2018，39（4）：498-500，505.

[28] 韩小盛．南京市儿童青少年家长健康素养状况 [J]. 中国学校卫生，2019，40（2）：210-212.

[29] 曾念彬，钟俊华，林中．口腔防治试点学校学生家长口腔健康素养调查分析 [J]. 中国公共卫生管理，2012，(6)：804-805.

[30] 马佳，杨琍琦，王建青，等．儿童肥胖健康素养量表家长版的编制及评价 [J]. 中国儿童保健杂志，2018，26（6）：615-618.

[31] 田宇，李玉玲，常春．健康素养对 0 ~ 6 岁儿童母亲利用基本公共卫生服务项目的影响研究 [J]. 中国生育健康杂志，2019，30（4）：311-315.

[32] 李军静．0 ~ 6 岁婴幼儿爬行的探索与实践 [J]. 教师，2020，(29)：85-86.

[33] 毕珊珊，强明礼．基于 0 ~ 6 岁婴幼儿生理特征的早教型家具研究 [J]. 家具与室内装饰，2018，(10)：38-39.

[34] DE WALT D A，HINK A. Health literacy and child health outcomes：a systematic review

of the literature[J]. Pediatrics，2009，124 Suppl 3 ：S265-274.

[35] 向阳．婴幼儿家长科学喂养知识调查情况分析 [J]. 心理医生，2018，24（16）：352-354.

[36] 程进，魏锁，陈胜华，等．池州市婴幼儿家长科学喂养知识知晓情况调查分析 [J]. 齐齐哈尔医学院学报，2020，41（21）：2708-2710.

[37] 卫薇，李英华，李方波，等．我国 15 ～ 24 岁居民健康素养现状分析 [J]. 中国健康教育，2015，(2)：125-128，146.

[38] 严丽萍，魏南方，解瑞谦，等．我国城乡居民健康素养影响因素分析 [J]. 中国健康教育，2012，28（1）：8-11.

[39] 石名菲，冯睿媛，李英华，等．2012—2019 年我国农村居民健康素养水平及其影响因素研究 [J]. 中国健康教育，2021，37（6）：483-486，506.

[40] 李莉，李英华，王兰兰，等．2012—2020 年中国女性健康素养水平分析 [J]. 中国健康教育，2021，37（10）：889-893.

[41] LI Y，LV X，LIANG J，et al. The development and progress of health literacy in China[J]. Front public health，2022，10 ：1034907.

[42] 徐美家．工业化、信息化对区域经济增长的影响研究——针对我国东部、西部地区比较分析 [D]. 成都：西南财经大学，2018.

[43] 张伶俐，万孝先，罗珍胄．学龄前儿童家长健康素养状况及影响因素分析 [J]. 实用预防医学，2021，28（1）：40-43.

[44] 尉敏琦，顾伟栋，梁彤彤，等．上海市闵行区企业员工健康素养及其影响因素分析 [J]. 复旦学报（医学版），2017，44（5）：652-658，663.

[45] 刘志浩，李小宁，黄明豪，等．江苏省居民健康素养状况及影响因素分析 [J]. 中国健康教育，2011，27（11）：824-827.

[46] 谢文澜，沈纾丹，傅奇丹，等．家长早期教育素养现状及其提升策略 [J]. 中华家教，2023，(3)：56-63.

[47] 吴文娟，单云峰．2020 年苏州市吴江区人群健康素养水平调查 [J]. 江苏卫生保健，2023，25（1）：48-49.

[48] 曾传军，李晓琴，厉梅．家庭结构对 5 岁以下儿童死亡的影响研究 [J]. 中国社会医学

杂志，2019，36（2）：162-164.

[49] 王超，姜茂敏，沈世勇，等 . 上海市老年人健康素养的城乡差异及影响因素 [J]. 中国卫生事业管理，2023，40（2）：148-152.

[50] 兰武华，万德芝，刘小兵，等 . 抚州市不同性别人群健康素养水平差异的影响因素分析 [J]. 中国健康教育，2023，39（2）：175-181.

[51] 国务院妇女儿童工作委员会 . 中国儿童发展纲要（2021—2030 年）[EB/OL]. [2023-09-30].http://www.nwccw.gov.cn/2021-09/27/content_295436.htm.

[52] 贺君 . 基层开展儿童早期发展思路 [J]. 医学信息，2019，32（z2）：4-5.

[53] 龚建梅，张沛钧，苏雪云，等 . 0 ～ 6 岁儿童社会情绪问题与早期干预 [J]. 现代特殊教育，2023，（11）：17-21.

全国12城市0～6岁儿童家庭养育健康素养报告

专题报告

B.1

基于微信平台的新媒体健康教育对 0 ~ 3 岁儿童养育健康素养的干预研究

复旦大学公共卫生学院　蒋　泓　肖秋丽
上海市闵行区妇幼保健院　李　云

【摘要】

背景： 0 ~ 3 岁是儿童早期发展的关键窗口期，养育者在这一时期的养育质量会影响到儿童近期与远期的健康，而养育质量又与养育者的健康素养水平密切相关。提高婴幼儿养育者的健康素养对促进养育婴幼儿的适宜行为和改善儿童健康结局有着积极作用。养育健康素养本身是一个多维度、复杂的概念，目前关于 0 ~ 3 岁儿童养育者健康素养的干预研究较少，且多局限于单一维度。

目的： 探索基于微信社交媒体平台的 0 ~ 3 岁儿童养育健康素养的社区干预模式，并评估其对养育健康素养、健康相关行为、儿童健康结局等的干预效果。

方法： 通过整群随机对照试验设计，将上海市闵行区所有的 13 家社区卫生服务中心随机分成干预组和对照组。研究基于以 WHO 提出的健康素养整合模型为理论框架而开发的养育素养问卷，开展儿童养育在线基线调查，根据基线调查结果选择养育素养干预内容，以专家录制的视频讲座、动画短视频和专业人员审阅推荐的参考资料等形式，提供针对儿童喂养、常见疾病与健康问题等内容的养育素材，对干预组0～3岁儿童家长实施基于微信平台、为期9个月的儿童养育素养干预，对照组则按照传统方式提供内容相同的纸质健康教育材料。干预结束后则再次对干预组和对照组开展终末调查。研究将儿童养育素养总分（包括生理评分与心理评分）设为首要结局指标，其他的次要结局指标包括儿童养育的健康相关行为、儿童体格发育和其他儿童健康结局。采用广义线性混合模型拟合个体和群体水平的随机效应及处理因素的固定效应。

结果：研究在上海市闵行区所有的13家社区卫生服务中心开展，通过随机分组，7家进入干预组，6家进入对照组。基线共纳入了1332名0～3岁儿童家长，在开展9个月的干预后，1083名家长参与了终末调查。分析结果显示，实施基于微信公众号的养育素养干预后，干预组家长养育素养总分、生理评分、心理评分分别提高了9.49±16.42、5.89±8.26、3.48±10.33分，对照组家长分别提高了3.78±11.39、3.74±6.79、0.04±7.09分。单因素分析结果显示，干预组家长养育素养总分、生理评分与心理评分的增值均显著高于对照组（$P < 0.05$）。混合效应模型参数显示，终末调查时干预组家长养育素养总分、生理评分、心理评分均显著高于对照组（β：2.51，95%*CI*：0.11～4.92，P=0.041，*ICC*：0.03；β：1.63，95%*CI*：0.16～3.10，P=0.030，*ICC*：0.02）。此外，卡方检验结果显示，干预组家长对出生后应补充维生素D（Vitamin D，VD）的正确认知率以及儿童6月龄以内纯母乳喂养率、24月龄以内母乳喂养率、6月龄铁强化米粉添加率均比对照组高且差异皆具有统计学意义（χ^2=5.20，P=0.02；χ^2=7.06，P=0.01；χ^2=4.22，P=0.04；χ^2=5.75，P=0.02）。广义线性混合模型参数显示，干预可提高家长对出生后应补充VD的正确认知率并能促进6月龄以内的纯母乳喂养行为（β：0.33，95%*CI*：0.06～0.60，P=0.018；β：0.642，95%*CI*：0.07～1.22，P=0.029）。

两组儿童的体格发育情况与其他健康结局的多因素分析结果未显示统计学差异（$P > 0.05$）。

结论： 基于微信平台的儿童养育素养干预可以提高 0 ~ 3 岁儿童养育者的养育健康素养水平以及其对出生后应补充 VD 的正确认知率，并能促进 6 月龄内纯母乳喂养行为。

关键词： 养育健康素养　微信公众号　整群随机对照试验　广义线性混合模型

一、研究背景

生命早期 1000 天，是指从孕期到出生后 2 岁以内的最初时期。这一时期是机体各组织、器官、系统发育成熟的关键时期，不仅关系着近期儿童早期体格发育与大脑发育，而且可影响到远期青春期乃至成年期的健康，例如成年期的慢性非传染性疾病（non-communicable diseases，NCD）的患病率 [1]。在生命早期提供高质量的养育，对儿童的近期和远期健康都有着至关重要的作用 [2]。

而养育质量又与养育者自身的健康素养密切相关。当儿童养育者的健康素养较低时，其养育质量会受影响，从而进一步影响子女的健康。Morrison[3] 的一篇系统性综述指出，健康素养水平越低的父母，他们的孩子利用儿科急诊服务的次数越多。Cheng[4] 等人的研究指出，父母较低的健康素养水平与一系列儿童健康风险相关，包括父母自身抑郁、不限制视屏时间、缺乏关于窒息和烧伤的急救知识等。同时，Yin 等人 [5] 的研究指出，健康素养较低的养育者难以让自己的孩子按照医嘱服药。Kaufman 等人 [6] 还发现，健康素养较低的母亲，其母乳喂养持续时间会更短。由此可见，提高婴幼儿养育者的健康素养对促进养育婴幼儿的适宜行为和改善儿童健康结局有着积极作用。

健康素养是一个多维度、复杂的概念，儿童养育的健康素养也是如此。不同学者对健康素养的内涵有着不同的界定 [7-9]。2013 年 WHO 欧洲区办事处提出了迄今为止最为全面的健康素养的定义，即健康素养是人们在生命全程中进行与医疗服务、疾病预防和健康促进领域有关的日常活动时，获取、理解、评价和应用健康信息以做出健康决策进而改善生活质量的知识、动机与能力[10]。此定义作为一个综合的概念模型，将健康素养的内容维度拓宽、延伸到疾病预防和健康促进这两大更广泛的公共卫生领域中，而不再局限于医疗服务领域；同时它也将健康素养的能力维度拓宽，指出除理解、应用等基本的功能性素养外，具备健康素养的对象还应具备获取、评价健康信息等能力[11]。该健康素养整合模型可以作为开发健康素养评价工具、制定提高健康素养的干预措施的理论基础。针对儿童养育者健康素养开展的研究也应从上述3个内容维度与4个能力维度考量。

然而，国内外对儿童养育健康素养采用的评价工具大多是普通成年人的健康素养量表，如TOFHLA[12]、REALM[13]、NVS[14]等，这些量表缺乏针对性，无法详细了解养育者能否科学养育0～3岁儿童。尽管国外编制的PHLAT[15]能评价儿童养育者的健康素养，但它针对的是13个月以下婴幼儿的养育者，且仅测评功能性健康素养，适用范围较窄。

以健康素养整合模型为框架，2017—2018年复旦大学妇幼与儿少卫生相关研究人员[11，16-18]研发了用于儿童养育者健康素养评估的问卷，为不同生命阶段的妇女儿童提供了科学、专业的健康素养评价工具。其中《0～3岁婴幼儿养育健康素养问卷（正式版）》[11]结合0～3岁儿童养育的特点，较全面地评估了0～3岁儿童养育者在医疗服务、疾病预防、健康促进领域内，获取、理解、评价健康信息并应用其做出决策的能力。问卷共有6个模块、38个条目，具体内容包括科学喂养（7个问题）、意外伤害（4个问题）、儿童常见的健康问题（7个问题）、儿童视力与口腔健康（6个问题）、儿童疫苗接种与定期健康检查（6个问题）以及儿童常见疾病（8个问题）。问卷已在上海8个区和全国3个省得到了初步应用，经检验，问卷信效度良好，能够全面评价0～3岁儿童养育者的健康素养[15]。

国外针对健康素养的干预研究已开展多年，干预方式除使用纸质材料、电话等传统媒介外[19, 20]，还使用网络媒体进行健康传播[21]；而国内健康素养干预研究则多以讲座、海报、同伴教育等传统方式开展，现实中受基层公共卫生机构经费和人力的限制，传统的健康宣教难以做到全覆盖，且时效性差[22]。而移动互联网的普及为养育健康教育提供了新工作模式。以微信（WeChat）为例，微信作为我国最大的社交网络平台之一，它是一款免费的集多种功能于一体的移动应用程序。自其在 2011 年 1 月首次推出以来，到 2020 年底，全球已有超过 12 亿的每日活跃用户[23]。其广泛的受众性使其被运用于健康教育领域成为可能[24-26]，并显示出受众广、随身伴随、传播快、阅读率高、可反复学习等优点。此外，用户可以在微信订阅官方公众号并免费接收由运营者挑选的信息，这更适合于广大年轻家长的信息获取方式和交流习惯。

到 2019 年底，微信公众号的注册数量已超 2000 万[23]。随着微信公众号在各领域的广泛使用，育儿公众号的数量越来越多，但其质量参差不齐。张晨等人[27]的研究指出，目前的育儿公众号存在内容与形式不够丰富、同质化现象严重、缺乏时效性、民营公众号专业性不足等缺点。蒋泓等人[28]的研究发现，在新冠肺炎疫情期间从医院官方微信公众号了解孕产保健服务信息的孕妇，其精神健康状况更好。因此，本研究目的之一是依托微信平台，在儿童家长中传递专业可靠、内容与形式丰富的科学育儿信息，并评估干预对促进儿童养育者健康素养的效果。

本研究以微信平台为载体，对上海市闵行区 13 家社区卫生服务中心对应的 13 个街道 / 镇的 0 ～ 3 岁婴幼儿的养育者进行儿童养育的健康素养干预，并以前述的《0 ～ 3 岁婴幼儿养育健康素养问卷（正式版）》为评价工具评估其干预效果。

二、研究目的

通过微信平台，基于健康素养整合模型设计健康干预方案，采用整群随机对照试验对社区 0 ~ 3 岁儿童家长进行儿童养育的健康素养干预，并比较传统健康教育和基于微信公众号的健康干预形式对家长养育素养、健康相关行为和儿童健康结局的影响，为今后社区开展儿童养育的健康教育和健康干预提供借鉴和参考。具体目标如下：

（1）制定以医疗机构官方微信公众号为载体、全面覆盖儿童养育健康素养各方面健康教育内容的社区干预方案，注重发挥养育者自我效能，加强健康素养，促进行为改变和提升婴幼儿健康水平。

（2）采用整群随机对照试验设计，对社区 0 ~ 3 岁儿童主要养育者进行健康素养干预，并评估干预的效果。

（3）构建以微信公众号为载体的 0 ~ 3 岁婴幼儿养育者健康素养的社区干预模式。

三、研究方法

1. 研究设计

为避免不同干预之间的互相影响，本研究采用整群随机对照试验设计（cluster randomized controlled trial，CRCT），将每一家社区卫生服务中心当作一个整体进行随机分组。研究现场包括上海闵行区所有的 13 家社区卫生服务中心的儿保门诊，符合条件的 0 ~ 3 岁儿童家长将进行在线基线调查。基线调查后，干预组家长将接受基于微信公众号的养育健康素养干预，而对照组家长则获得内容相同的纸质健康教育材料，两组家长都享有常规的儿童保健服务并将在干预 9 个月后进行终末调查。

2. 研究对象

本研究以 0 ~ 3 岁儿童家长为研究对象。具体纳入标准为：0 ~ 3 岁儿童的主要养育者，小学三年级以上文化水平且能正常进行口头及书面交流，愿意参加并能在社区居住 1 年以上者。排除标准为：非儿童主要养育者，文盲且不能正常进行口头及书面交流者。

根据纳入和排除标准，本研究于 2020 年 5 月至 9 月共纳入 1332 名家长为研究对象，其中干预组 746 人，对照组 586 人；干预 9 个月后，于 2021 年 2 月至 2021 年 6 月共随访到 1083 名家长，其中干预组 607 人，对照组 476 人。

3. 样本量和抽样方法

本研究的样本量计算参考张妍等[11]对上海市 8 个区 0 ~ 3 岁婴幼儿养育者健康素养的调查结果，设定零假设下的均值差异为 15，组内相关系数（intra cluster correlation，ICC）为 0.05，变异系数为 0.2，α 为 0.05，$(1-\beta)$ 为 0.9，并考虑 20% 的失访率，最终计算得出每家社区卫生服务中心在基线调查时应至少纳入 91 人，共 1183 人。样本量计算公式如下：

$$n=\frac{\left(z_{1-\frac{\alpha}{2}}+z_{1-\beta}\right)^2(2\sigma^2)[1+(m-1)\rho]}{(\mu_1-\mu_2)^2}$$

$$n=km/[1+(m-1)\rho]$$

$$\rho=\sigma_A^2/(\sigma_A^2+\sigma_W^2)$$

本研究采用整群随机抽样方法，运用随机数表法将 13 家社区卫生服务中心分成干预组和对照组，其中干预组有 6 家，对照组有 7 家。

4. 干预方法与内容

干预时间为 9 个月，对照组和干预组按照各自的干预方案实施干预。对照组家长获得纸质健康教育材料，内容涵盖儿童生长发育、科学喂养、五官保健、早期促进、预防接种、常见病预防等；干预组家长在基线纳入后由后台自动识别其填写的街道 / 镇所在的社区卫生服务中心而获得授权，之后通过微信公众号“健康素养培育平台”接受养育素养干预，具体干预内容见表 1，包括：

（1）根据儿童养育健康素养框架编制的在线干预素材。12 集专家讲座视频与动画短视频，由复旦大学公共卫生学院和上海市优生优育协会联合制作，具体内容涵盖科学喂养、意外伤害防范、免疫接种与健康检查、儿童常见健康问题、儿童常见疾病、儿童心理行为发育问题等，与对照组内容基本相同。

（2）来源可靠的儿童养育专业素材推荐。由上海市闵行区妇幼保健院儿保医生遴选，结合 0 ~ 3 岁儿童养育特点并评估内容科学性与专业性，共向家长推荐了其他相关的儿童养育健康素材，包括：1 个参考网址、1 个参考 App、7 个相关公众号、11 本参考书目，内容涉及儿童运动、体格发育与营养喂养、家庭养育、亲子互动。

表 1　基于微信平台的养育素养干预项目的具体内容

标题	主要干预话题	具体干预内容	干预类型
0 ~ 3 岁儿童保健概述	· 科学喂养 · 免疫接种 · 体格检查 · 肥胖与营养不良 · 维生素 D 与铁缺乏 · 儿童常见疾病 · 意外伤害	· 针对不同年龄阶段的科学喂养指导 · 鼓励顺应喂养 · 免疫接种注意事项以及常见不良反应 · 生理心理发育情况 · 鼓励定期健康检查和疾病筛查 · 预防儿童常见健康问题，包括肥胖、营养不良、贫血 · 建议补充维生素 AD · 预防和早期识别儿童常见疾病，包括肺炎和腹泻 · 预防意外伤害	33 分钟视频
新生儿护理技能	· 免疫接种 · 科学养育 · 护理技能	· 免疫接种注意事项 · 新生儿护理技能，如保暖和脐带卫生 · 识别并处理新生儿常见生理现象，如鞘膜积液、假月经、常见皮肤问题 · 儿童生长发育规律 · 识别新生儿大便，察觉病理情况	22 分钟视频
新生儿异常及处理	· 体格检查 · 儿童发育常见问题 · 科学养育	· 建议新生儿听力筛查 · 识别常见生理现象，包括乳腺增大、假月经、鞘膜积液、马牙和常见皮肤问题 · 异常病理情况预警征：母乳性黄疸、低血糖、发热、感染、呕吐	31 分钟视频

续表

标题	主要干预话题	具体干预内容	干预类型
科学喂养指导	· 母乳喂养 · 辅食添加 · 维生素 D 补充方法与剂量 · 生长发育监测	· 0 到 6 月龄儿童母乳喂养指导 · 7 到 12 月龄儿童喂养指导 · 鼓励顺应喂养和体格生长监测 · 鼓励养成健康进食习惯 · 建议补充维生素 D	2 分钟视频
儿童肥胖预防	· 儿童肥胖 · 体力活动	· 儿童肥胖病因 · 儿童肥胖预防控制 · 鼓励体格生长监测和体力活动	2 分钟视频
儿童肺炎	· 儿童肺炎	· 预警征与早期识别儿童肺炎	2 分钟视频
意外伤害预防	· 意外伤害	· 意外伤害定义及常见危险情境 · 意外伤害预防	2 分钟视频
手足口病预防	· 手足口病预防	· 手足口病病因、传播途径、预防措施	2 分钟视频
正确洗手方法	· 洗手	· 洗手益处、时间点、步骤	2 分钟视频
儿童心理行为发育问题及预警征	· 心理行为问题 · 语言与动作发育	· 异常心理行为和预警征 · 不同年龄段语言和动作发育特点 · 预防儿童焦虑和恐惧	13 分钟视频
儿童孤独症 1	· 心理疾病	· 儿童孤独症定义与症状	4 分钟视频
儿童孤独症 2	· 心理疾病	· CHAT-23 问卷开发、意义、条目逐条讲解	5 分钟视频
儿童运动类书籍	· 体力活动	·《0 ~ 5 岁儿童运动娱乐指导百科》	电子书链接
体格发育与营养喂养类书籍	· 科学喂养	·《中国妇幼人群膳食指南（2016)》 ·《早产儿家庭喂养指导手册》 ·《美国儿科学会母乳喂养指南》	电子书链接
家庭养育类书籍	· 科学养育 · 养育行为 · 早期教育 · 健康家庭环境	·《早产儿家庭养育指导手册》 ·《美国儿科学会育儿百科》 ·《跟美国儿科医生学育儿》 ·《虾米妈咪育儿正典》	电子书链接
亲子互动游戏类书籍	· 行为约束 · 早期教育	·《正面管教》 ·《游戏力》 ·《0 ~ 6 岁儿童游戏地图》	电子书链接

续表

标题	主要干预话题	具体干预内容	干预类型
参考公众号	·儿童常见疾病 ·抗生素使用 ·口腔与视力保健 ·科学喂养 ·意外伤害 ·科学养育 ·早期教育 ·语言与动作发育 ·心理行为问题	·段涛大夫：提供喂养、运动发育、体格监测及口腔保健的指导 ·小儿外科裴医生：提供搜索引擎、直播、咨询服务 ·儿科医生鱼小南：提供常见儿科疾病与不同年龄阶段养育的诀窍 ·儿科医生鲍秀兰：提供语言与运动发育、体格监测、心理行为评估的诀窍 ·儿科医生妈妈：提供线上互助群聊、生理心理发育指导、亲子阅读指导等服务 ·儿科黄哥黄医生：提供常见消化系统疾病、药物治疗、意外伤害的指导 ·丁香妈妈：提供养育信息搜索引擎、语言发育评估服务	公众号链接
育儿 App ——“育之有道”	·科学喂养 ·体格检查 ·免疫接种 ·早期教育 ·心理行为问题	·母乳喂养和家庭养育类指导 ·鼓励定期健康检查和免疫接种 ·鼓励亲子游戏，亲子游戏指导 ·心理问题预警征	App 链接
科学育儿网	·科学喂养 ·早期教育	·鼓励并指导母乳喂养、亲子互动游戏、早教、性别教育	网页链接

5. 资料收集

本研究的基线和终末调查都通过微信公众号的电子问卷开展，同时本研究也从社区儿保科的体检数据库获取信息。主要收集研究对象以下信息：

（1）一般人口学资料：宝宝月龄、宝宝性别、对象与宝宝关系、户籍、家庭子女数、对象文化水平、家庭人均月收入、同类型新媒体平台获取养育信息情况。

（2）养育健康素养得分：①养育素养生理评分，采用张妍等[11]以健康素养整合模型为框架设计的《0 ~ 3 岁婴幼儿养育健康素养问卷（正式版）》

进行评估，满分 100 分，具体包括科学喂养、意外伤害、常见健康问题、视力与口腔健康、疫苗接种与定期健康检查、常见疾病 6 个模块；②养育素养心理评分，采用以健康素养整合模型为框架设计的《家长对 0 ~ 6 岁儿童心理发展的健康素养评价问卷》进行评估，满分 100 分，具体包括家庭环境、家庭养育行为、早期教育、行为表现、心理行为发育问题 5 个模块；③养育素养总分，由生理与心理两部分养育素养得分相加，满分 200 分。

（3）家长对出生后应补充 VD 的认知情况。

（4）健康相关行为：4 月龄以内纯母乳喂养，6 月龄以内纯母乳喂养，12 月龄以内母乳喂养，24 月龄以内母乳喂养，6 月龄铁强化米粉添加，口腔保健行为，定期视力检查。

（5）儿童体格发育情况：体重、身长 / 高、头围。

（6）儿童健康结局：儿童意外伤害、因病住院、腹泻、过敏、微量营养素缺乏、肥胖、贫血等发生情况。

（7）专家授课与动画视频的观看情况：观看与否、观看次数。

6. 结局指标

（1）主要结局指标：养育素养总分，包括生理评分与心理评分。

（2）次要结局指标：①家长对出生后应补充 VD 的正确认知率；②健康相关行为，包括 4 月龄以内的纯母乳喂养率、6 月龄以内的纯母乳喂养率、12 月龄以内的母乳喂养率、24 月龄以内的母乳喂养率、6 月龄铁强化米粉添加率、儿童口腔适宜的保健行为、定期视力检查率；③儿童体格发育 Z 分：身高别体重 Z 分 /WHZ，年龄别身高 Z 分 /HAZ，年龄别体重 Z 分 /WAZ，年龄别 BMI Z 分 /BAZ，年龄别头围 Z 分 /HCZ ；④儿童健康结局：意外伤害发生率、因病住院率、腹泻率、过敏率、微量营养素缺乏率、肥胖率、贫血率。

7. 质量控制和伦理学审查

项目启动前对各社区卫生服务中心负责人员进行统一培训，明确调查目的与意义，统一问卷中相关指标的含义和问卷的填写要求，保证资料收集的准确性和可靠性。每个调查现场配备1名调查员和1名质控员。研究对象电子问卷填写完毕后，由调查员进行现场或线上核查填写记录；当天调查结束后，由质控员对当天所有电子问卷进行检查，剔除不符合要求的问卷记录；调查期间，由妇幼保健院成立质量监督小组，对现场调查进行抽查监督，进一步保证问卷调查质量。

本研究在开展前已获得上海市闵行区妇幼保健院伦理委员会批准，并于中国临床试验注册中心注册（ChiCTR2000031711）。所有研究对象均在理解研究内容后自愿签署知情同意书。

8. 数据整理与统计分析

本研究的调查部分由微信公众号内的电子问卷完成，无数据录入的工作；数据整理与分析由SPSS 20.0软件与R4.1.3软件实现，儿童体格发育相关Z分的计算由WHOAnthro V3.2.2软件实现。

定量资料采用均数及标准差进行统计描述，定性资料采用比、率等相对数指标进行统计描述。两组间均数比较方差齐时，采用*t*检验；方差不齐时，采用校正*t*检验。两组间构成比的比较采用卡方检验。使用意向性Intention to treat（ITT）分析比较干预组和对照组差异，评估干预效果。采用mice包对数据集进行多重填补，对填补后的重复测量定量数据的分析采用混合线性模型，二分类数据用广义线性混合模型。统计检验均采用双侧检验，*P*值小于0.05被认为所检验的差别有统计学意义。

四、研究结果

1. 研究对象基本情况及两组基线情况比较

本干预研究共纳入13家社区卫生服务中心，干预组6家，基线调查746人，终末调查607人；对照组7家，基线调查586人，终末调查476人。参加研究的746名干预组家长中，母亲占83.5%（623/746），父亲及其他照料者占16.5%（123/746）；本科及以上学历者占79.8%（595/746）；通过同类型平台获取养育信息者占91.4%（682/746）。干预组儿童平均月龄为8.56±7.17月，其中沪籍占55.2%（412/746），女童占51.6%（385/746），独生子女占69.2%（516/746），所在家庭人均月收入在12500元及以上者占32.6%（243/746），纯母乳喂养者占24.8%（185/746）。参加研究的586名对照组家长中，母亲占79.4%（465/586），父亲及其他照料者占20.6%（121/586）；本科及以上学历者占86.9%（509/586）；通过同类型新媒体平台获取养育信息者占94.4%（553/586）。对照组儿童平均月龄为8.97±6.77月，其中沪籍占70.6%（414/586），女童占51.5%（302/586），独生子女占73.7%（432/586），所在家庭人均月收入在12500元及以上者占29.2%（171/586），纯母乳喂养者占25.9%（152/586）。两组对象的儿童月龄、儿童性别、与儿童关系、家庭子女数、人均月收入均无统计学显著差异（$P>0.05$），而户籍、文化水平、同类型平台获取养育信息等方面组间存在差异（$P<0.05$），且对照组沪籍、高文化水平、同类型平台获取养育信息的比例均高于干预组，详见表2。此外，采用卡方检验比较两组儿童基线的喂养类型，结果显示两组儿童基线喂养类型的差异不具统计学意义（$P>0.05$），详见表3。

表2 研究对象人口学特征在干预组和对照组的分布情况[n（%）]

特征		基线调查			终末调查		
		干预组（n=746）	对照组（n=586）	P值	干预组（n=607）	对照组（n=476）	P值
儿童月龄	—	8.56（7.17）	8.97（6.77）	0.276	8.67（7.18）	9.13（6.88）	0.293
儿童性别	男	361（48.4）	284（48.5）	0.979	296（48.8）	229（48.1）	0.830
	女	385（51.6）	302（51.5）		311（51.2）	247（51.9）	
与儿童关系	母亲	623（83.5）	465（79.4）	0.051	528（87.0）	386（81.1）	0.008
	其他	123（16.5）	121（20.6）		79（13.0）	90（18.9）	
儿童户籍	上海户籍	412（55.2）	414（70.6）	＜0.001	341（56.2）	345（72.5）	＜0.001
	外地户籍	334（44.8）	172（29.4）		266（43.8）	131（27.5）	

续表

特征		基线调查			终末调查		
		干预组（n=746）	对照组（n=586）	*P* 值	干预组（n=607）	对照组（n=476）	*P* 值
家庭子女数	独生子女	516（69.2）	432（73.7）	0.069	422（69.5）	347（72.9）	0.224
	多子女	230（30.8）	154（26.3）		185（30.5）	129（27.1）	
对象文化水平	初中及以下	62（8.3）	20（3.4）	＜0.001	50（8.2）	17（3.6）	＜0.001
	高中及同等	89（11.9）	57（9.7）		70（11.5）	41（8.6）	
	本科及以上	595（79.8）	509（86.9）		487（80.2）	418（87.8）	
人均月收入	少于4500	73（9.8）	49（8.4）	0.146	61（10.0）	39（8.2）	0.358
	4500～7500	161（21.6）	126（21.5）		135（22.2）	108（22.7）	
	7500～12500	191（25.6）	186（31.7）		158（26.0）	148（31.1）	
	多于12500	243（32.6）	171（29.2）		195（32.1）	138（29.0）	
	不清楚	78（10.5）	54（9.2）		58（9.6）	43（9.0）	
同类型平台获取养育信息	是	682（91.4）	553（94.4）	0.040	562（92.6）	449（94.3）	0.254
	否	64（8.6）	33（5.6）		45（7.4）	27（5.7）	

注：连续型变量采用 *t* 检验，二分类变量采用卡方检验，有序多分类变量采用 Wilcoxon 秩和检验。

表 3　两组儿童基线喂养类型的单因素分析 [n（%）]

喂养类型	干预组（n=746）	对照组（n=586）	χ^2	*P* 值
纯母乳喂养	185（24.8）	152（25.9）	1.770	0.621
混合喂养	256（34.3）	185（31.6）		
人工喂养	302（40.5）	248（42.3）		
不清楚	3（0.4）	1（0.2）		

注：所示为卡方检验结果。

2. 干预视频观看情况

干预组746名家长对12集专家讲座及动画短视频的观看情况见表4，其中观看率最高的3集视频分别对应科学喂养、常见健康问题及常见疾病养育素养，观看率分别为46.5%、41.7%、41.6%；总观看次数最多的3集视频分别对应科学喂养、意外伤害养育素养及生理养育素养。

表4　干预组家长慕课与微课视频观看情况（n=746）

视频标题	观看人数	观看率（%）	总观看次数	平均观看次数
0～3岁儿童保健概述	296	39.7	606	0.81
新生儿护理技能	112	15.0	122	0.16
新生儿异常及处理	101	13.5	108	0.14
科学喂养指导	347	46.5	1008	1.35
儿童肥胖预防	310	41.6	415	0.56
儿童肺炎	311	41.7	562	0.75
意外伤害预防	286	38.3	682	0.91
手足口病预防	166	22.3	183	0.25
正确洗手方法	157	21.0	167	0.22
儿童心理行为发育问题及预警征	111	14.9	114	0.15
儿童孤独症1	115	15.4	124	0.17
儿童孤独症2	116	15.5	119	0.16

3. 干预对促进儿童养育者健康素养得分的效果评价

（1）干预对儿童养育者健康素养得分影响的单因素分析

接受基于微信公众号的养育素养干预后，干预组的总分、生理评分、心理评分与干预前相比均有提高且差异具有统计学意义（$P<0.05$）；接受传统纸质健康教育材料的对照组，其干预后的总分、生理评分与干预前相比有提高且差异具有统计学意义，而干预前后心理评分差异则无统计学意义（$P>0.05$）。干预组养育素养总分、生理评分、心理评分的得分增值均较对照组高且差异具有统计学意义（$P < 0.05$）。各模块养育素养得分变化详见表5。此外，干预后干预组家长对出生后补充VD的正确认知率高于对照组家长（$P < 0.05$），详见表6。

表5　干预前后家长各模块养育健康素养得分的单因素分析

条目	干预组			对照组			两组间比较		
	基线	终末	差值	基线	终末	差值	基线	终末	差值
总分	157.52 (22.40)	168.93 (15.17)	10.44* (16.11)	161.25 (19.58)	167.96 (16.56)	3.96* (11.99)	< 0.05	0.83	< 0.05
生理评分	77.35 (10.76)	83.71 (7.73)	5.86* (8.29)	78.73 (9.67)	83.95 (8.26)	3.82* (6.97)	< 0.05	0.64	< 0.05
科学喂养	12.07 (3.52)	12.47 (3.28)	0.22 (3.55)	12.30 (3.34)	12.66 (3.29)	0.07 (3.52)	0.24	0.86	0.51
意外伤害	5.95 (1.10)	6.29 (0.9)	0.34* (1.10)	6.07 (1.03)	6.29 (0.95)	0.19* (1.02)	0.06	0.68	< 0.05
儿童常见健康问题	14.47 (2.77)	15.54 (2.02)	1.02* (2.26)	14.91 (2.42)	15.49 (2.17)	0.46* (2.20)	< 0.05	0.41	< 0.05
视力与口腔健康	12.19 (2.24)	12.62 (1.78)	0.35* (2.01)	12.40 (2.08)	12.68 (1.77)	0.13 (2.02)	0.08	0.98	0.08
疫苗接种与体检	20.32 (2.54)	20.83 (1.84)	0.58* (2.74)	20.69 (2.22)	21.08 (1.89)	0.25* (2.20)	< 0.05	0.21	< 0.05
儿童常见疾病	14.93 (2.30)	15.67 (1.91)	0.72* (2.13)	15.16 (2.15)	15.72 (1.64)	0.47* (1.97)	0.07	0.69	0.05
心理评分	80.16 (12.98)	84.61 (9.07)	4.01* (10.20)	82.53 (11.28)	83.95 (9.51)	0.15 (7.41)	< 0.05	0.71	< 0.05
家庭环境	15.85 (2.38)	16.18 (2.02)	0.39* (2.19)	16.18 (2.04)	16.24 (1.9)	0.02 (1.98)	< 0.05	0.41	< 0.05
家庭养育行为	26.33 (4.21)	26.92 (3.85)	0.75* (4.01)	26.90 (3.81)	27.03 (3.49)	0.03 (3.29)	< 0.05	0.36	< 0.05
儿童早期教育	8.49 (1.85)	8.86 (1.37)	0.28* (1.80)	8.70 (1.65)	8.89 (1.44)	0.11 (1.44)	< 0.05	0.80	0.08
儿童行为表现	3.52 (0.70)	3.71 (0.32)	0.18* (0.72)	3.49 (0.78)	3.68 (0.35)	0.18* (0.80)	0.37	0.26	0.98
心理行为发育问题	25.98 (6.13)	27.65 (5.11)	1.53* (5.55)	27.25 (5.42)	28.01 (4.6)	0.43 (4.83)	< 0.05	0.70	< 0.05

注：(1) 组内比较采用配对 t 检验，带 * 数据 $P < 0.05$；(2) 组间比较采用 t 检验，所示统计量为 P 值。

表6　干预后家长对出生后补充VD的认知情况的单因素分析（n=1054）

出生后应补充VD	干预组	对照组	χ^2	*P*值
是	452（76.7）	328（70.5）	5.197	0.023
否	137（23.3）	137（29.5）		

注：所示为卡方检验结果。

（2）干预对儿童养育者健康素养得分影响的多因素分析

采用混合线性模型比较终末调查时两组的养育素养得分，结果表明实施基于微信平台的养育素养干预后，干预组家长养育素养总分、生理评分及心理评分分别比对照组高2.51±1.22、0.63±0.51、1.63±0.75分（$P<0.05$），详见表7、表8、表9。采用广义线性混合模型比较两组家长对出生后应补充VD的认知情况，结果表明，干预后干预组家长对出生后应补充VD的正确认知率高于对照组（β：0.33，95%*CI*：0.06～0.60，*P*=0.018），详见表10。

表7　儿童养育健康素养干预对健康素养水平影响的混合线性分析

参数	β值	S_b值	t/Wald Z值	*P*值	β的95%置信区间	
					下限	上限
固定效应[a]						
截距	86.896	3.964	21.921	<0.001	78.883	94.909
高中及以下学历	0	—	—	—	—	—
本科及以上学历	1.832	1.244	1.473	0.146	−0.655	4.320
儿童母亲	0	—	—	—	—	—
其他照顾者	0.199	1.161	0.172	0.864	−2.143	2.542
上海户籍	0	—	—	—	—	—
外地户籍	−0.176	1.078	−0.163	0.871	−2.353	2.001
男童	0	—	—	—	—	—

续表

参数	β 值	S_b 值	t/*Wald* Z 值	P 值	β 的 95% 置信区间	
					下限	上限
女童	0.164	0.842	0.194	0.847	− 1.520	1.847
未从其他平台获取信息	0	—	—	—	—	—
同类型平台获取养育信息	1.763	1.621	1.087	0.280	− 1.463	4.988
独生子女家庭	0	—	—	—	—	—
多子女家庭	− 1.298	0.885	− 1.467	0.146	− 3.056	0.461
基线总分	0.479	0.023	20.711	< 0.001	0.433	0.526
对照组	0	—	—	—	—	—
干预组	2.514	1.222	2.057	0.041	0.106	4.922
随机效应 [b]						
残差	133.030	5.953	22.348	< 0.001	121.860	145.224
社区卫生服务中心	3.500	2.403	1.456	0.145	0.911	13.444

注：(1) 所示为混合线性模型的参数估计结果；(2) a 统计量为 t 值，b 统计量为 *Wald* Z 值。

表 8　儿童养育健康素养干预对生理健康素养水平影响的混合线性分析

参数	β 值	S_b 值	t/*Wald* Z 值	P 值	β 的 95% 置信区间	
					下限	上限
固定效应 [a]						
截距	46.963	2.208	21.274	< 0.001	42.477	51.449
高中及以下学历	0	—	—	—	—	—
本科及以上学历	1.164	0.607	1.918	0.057	− 0.036	2.365
儿童母亲	0	—	—	—	—	—
其他照顾者	− 0.457	0.541	− 0.844	0.400	− 1.529	0.615
上海户籍	0	—	—	—	—	—
外地户籍	− 0.471	0.460	− 1.025	0.306	− 1.376	0.434
男童	0	—	—	—	—	—
女童	− 0.039	0.378	− 0.102	0.919	− 0.780	0.703

续表

参数	β 值	S_b 值	t/Wald Z 值	P 值	β 的 95% 置信区间	
					下限	上限
未从其他平台获取信息	0	—	—	—	—	—
同类型平台获取养育信息	1.414	1.024	1.382	0.176	− 0.669	3.498
独生子女家庭	0	—	—	—	—	—
多子女家庭	− 0.577	0.427	− 1.352	0.177	− 1.418	0.263
基线生理评分	0.440	0.030	14.469	< 0.001	0.377	0.504
对照组	0	—	—	—	—	—
干预组	0.634	0.512	1.238	0.218	− 0.378	1.645
随机效应[b]						
残差	37.743	1.668	22.622	< 0.001	34.610	41.159
社区卫生服务中心	0.339	0.388	0.875	0.382	0.036	3.191

注：(1) 所示为混合线性模型的参数估计结果；(2) a 统计量为 t 值，b 统计量为 Wald Z 值。

表 9　儿童养育健康素养干预对心理健康素养水平影响的混合线性分析

参数	β 值	S_b 值	t/Wald Z 值	P 值	β 的 95% 置信区间	
					下限	上限
固定效应[a]						
截距	43.533	2.165	20.106	< 0.001	39.183	47.884
高中及以下学历	0	—	—	—	—	—
本科及以上学历	1.169	0.775	1.508	0.137	− 0.381	2.718
儿童母亲	0	—	—	—	—	—
其他照顾者	0.297	0.659	0.451	0.653	− 1.015	1.610
上海户籍	0	—	—	—	—	—
外地户籍	0.159	0.617	0.257	0.798	− 1.073	1.390
男童	0	—	—	—	—	—
女童	0.185	0.528	0.349	0.728	− 0.873	1.242
未从其他平台获取信息	0	—	—	—	—	—

续表

参数	β 值	S_b 值	t/Wald Z 值	P 值	β 的 95% 置信区间	
					下限	上限
同类型平台获取养育信息	1.557	1.009	1.543	0.127	− 0.451	3.565
独生子女家庭	0	—	—	—	—	—
多子女家庭	− 0.767	0.507	− 1.514	0.132	− 1.766	0.232
基线心理评分	0.455	0.023	19.551	< 0.001	0.409	0.502
对照组	0	—	—	—	—	—
干预组	1.629	0.750	2.170	0.030	0.155	3.102
随机效应[b]						
残差	51.223	2.286	22.405	< 0.001	46.933	55.906
社区卫生服务中心	1.224	0.867	1.413	0.158	0.306	4.902

注：(1) 所示为混合线性模型的参数估计结果；(2) a 统计量为 t 值，b 统计量为 *Wald Z* 值。

表 10 儿童养育健康素养干预对出生后 VD 补充认知的干预效果分析（n=1054）

参数	β 值	S_b 值	t 值	P 值	β 的 95% 置信区间	
					下限	上限
截距	0.363	0.330	1.101	0.272	− 0.287	1.012
高中及以下学历	0	—	—	—	—	—
本科及以上学历	0.530	0.194	2.739	0.006	0.149	0.911
儿童母亲	0	—	—	—	—	—
其他照顾者	− 0.757	0.162	− 4.682	<0.001	− 1.074	− 0.439
上海户籍	0	—	—	—	—	—
外地户籍	− 0.020	0.164	− 0.121	0.904	− 0.342	0.303
男童	0	—	—	—	—	—
女童	0.115	0.140	0.822	0.412	− 0.161	0.391
未从其他平台获取信息	0	—	—	—	—	—
同类型平台获取养育信息	0.426	0.255	1.669	0.097	− 0.077	0.930
独生子女家庭	0	—	—	—	—	—

续表

参数	β 值	S_b 值	t 值	P 值	β 的 95% 置信区间	
					下限	上限
多子女家庭	− 0.422	0.143	− 2.947	0.003	− 0.703	− 0.141
对照组	0	—	—	—	—	—
干预组	0.327	0.137	2.379	0.018	0.057	0.596

注：所示为广义线性混合模型参数估计结果。

4. 干预对促进儿童养育健康相关行为的效果评价

（1）干预对促进儿童养育健康相关行为的单因素分析

采用卡方检验比较干预后两组儿童 4 月龄以内纯母乳喂养（n=185）、6 月龄以内纯母乳喂养（n=247）、12 月龄以内母乳喂养（n=390）、24 月龄以内母乳喂养（n=46）、6 月龄铁强化米粉添加（n=409）、口腔护理（n=1082）及定期视力检查行为（n=1082）等的发生情况，结果显示干预后干预组儿童 6 月龄以内纯母乳喂养率、24 月龄以内母乳喂养率、6 月龄铁强化米粉添加率均比对照组高且差异具统计学意义（χ^2=7.057，P=0.008；χ^2=4.217，P=0.040；χ^2=5.754，P=0.016），而两组其他健康相关行为发生率则未显示统计学差异（P > 0.05），详见表 11。

表 11　干预后两组健康相关行为的单因素分析 [n（%）]

健康相关行为	类别	干预组	对照组	χ^2	P 值
4 月龄以内纯母乳喂养（n=185）	是	84（81.6）	66（80.5）	0.034	0.854
	否	19（18.4）	16（19.5）		
6 月龄以内纯母乳喂养（n=247）	是	70（48.3）	32（31.4）	7.057	0.008
	否	75（51.7）	70（68.6）		
12 月龄以内母乳喂养（n=390）	是	117（59.1）	120（62.5）	0.475	0.491
	否	81（40.9）	72（37.5）		
24 月龄以内母乳喂养（n=46）	是	9（34.6）	1（5.0）	4.217	0.040
	否	17（65.4）	19（95.0）		

续表

健康相关行为	类别	干预组	对照组	χ^2	P 值
6 月龄铁强化米粉添加（n=409）	是	179（68.6）	84（56.8）	5.754	0.016
	否	82（31.4）	64（43.2）		
口腔护理行为（n=1082）	是	594（97.9）	468（98.5）	0.655	0.418
	否	13（2.1）	7（1.5）		
定期视力检查（n=1082）	是	557（91.8）	436（91.8）	< 0.001	0.987
	否	50（8.2）	39（8.2）		

注：所示为卡方检验结果。

（2）干预对促进儿童养育健康相关行为的多因素分析

采用广义线性混合模型比较两组家长的健康相关行为发生率，结果表明干预组 6 月龄以内的纯母乳喂养率比对照组高且差异具有统计学意义（β：0.642，95%CI：0.07 ~ 1.22，P=0.029），而两组其他健康相关行为的发生率则未显示统计学差异（P > 0.05），详见表 12 至表 18。

表 12　干预对 4 月龄以内纯母乳喂养行为影响的广义混合线性分析（n=185）

参数	β 值	S_b 值	t 值	P 值	β 的 95% 置信区间	
					下限	上限
截距	− 0.104	0.864	− 0.120	0.905	− 1.822	1.614
高中及以下学历	0	—	—	—	—	—
本科及以上学历	0.257	0.617	0.417	0.678	− 0.974	1.488
儿童母亲	0	—	—	—	—	—
其他照顾者	0.470	0.537	0.875	0.384	− 0.596	1.535
上海户籍	0	—	—	—	—	—
外地户籍	0.410	0.463	0.885	0.378	− 0.506	1.325
男童	0	—	—	—	—	—
女童	− 0.008	0.389	− 0.019	0.985	− 0.775	0.760

续表

参数	β 值	S_b 值	t 值	P 值	β 的 95% 置信区间	
					下限	上限
未从其他平台获取信息	0	—	—	—	—	—
同类型平台获取养育信息	1.260	0.639	1.972	0.051	− 0.003	2.524
独生子女家庭	0	—	—	—	—	—
多子女家庭	1.283	0.591	2.170	0.032	0.113	2.454
对照组	0	—	—	—	—	—
干预组	− 0.105	0.435	− 0.242	0.810	− 0.970	0.760

注：所示为广义线性混合模型参数估计结果。

表 13　干预对 6 月龄以内纯母乳喂养行为影响的广义混合线性分析（n=247）

参数	β 值	S_b 值	t 值	P 值	β 的 95% 置信区间	
					下限	上限
截距	− 0.629	0.573	− 1.099	0.273	− 1.756	0.498
高中及以下学历	0	—	—	—	—	—
本科及以上学历	0.143	0.351	0.408	0.683	− 0.547	0.833
儿童母亲	0	—	—	—	—	—
其他照顾者	0.128	0.336	0.381	0.703	− 0.534	0.790
上海户籍	0	—	—	—	—	—
外地户籍	− 0.014	0.285	− 0.050	0.960	− 0.576	0.547
男童	0	—	—	—	—	—
女童	− 0.131	0.258	− 0.509	0.611	− 0.639	0.376
未从其他平台获取信息	0	—	—	—	—	—
同类型平台获取养育信息	− 0.694	0.467	− 1.486	0.138	− 1.615	0.226
独生子女家庭	0	—	—	—	—	—
多子女家庭	0.168	0.276	0.609	0.543	− 0.375	0.712
对照组	0	—	—	—	—	—
干预组	0.642	0.293	2.192	0.029	0.065	1.220

注：所示为广义线性混合模型参数估计结果。

表 14　干预对 12 月龄以内母乳喂养行为影响的广义混合线性分析（n=390）

参数	β 值	S_b 值	t 值	P 值	β 的 95% 置信区间	
					下限	上限
截距	1.138	0.743	1.531	0.128	－0.329	2.604
高中及以下学历	0	—	—	—	—	—
本科及以上学历	0.211	0.353	0.598	0.551	－0.487	0.909
儿童母亲	0	—	—	—	—	—
其他照顾者	0.038	0.339	0.111	0.912	－0.629	0.705
上海户籍	0	—	—	—	—	—
外地户籍	0.230	0.287	0.802	0.423	－0.335	0.795
男童	0	—	—	—	—	—
女童	0.395	0.241	1.640	0.103	－0.080	0.869
未从其他平台获取信息	0	—	—	—	—	—
同类型平台获取养育信息	－0.791	0.616	－1.284	0.202	－2.013	0.431
独生子女家庭	0	—	—	—	—	—
多子女家庭	0.200	0.262	0.764	0.446	－0.316	0.717
对照组	0	—	—	—	—	—
干预组	－0.705	0.514	－1.373	0.171	－1.715	0.305

注：所示为广义线性混合模型参数估计结果。

表 15　干预对 24 月龄以内母乳喂养行为影响的广义混合线性分析（n=46）

参数	β 值	S_b 值	t 值	P 值	β 的 95% 置信区间	
					下限	上限
截距	－8.769	1631.486	－0.005	0.996	－3275.650	3258.111
高中及以下学历	0	—	—	—	—	—
本科及以上学历	－1.829	1.159	－1.578	0.122	－4.165	0.507
儿童母亲	0	—	—	—	—	—
其他照顾者	0.962	0.928	1.036	0.305	－0.903	2.826
上海户籍	0	—	—	—	—	—

续表

参数	β 值	S_b 值	t 值	P 值	β 的 95% 置信区间	
					下限	上限
外地户籍	− 0.195	0.803	− 0.243	0.809	− 1.809	1.419
男童	0	—	—	—	—	—
女童	0.009	0.739	0.012	0.991	− 1.475	1.492
未从其他平台获取信息	0	—	—	—	—	—
同类型平台获取养育信息	6.912	1631.485	0.004	0.997	− 3259.967	3273.791
独生子女家庭	0	—	—	—	—	—
多子女家庭	1.497	0.741	2.022	0.049	0.007	2.987
对照组	0	—	—	—	—	—
干预组	2.086	0.940	2.219	0.031	0.201	3.971

注：所示为广义线性混合模型参数估计结果。

表 16　干预对 6 月龄铁强化米粉添加行为影响的广义混合线性分析（n=409）

参数	β 值	S_b 值	t 值	P 值	β 的 95% 置信区间	
					下限	上限
截距	− 0.638	0.503	− 1.268	0.206	− 1.628	0.351
高中及以下学历	0	—	—	—	—	—
本科及以上学历	0.171	0.281	0.608	0.544	− 0.382	0.724
儿童母亲	0	—	—	—	—	—
其他照顾者	0.071	0.259	0.275	0.784	− 0.440	0.582
上海户籍	0	—	—	—	—	—
外地户籍	− 0.134	0.223	− 0.602	0.548	− 0.574	0.305
男童	0	—	—	—	—	—
女童	0.097	0.195	0.497	0.619	− 0.286	0.479
未从其他平台获取信息	0	—	—	—	—	—
同类型平台获取养育信息	0.573	0.357	1.607	0.109	− 0.128	1.274
独生子女家庭	0	—	—	—	—	—

续表

参数	β 值	S_b 值	t 值	P 值	β 的 95% 置信区间	
					下限	上限
多子女家庭	0.004	0.219	0.019	0.985	－ 0.426	0.435
对照组	0	—	—	—	—	—
干预组	0.506	0.392	1.290	0.198	－ 0.265	1.277

注：所示为广义线性混合模型参数估计结果。

表 17　干预对口腔护理行为影响的广义混合线性分析（n=1082）

参数	β 值	S_b 值	t 值	P 值	β 的 95% 置信区间	
					下限	上限
截距	2.833	0.802	3.533	＜ 0.001	1.260	4.406
高中及以下学历	0	—	—	—	—	—
本科及以上学历	0.877	0.555	1.581	0.114	－ 0.212	1.965
儿童母亲	0	—	—	—	—	—
其他照顾者	－ 1.039	0.452	－ 2.299	0.022	－ 1.926	－ 0.152
上海户籍	0	—	—	—	—	—
外地户籍	0.577	0.538	1.072	0.284	－ 0.480	1.633
男童	0	—	—	—	—	—
女童	0.867	0.477	1.820	0.069	－ 0.068	1.803
未从其他平台获取信息	0	—	—	—	—	—
同类型平台获取养育信息	1.071	0.524	2.043	0.041	0.043	2.100
独生子女家庭	0	—	—	—	—	—
多子女家庭	－ 0.837	0.441	－ 1.900	0.058	－ 1.702	0.028
对照组	0	—	—	—	—	—
干预组	－ 0.298	0.524	－ 0.568	0.570	－ 1.327	0.731

注：所示为广义线性混合模型参数估计结果。

表 18　干预对定期视力检查行为影响的广义混合线性分析（n=1082）

参数	β 值	S_b 值	t 值	P 值	β 的 95% 置信区间	
					下限	上限
截距	2.324	0.542	4.284	< 0.001	1.256	3.392
高中及以下学历	0	—	—	—	—	—
本科及以上学历	− 0.298	0.340	− 0.874	0.382	− 0.966	0.371
儿童母亲	0	—	—	—	—	—
其他照顾者	0.160	0.315	0.507	0.612	− 0.461	0.781
上海户籍	0	—	—	—	—	—
外地户籍	− 0.048	0.248	− 0.192	0.848	− 0.535	0.439
男童	0	—	—	—	—	—
女童	0.096	0.221	0.432	0.666	− 0.339	0.531
未从其他平台获取信息	0	—	—	—	—	—
同类型平台获取养育信息	0.402	0.393	1.023	0.307	− 0.370	1.174
独生子女家庭	0	—	—	—	—	—
多子女家庭	0.157	0.257	0.611	0.541	− 0.349	0.663
对照组	0	—	—	—	—	—
干预组	0.014	0.223	0.065	0.949	− 0.424	0.453

注：所示为广义线性混合模型参数估计结果。

5．干预对儿童体格发育影响的效果评价

（1）干预对儿童体格发育影响的单因素分析

采用配对 t 检验比较各组干预前后儿童的体格发育情况，结果显示干预后干预组年龄别身高 Z 分、年龄别体重 Z 分、年龄别头围 Z 分升高且差异具有统计学意义（$P < 0.05$），其他指标的差异则无统计学意义；对照组干预前后的所有指标差异无统计学意义。详见表 19。

表 19　干预前后儿童体格发育情况的单因素分析

指标	干预组			对照组		
	基线	终末	P 值	基线	终末	P 值
身高别体重 Z 分	0.36（1.01）	0.37（0.87）	0.617	0.47（0.84）	0.47（0.83）	0.942
年龄别身高 Z 分	0.44（0.93）	0.53（0.91）	< 0.001	0.50（0.88）	0.51（0.89）	0.466
年龄别体重 Z 分	0.50（0.93）	0.55（0.84）	0.032	0.60（0.80）	0.62（0.80）	0.370
年龄别 BMI Z 分	0.34（0.96）	0.32（0.88）	0.435	0.43（0.82）	0.43（0.84）	0.972
年龄别头围 Z 分	0.24（0.84）	0.40（0.85）	< 0.001	0.30（0.85）	0.33（0.78）	0.446

注：所示为配对 t 检验结果。

（2）干预对儿童体格发育影响的多因素分析

采用广义线性混合模型比较干预后两组儿童的体格发育情况，结果显示干预后两组儿童体格发育情况的差异都无统计学意义（$P > 0.05$），详见表 20 至表 24。

表 20　干预后儿童身高别体重 Z 分的广义混合线性分析

参数	β 值	S_b 值	t 值	P 值	β 的 95% 置信区间	
					下限	上限
截距	0.297	0.101	2.927	0.003	0.098	0.495
高中及以下学历	0	—	—	—	—	—
本科及以上学历	− 0.082	0.057	− 1.431	0.153	− 0.194	0.030
儿童母亲	0	—	—	—	—	—
其他照顾者	0.006	0.050	0.123	0.902	− 0.091	0.103
上海户籍	0	—	—	—	—	—
外地户籍	0.006	0.045	0.138	0.890	− 0.083	0.095
男童	0	—	—	—	—	—
女童	− 0.076	0.038	− 1.973	0.049	− 0.151	0.000

续表

参数	β 值	S_b 值	t 值	P 值	β 的 95% 置信区间	
					下限	上限
未从其他平台获取信息	0	—	—	—	—	—
同类型平台获取养育信息	0.034	0.074	0.463	0.643	− 0.111	0.179
独生子女家庭	0	—	—	—	—	—
多子女家庭	− 0.030	0.042	− 0.710	0.478	− 0.113	0.053
基线 WHZ	0.521	0.020	25.445	< 0.001	0.481	0.561
对照组	0	—	—	—	—	—
干预组	− 0.032	0.065	− 0.500	0.617	− 0.159	0.095

注：所示为广义线性混合模型参数估计结果。

表 21　干预后儿童年龄别身高 Z 分的广义混合线性分析

参数	β 值	S_b 值	t 值	P 值	β 的 95% 置信区间	
					下限	上限
截距	0.250	0.092	2.724	0.007	0.070	0.431
高中及以下学历	0	—	—	—	—	—
本科及以上学历	0.018	0.054	0.342	0.732	− 0.087	0.124
儿童母亲	0	—	—	—	—	—
其他照顾者	− 0.026	0.047	− 0.558	0.577	− 0.119	0.066
上海户籍	0	—	—	—	—	—
外地户籍	− 0.065	0.042	− 1.549	0.122	− 0.148	0.017
男童	0	—	—	—	—	—
女童	0.011	0.037	0.307	0.759	− 0.061	0.083
未从其他平台获取信息	0	—	—	—	—	—
同类型平台获取养育信息	− 0.052	0.071	− 0.726	0.468	− 0.192	0.088
独生子女家庭	0	—	—	—	—	—
多子女家庭	− 0.131	0.041	− 3.205	0.001	− 0.211	− 0.051
基线 HAZ	0.705	0.020	35.432	< 0.001	0.666	0.744

续表

参数	β 值	S_b 值	t 值	P 值	β 的 95% 置信区间	
					下限	上限
对照组	0	—	—	—	—	—
干预组	0.062	0.045	1.374	0.170	− 0.027	0.150

注：所示为广义线性混合模型参数估计结果。

表 22　干预后儿童年龄别体重 Z 分的广义混合线性分析

参数	β 值	S_b 值	t 值	P 值	β 的 95% 置信区间	
					下限	上限
截距	0.342	0.082	4.181	< 0.001	0.181	0.502
高中及以下学历	0	—	—	—	—	—
本科及以上学历	− 0.041	0.046	− 0.882	0.378	− 0.132	0.050
儿童母亲	0	—	—	—	—	—
其他照顾者	− 0.001	0.041	− 0.027	0.979	− 0.082	0.079
上海户籍	0	—	—	—	—	—
外地户籍	− 0.033	0.037	− 0.872	0.383	− 0.106	0.041
男童	0	—	—	—	—	—
女童	− 0.039	0.032	− 1.239	0.215	− 0.102	0.023
未从其他平台获取信息	0	—	—	—	—	—
同类型平台获取养育信息	− 0.041	0.062	− 0.655	0.513	− 0.162	0.081
独生子女家庭	0	—	—	—	—	—
多子女家庭	− 0.106	0.037	− 2.897	0.004	− 0.179	− 0.034
基线 WAZ	0.655	0.018	35.396	< 0.001	0.618	0.691
对照组	0	—	—	—	—	—
干预组	0.006	0.048	0.125	0.900	− 0.088	0.100

注：所示为广义线性混合模型参数估计结果。

表 23　干预后儿童年龄别 BMI Z 分的广义混合线性分析

参数	β 值	S_b 值	t 值	P 值	β 的 95% 置信区间	
					下限	上限
截距	0.267	0.102	2.612	0.009	0.066	0.468
高中及以下学历	0	—	—	—	—	—
本科及以上学历	− 0.074	0.058	− 1.270	0.205	− 0.188	0.040
儿童母亲	0	—	—	—	—	—
其他照顾者	0.006	0.050	0.122	0.903	− 0.092	0.104
上海户籍	0	—	—	—	—	—
外地户籍	0.006	0.045	0.130	0.897	− 0.083	0.095
男童	0	—	—	—	—	—
女童	− 0.066	0.038	− 1.706	0.088	− 0.141	0.010
未从其他平台获取信息	0	—	—	—	—	—
同类型平台获取养育信息	0.004	0.075	0.057	0.955	− 0.143	0.151
独生子女家庭	0	—	—	—	—	—
多子女家庭	− 0.024	0.042	− 0.564	0.573	− 0.107	0.059
基线 BAZ	0.561	0.021	26.218	< 0.001	0.519	0.603
对照组	0	—	—	—	—	—
干预组	− 0.049	0.064	− 0.765	0.444	− 0.175	0.077

注：所示为广义线性混合模型参数估计结果。

表 24　干预后儿童年龄别头围 Z 分的广义混合线性分析

参数	β 值	S_b 值	t 值	P 值	β 的 95% 置信区间	
					下限	上限
截距	0.083	0.099	0.835	0.404	− 0.112	0.278
高中及以下学历	0	—	—	—	—	—
本科及以上学历	0.091	0.051	1.779	0.076	− 0.009	0.191
儿童母亲	0	—	—	—	—	—
其他照顾者	0.069	0.045	1.529	0.127	− 0.020	0.158

续表

参数	β 值	S_b 值	t 值	P 值	β 的 95% 置信区间	
					下限	上限
上海户籍	0	—	—	—	—	—
外地户籍	− 0.028	0.042	− 0.652	0.515	− 0.111	0.056
男童	0	—	—	—	—	—
女童	0.023	0.034	0.672	0.502	− 0.044	0.090
未从其他平台获取信息	0	—	—	—	—	—
同类型平台获取养育信息	− 0.064	0.068	− 0.941	0.347	− 0.198	0.070
独生子女家庭	0	—	—	—	—	—
多子女家庭	− 0.008	0.039	− 0.211	0.833	− 0.085	0.069
基线 HCZ	0.664	0.020	33.851	< 0.001	0.626	0.703
对照组	0	—	—	—	—	—
干预组	0.128	0.083	1.536	0.125	− 0.035	0.290

注：所示为广义线性混合模型参数估计结果。

6. 干预对其他儿童健康结局影响的效果评价

（1）干预对其他儿童健康结局影响的单因素分析

采用卡方检验比较干预过程中两组儿童健康结局的发生情况，结果显示两组儿童健康结局相关情况都无统计学差异（$P > 0.05$），详见表 25。

表 25　两组儿童健康结局相关情况的单因素分析 [n（%）]

儿童健康结局	类别	干预组	对照组	χ^2	P
意外伤害（n=1081）	是	55（9.1）	32（6.7）	1.969	0.161
	否	551（90.9）	443（93.3）		
因病住院（n=1081）	是	24（4.0）	20（4.2）	0.043	0.836
	否	582（96.0）	455（95.8）		

续表

儿童健康结局	类别	干预组	对照组	χ^2	P
肥胖（n=1032）	是	12（2.1）	8（1.7）	0.261	0.609
	否	549（97.9）	463（98.3）		
微量营养素缺乏（n=1054）	是	44（7.5）	29（6.2）	0.614	0.433
	否	545（92.5）	436（93.8）		
贫血（n=1266）	是	10（1.4）	10（1.8）	0.223	0.637
	否	689（98.6）	557（98.2）		
过敏（n=1054）	是	232（39.4）	183（39.4）	＜ 0.001	0.991
	否	357（60.6）	282（60.6）		
腹泻（n=1081）	是	151（24.9）	124（26.1）	0.198	0.656
	否	455（75.1）	351（73.9）		

注：所示为卡方检验结果。

（2）干预对其他儿童健康结局影响的多因素分析

采用广义线性混合模型比较干预过程中两组儿童健康结局的发生情况，结果显示两组儿童健康结局相关情况都无统计学差异（$P > 0.05$），详见表 26 至表 32。

表 26　干预对儿童意外伤害影响的广义混合线性分析（n=1081）

参数	β 值	S_b 值	t 值	P 值	β 的 95% 置信区间	
					下限	上限
截距	− 2.875	0.608	− 4.727	＜ 0.001	− 4.073	− 1.676
高中及以下学历	0	—	—	—	—	—
本科及以上学历	0.307	0.350	0.876	0.381	− 0.380	0.993
儿童母亲	0	—	—	—	—	—
其他照顾者	0.376	0.269	1.398	0.163	− 0.153	0.905
上海户籍	0	—	—	—	—	—

续表

参数	β 值	S_b 值	t 值	P 值	β 的 95% 置信区间	
					下限	上限
外地户籍	0.105	0.247	0.425	0.671	− 0.380	0.590
男童	0	—	—	—	—	—
女童	− 0.256	0.228	− 1.124	0.261	− 0.703	0.191
未从其他平台获取信息	0	—	—	—	—	—
同类型平台获取养育信息	− 0.018	0.482	− 0.036	0.971	− 0.971	0.936
独生子女家庭	0	—	—	—	—	—
多子女家庭	− 0.697	0.299	− 2.328	0.020	− 1.286	− 0.108
对照组	0	—	—	—	—	—
干预组	0.360	0.256	1.407	0.160	− 0.142	0.862

注：所示为广义线性混合模型参数估计结果。

表 27　干预对儿童因病住院影响的广义混合线性分析（n=1081）

参数	β 值	S_b 值	t 值	P 值	β 的 95% 置信区间	
					下限	上限
截距	− 3.028	0.819	− 3.696	< 0.001	− 4.638	− 1.417
高中及以下学历	0	—	—	—	—	—
本科及以上学历	− 0.681	0.386	− 1.765	0.078	− 1.440	0.077
儿童母亲	0	—	—	—	—	—
其他照顾者	− 0.094	0.431	− 0.219	0.827	− 0.942	0.753
上海户籍	0	—	—	—	—	—
外地户籍	0.220	0.374	0.588	0.557	− 0.517	0.956
男童	0	—	—	—	—	—
女童	− 0.557	0.324	− 1.718	0.087	− 1.194	0.080
未从其他平台获取信息	0	—	—	—	—	—
同类型平台获取养育信息	0.517	0.713	0.726	0.468	− 0.884	1.919
独生子女家庭	0	—	—	—	—	—

续表

参数	β 值	S_b 值	t 值	P 值	β 的 95% 置信区间	
					下限	上限
多子女家庭	0.068	0.341	0.199	0.842	− 0.602	0.739
对照组	0	—	—	—	—	—
干预组	− 0.128	0.316	− 0.406	0.685	− 0.750	0.493

注：所示为广义线性混合模型参数估计结果。

表 28　干预对儿童肥胖影响的广义混合线性分析（n=1032）

参数	β 值	S_b 值	t 值	P 值	β 的 95% 置信区间	
					下限	上限
截距	− 1.332	0.358	− 3.722	< 0.001	− 2.035	− 0.630
高中及以下学历	0	—	—	—	—	—
本科及以上学历	− 0.261	0.203	− 1.283	0.200	− 0.660	0.138
儿童母亲	0	—	—	—	—	—
其他照顾者	0.107	0.179	0.599	0.550	− 0.243	0.457
上海户籍	0	—	—	—	—	—
外地户籍	− 0.065	0.165	− 0.396	0.692	− 0.388	0.258
男童	0	—	—	—	—	—
女童	− 0.260	0.139	− 1.869	0.062	− 0.532	0.013
未从其他平台获取信息	0	—	—	—	—	—
同类型平台获取养育信息	− 0.099	0.268	− 0.371	0.711	− 0.624	0.426
独生子女家庭	0	—	—	—	—	—
多子女家庭	− 0.001	0.154	− 0.010	0.992	− 0.303	0.300
对照组	0	—	—	—	—	—
干预组	− 0.085	0.211	− 0.405	0.686	− 0.499	0.328

注：所示为广义线性混合模型参数估计结果。

表 29　干预对儿童微量营养素缺乏状况影响的广义混合线性分析（n=1054）

参数	β 值	S_b 值	t 值	P 值	β 的 95% 置信区间	
					下限	上限
截距	− 4.427	1.190	− 3.720	0.000	− 6.817	− 2.037
高中及以下学历	0	—	—	—	—	—
本科及以上学历	0.535	0.445	1.202	0.230	− 0.341	1.411
儿童母亲	0	—	—	—	—	—
其他照顾者	0.457	0.291	1.570	0.118	− 0.116	1.029
上海户籍	0	—	—	—	—	—
外地户籍	− 0.189	0.272	− 0.696	0.487	− 0.723	0.344
男童	0	—	—	—	—	—
女童	− 0.048	0.239	− 0.201	0.841	− 0.518	0.422
未从其他平台获取信息	0	—	—	—	—	—
同类型平台获取养育信息	1.186	1.127	1.053	0.299	− 1.096	3.469
独生子女家庭	0	—	—	—	—	—
多子女家庭	− 0.259	0.295	− 0.877	0.381	− 0.840	0.322
对照组	0	—	—	—	—	—
干预组	0.273	0.257	1.061	0.290	− 0.233	0.778

注：所示为广义线性混合模型参数估计结果。

表 30　干预对儿童贫血状况影响的广义混合线性分析（n=1266）

参数	β 值	S_b 值	t 值	P 值	β 的 95% 置信区间	
					下限	上限
截距	− 3.740	0.956	− 3.911	< 0.001	− 5.615	− 1.864
高中及以下学历	0	—	—	—	—	—
本科及以上学历	− 0.935	0.525	− 1.780	0.075	− 1.965	0.096
儿童母亲	0	—	—	—	—	—
其他照顾者	1.350	0.416	3.242	0.001	0.533	2.167
上海户籍	0	—	—	—	—	—

续表

参数	β 值	S_b 值	t 值	P 值	β 的 95% 置信区间	
					下限	上限
外地户籍	− 0.419	0.490	− 0.855	0.393	− 1.381	0.543
男童	0	—	—	—	—	—
女童	0.024	0.410	0.059	0.953	− 0.781	0.829
未从其他平台获取信息	0	—	—	—	—	—
同类型平台获取养育信息	0.189	0.770	0.246	0.806	− 1.321	1.700
独生子女家庭	0	—	—	—	—	—
多子女家庭	− 0.002	0.456	− 0.005	0.996	− 0.896	0.891
对照组	0	—	—	—	—	—
干预组	0.032	0.423	0.075	0.941	− 0.798	0.861

注：所示为广义线性混合模型参数估计结果。

表 31　干预对儿童过敏影响的广义混合线性分析（n=1054）

参数	β 值	S_b 值	t 值	P 值	β 的 95% 置信区间	
					下限	上限
截距	− 0.734	0.340	− 2.156	0.032	− 1.405	− 0.062
高中及以下学历	0	—	—	—	—	—
本科及以上学历	0.380	0.185	2.055	0.040	0.017	0.743
儿童母亲	0	—	—	—	—	—
其他照顾者	− 0.469	0.200	− 2.343	0.023	− 0.871	− 0.068
上海户籍	0	—	—	—	—	—
外地户籍	− 0.256	0.166	− 1.543	0.127	− 0.586	0.075
男童	0	—	—	—	—	—
女童	− 0.254	0.129	− 1.977	0.050	− 0.508	− 0.001
未从其他平台获取信息	0	—	—	—	—	—
同类型平台获取养育信息	0.227	0.256	0.887	0.376	− 0.277	0.731
独生子女家庭	0	—	—	—	—	—

续表

参数	β 值	S_b 值	t 值	P 值	β 的 95% 置信区间	
					下限	上限
多子女家庭	− 0.045	0.143	− 0.313	0.755	− 0.327	0.238
对照组	0	—	—	—	—	—
干预组	0.071	0.172	0.415	0.679	− 0.267	0.410

注：所示为广义线性混合模型参数估计结果。

表 32　干预对儿童腹泻影响的广义混合线性分析（n=1081）

参数	β 值	S_b 值	t 值	P 值	β 的 95% 置信区间	
					下限	上限
截距	− 1.387	0.343	− 4.039	< 0.001	− 2.061	− 0.713
高中及以下学历	0	—	—	—	—	—
本科及以上学历	0.094	0.207	0.453	0.651	− 0.315	0.503
儿童母亲	0	—	—	—	—	—
其他照顾者	− 0.152	0.189	− 0.804	0.422	− 0.524	0.220
上海户籍	0	—	—	—	—	—
外地户籍	0.243	0.154	1.573	0.117	− 0.061	0.546
男童	0	—	—	—	—	—
女童	− 0.142	0.143	− 0.992	0.322	− 0.423	0.140
未从其他平台获取信息	0	—	—	—	—	—
同类型平台获取养育信息	0.225	0.305	0.738	0.462	− 0.378	0.829
独生子女家庭	0	—	—	—	—	—
多子女家庭	− 0.044	0.150	− 0.289	0.772	− 0.339	0.252
对照组	0	—	—	—	—	—
干预组	− 0.080	0.137	− 0.588	0.557	− 0.349	0.188

注：所示为广义线性混合模型参数估计结果。

五、讨 论

1. 基于微信平台的养育素养干预的效果评价

在本研究中，干预组家长终末调查时的养育素养总分、生理评分、心理评分均比对照组显著更高。该结果表明，与传统的纸质材料健康教育形式相比，基于微信平台的儿童养育素养干预效果更加显著，即通过微信平台提供适宜内容的健康教育素材可有效提高 0 ～ 3 岁儿童家长的养育健康素养水平。

本研究结果显示，干预组家长对出生后应补充 VD 的正确认知率高于对照组家长，说明基于微信公众号的新媒体健康教育能够改善家长对儿童补充 VD 的认知。VD 是一类调节钙磷代谢的脂溶性维生素，具有免疫调节作用，是儿童生长发育过程中不可缺少的营养素[29]。VD 缺乏导致成人易患骨质软化症，儿童易患佝偻病。许宇翔等人[30]的研究发现，缺乏 VD 不仅会导致儿童佝偻病，而且会对心血管系统、免疫系统、儿童哮喘以及儿童 1 型糖尿病等造成不同程度的影响。正常成年人主要通过日照、膳食摄入与直接补充等途径补充 VD，而由于婴幼儿的主要食物母乳或配方奶粉中 VD 含量不足，且皮肤稚嫩不宜长时间日晒，故建议婴幼儿应从出生后 2 周起通过 VD 补充剂直接补充 VD 预防量[31]。目前各阶段人群都存在着 VD 缺乏的情况。周明等人[32]对中国人群 VD 营养状况的调查发现，生活在北方地区的孕妇、婴幼儿、老年人是 VD 缺乏高危人群，婴幼儿先天性佝偻病发病率高达 16.4%。Pilz 等人[33]的研究显示，全球有超 10 亿人 VD 摄入不足，且儿童普遍存在 VD 轻度缺乏的情况。本干预研究对改善家长对儿童出生后应补充 VD 的正确认知显示出有效性，未来可开展进一步研究，探索新媒体健康教育对儿童出生后 VD 补充行为以及更广泛人群 VD 补充行为的效果。

本研究中健康相关行为的广义线性混合模型分析结果显示，干预组儿童 6 月龄内纯母乳喂养率比对照组高且差异具有统计学意义，而两组其他健康相关行为则未显示显著差异。由此可见，基于微信公众号的养育素养干预能在一定程度上改善健康相关行为，但主要集中于喂养行为，而口腔与视力保健行为则未显示明显的改善，原因可能是，从有关知识的宣传教育到干预人群的思想观念转变再付诸良好的喂养行为，相较于良好的口腔与视力保健行为更容易实现[34]。此外，干预材料专家讨论与动画短视频中涉及口腔与视力保健的内容相对较少。在喂养相关行为中，干预组儿童6月龄内纯母乳喂养率高于对照组，而两组儿童4月龄内纯母乳喂养率的差异无统计学意义，原因可能是，在研究开展前，本研究所在地区0～3岁儿童家长普遍知晓纯母乳喂养应至4月龄[35]，该地区家长虽已收到来自社区卫生服务中心儿保医生关于6月龄内纯母乳喂养的建议，却并未认识到其重要性，而本干预素材中则向其阐明了6月龄内纯母乳喂养对儿童全生命周期健康的意义。干预组儿童12月龄与24月龄内母乳喂养情况均未见明显改善，原因可能与女性返回职场及工作场所母乳喂养设施缺乏有关[36]。上海市经济发展水平高，社会开放程度深，育龄期女性多为职场女性。根据国务院的有关规定，女性产假为98天，哺乳假为每工作日内1小时。但实际上受女性职场压力、通勤距离、工作场所母乳喂养设施缺乏等多种因素影响[37]，女性母乳喂养的意愿和便利性降低，从而影响了12月龄和24月龄内的母乳喂养率。

两组儿童体格发育情况与健康结局发生情况均未显示显著差异。其可能原因是，儿童体格发育情况以及健康结局发生情况的改变需要更为漫长的时间来显示健康干预的效果[34]。因此，也提示了养育素养干预是长期持续、贯穿儿童生长和发展的整个过程[38]。

2. 研究的优势与局限性

0～3岁是儿童早期发育的关键窗口期，这一时期养育者的健康素养水平对儿童早期发育及未来发展都有着至关重要的作用[2]。目前关于0～3岁儿童养育者健康素养的干预研究相对较少。本研究针对0～3岁儿童家长开展的基于微信公众号的养育素养干预取得了一定成效，对今后社区开展养育素养干预和健康教育具有一定借鉴意义。与传统的健康教育形式相比，本干预研究借助微信公众号进行养育健康教育，具备不可替代的优点，例如，健康信息传播快速而广泛，具有高度互动性，不受时空限制，可反复学习，灵活高效、省时省力等[39]。

但本研究也有一定的局限性。首先，本研究通过以健康素养整合模型为框架制作的《0 ~ 3 岁婴幼儿养育健康素养问卷（正式版）》和《家长对 0 ~ 6 岁儿童心理发展的健康素养评价问卷》评估养育健康素养，养育素养包括生理部分 6 个模块及心理部分 5 个模块的素养，但针对视力与口腔保健模块养育素养和心理部分养育素养的干预内容较少；其次，受新冠肺炎疫情影响而延迟了招募时间，为了及时完成项目，本研究的干预时间由原设计的 1 年缩减为 9 个月，使得部分模块养育素养的干预效果不佳。此外，本干预研究过程中发现一些问题，提示今后通过微信公众号开展养育健康干预要想取得更好的效果，还需要克服微信本身存在的一些不足：首先，许多干预对象对于微信公众号所提供的视频缺乏学习主动性，体现为各视频的观看率较低，不足 50%；其次，由于本次干预研究是以社区卫生服务中心为单位进行干预的，难以根据干预对象的不同特征进行更为个性化的健康干预。在今后的研究中，需进一步完善干预方案，并探讨如何持续有效地利用微信平台开展基于社区的儿童养育素养促进干预。建议可通过增设线上答疑反馈、线下家访[40-42]等途径促进儿童养育素养干预的个性化服务，通过定期推送育儿信息增强健康干预的时效性[43]，结合直播及短视频等年轻家长热衷的形式完善养育健康干预方案[44]，设立奖励机制提升家长学习的积极性[39]，并开展进一步研究，探索干预平台使用率低的原因。

六、总　结

与传统的纸质材料健康教育形式相比，基于微信平台的养育素养干预形式更加灵活便捷、节省财力，能提高 0 ~ 3 岁儿童家长的养育健康素养水平及其对出生后应补充 VD 的正确认知率，并能促进 6 月龄内纯母乳喂养行为，可为今后社区开展基于微信平台的儿童养育健康素养促进工作提供依据和参考示范。

参考文献

[1] 高琦，高立伟，徐保平，等 . 生命早期一千天与健康关系研究进展 [J]. 中华实用儿科临床杂志，2019，34（20）：1594-1597.DOI ：10.3760/cma.j.issn.2095-428X.2019.20.019.

[2] BRITTO，PIA R，LYE，STEPHEN J，PROULX，KERRIE，et al. Nurturing care ：promoting early childhood development[J]. The lancet，2017，389（10064）：91-102.

[3] MORRISON A K，MYRVIK M P，BROUSSEAU D C，et al. The relationship between parent health literacy and pediatric emergency department utilization ：a systematic review[J]. Acad pediatr，2013，13（5）：421-429.

[4] CHENG E R，BAUER N S，DOWNS S M，et al. Parent health literacy，depression，and risk for pediatric injury[J]. Pediatrics，2016，138（1）.

[5] YIN H S，DREYER B P，FOLTIN G，et al. Association of low caregiver health literacy with reported use of nonstandardized dosing instruments and lack of knowledge of weight-based dosing [J]. Ambul pediatr，2007，7（4）：292-298.

[6] KAUFMAN H，SKIPPER B，SMALL L，et al. Effect of literacy on breast-feeding outcomes[J]. South med J，2001，94（3）：293-296.

[7] NUTBEAM，DON. Health literacy as a public health goal ：a challenge for contemporary health education and communication strategies into the 21st century[J]. Health promotion international，2006（3）. DOI ：10.1093/heapro/15.3.259.

[8] PLEASANT A，ZARCADOOLAS C，GREER D S. Understanding health literacy ：an expanded model[J]. Health promotion international，2005，20（2）：195-203.

[9] 孟凯 . 中老年慢性病患者健康素养、社会支持与健康状况的相关性研究 [D]. 吉林：延边大学，2016.

[10] KICKBUSCH I，PELIKAN J M，APFEL F，et al. Health literacy ：the solid facts[M]. World Health Organization ：Regional Office for Europe，2013 ：73.

[11] 张妍，蒋泓，史慧静 . 应用 Delphi 法构建 0 ～ 6 岁儿童家长的健康素养评价指标体系

[J]. 中国妇幼保健，2017，32（23）：5809-5812.

[12] 张妍，蒋泓 .4 ~ 6 岁儿童家长健康素养量表编制及信效度评价 [J]. 中国公共卫生，2018，34（4）：531-535.

[13] 刘湾湾，黄勤瑾，蒋泓，等 . 妇女孕期生殖健康素养问卷信效度研究 [J]. 中国妇幼健康研究，2018，29（1）：27-31.

[14] 杨雨帆，沈宗娣，史慧静 .7 ~ 14 岁低龄青少年及其看护人青春早期性生殖健康素养评价问卷的编制 [J]. 上海预防医学，2018，30（11）：904-911.

[15] DAVIS T C，CROUCH M A，LONG S W，et al. Rapid assessment of literacy levels of adult primary care patients [J]. Family medicine，1991，23（6）：433-435.

[16] PARKER R M，BAKER D W，WILLIAMS M V，et al. The test of functional health literacy in adults：a new instrument for measuring patients' literacy skills[J]. J Gen intern med，1995，10（10）：537-541.

[17] ROWLANDS G，KHAZAEZADE H N，OTENG-NTIM E，et al. Development and validation of a measure of health literacy in the UK：the newest vital sign[J]. Bmc public health，2013，13（1）：116.

[18] YIN A，BAI G，JIANG H，et al. Validity and reliability of the parental health literacy questionnaire for caregivers of children aged 0 to 3 years in China [J]. Int J environ res public health，2022，19（23）.

[19] KUMAR D，SANDERS L，PERRIN E M，et al. Parental understanding of infant health information：health literacy，numeracy，and the parental health literacy activities test（PHLAT）[J]. Acad pediatr，2010，10（5）：309-316.

[20] DANAHER C，FREDERICKS D，BRYSON S W，et al. Early childhood feeding practices improved after short-term pilot intervention with pediatricians and parents[J]. Childhood obesity，2011，7（6）：480-487.

[21] WATT R G，TULL K I，HARDY R，et al. Effectiveness of a social support intervention on infant feeding practices：randomised controlled trial[J]. Journal of epidemiology and community health，2009，63（2）：156-162.

[22] BULL S S，LEVINE D K，BLACK S R，et al. Social media-delivered sexual health

intervention a cluster randomized controlled trial[J]. American journal of preventive medicine, 2012, 43 (5) : 467-474.

[23] Tencent. Tencent announces 2020 fourth quarter and annual results[EB/OL]. [2021-03-24]. https : //www.tencent.com/en-us/investors/financial-news.html.

[24] WU Q, HUANG Y, LIAO Z, et al. The effectiveness of using a WeChat account to improve exclusive breastfeeding in Huzhu County Qinghai Province, China : a randomized controlled trial (Preprint) [J]. Journal of medical internet research, 2020, 22 (12) .

[25] CAO Y, LIN S H, ZHU D, et al. WeChat public account use improves clinical control of cough-variant asthma : a randomized controlled trial[J]. Medical science monitor : international medical journal of experimental and clinical research, 2018, 24 : 1524-1532.

[26] 姚海宏，曹黎静，高新跃，等 . 新媒体对孕产妇健康教育管理 [J]. 解放军医院管理杂志，2018，25（11）：1064-1066.

[27] 张晨 . 育儿微信公众号与城市家长育儿理念及策略研究：以渭南市临渭区为例 [J]. 今传媒（学术版），2021，29（4）：24-28.

[28] JIANG H, JIN L M, QIAN X, et al. Maternal mental health status and approaches for accessing antenatal care information during the COVID-19 Epidemic in China: cross-sectional study[J]. J Med internet res. 2021,23(1):e18722.

[29] 谢维波，谢俊波，鄞晓峰，等 . 潮州地区 0 ～ 3 岁婴幼儿维生素 A 和维生素 D 营养状况调查分析 [J]. 中国临床新医学，2020，13（7）：675-679. DOI：10.3969/j.issn.1674-3806.2020.07.07.

[30] 许宇翔，黄海忠 . 维生素 D 对婴幼儿炎症因子、睡眠及免疫力影响效果 [J]. 现代诊断与治疗，2016，27（1）：23-24.

[31] 蔡巍 . 2019 年登沙河社区幼儿维生素 D 缺乏性佝偻病患病状况调查 [J]. 中国农村卫生，2021，13（1）：10-11. DOI：10.3969/j.issn.1674-361X.2021.01.003.

[32] 周明 . 中国人群维生素 D 营养状况 [C]. // 第九届长三角科技论坛暨营养科技论坛论文集 . 2012：93-97.

[33] PILZ S, TRUMMER C, PANDIS M, et al. Vitamin D : current guidelines and future outlook[J]. Anticancer res, 2018, 38 (2) : 1145-1151.

[34] 杨美娟 . 基于微信健康传播的高校新生口腔保健意识与行为干预研究 [D]. 浙江：杭州师范大学，2017.

[35] JIANG H，LI M，WEN L M，et al. Effect of short message service on infant feeding practice：findings from a community-based study in Shanghai，China[J]. JAMA Pediatr，2014，168（5）：471-478.

[36] 刘莉，周文莉 . 程家桥社区 6 个月内婴儿母乳喂养的现状调查 [J]. 上海医药，2013（12）：62-64. DOI：10.3969/j.issn.1006-1533.2013.12.024.

[37] 安利，张冠峰，马飞燕，等 . 泰安市 6 个月内婴儿纯母乳喂养现状及影响因素分析 [J]. 基层医学论坛，2021，25（6）：793-795. DOI：10.19435/j.1672-1721.2021.06.023.

[38] 余露，宋英，倪琳杰 . 微信公众平台在儿童保健科健康教育中的探讨与体会 [J]. 健康必读，2020（26）：197.

[39] 栗晓静 . 微信平台健康教育对广东省社会科学工作者体育参与的影响 [J]. 体育科技文献通报，2021，29（1）：99-102. DOI：10.19379/j.cnki.issn.1005-0256.2021.01.046.

[40] 乔瑞，任婧怡，刘建国，等 . 微信与常规干预模式对幼儿园家长手足口病健康教育干预效果研究 [J]. 中国妇幼保健，2020，35（5）：790-793. DOI：10.19829/j.zgfybj.issn.1001-4411.2020.05.003.

[41] 王曼 . 微信为平台的健康教育在小儿骨折患者家属中的应用效果分析 [J]. 健康教育与健康促进，2020，15（1）：86-88. DOI：10.16117/j.cnki.31-1974/r.202001025.

[42] 孙妮娜，徐雪锋 . 微信群发平台辅助健康教育对口腔溃疡患者的影响 [J]. 检验医学与临床，2021，18（4）：519-522. DOI：10.3969/j.issn.1672-9455.2021.04.027.

[43] 王明哲 . 微信公众平台助力健康教育的路径探讨 [J]. 传媒论坛，2020，3（1）：171，173. DOI：10.3969/j.issn.2096-5079.2020.01.119.

[44] 乔建萍，吴纯燕，郑转萍 . 利用微信直播推进孕期健康教育的应用效果 [J]. 健康必读，2021（10）：276.

B.2
环境对儿童发育行为的重要影响

金星明　叶建光*

【摘要】

环境影响儿童的发育行为。本文从环境的五个方面，即家庭、学校、数码媒介、创伤、灾害/灾难阐述了各自对儿童的作用。家庭方面主要包括家庭结构和养育对儿童的作用。学校方面则强调学习、师生关系、同伴互动、行为示范和管理、课外活动对儿童的作用。数码媒介应用广泛，主要是指导父母如何正确使用，以促进儿童发展。创伤注重儿童的恢复力及创伤保健，而经历灾害/灾难的儿童需要家—校—医的积极干预和治疗。总之，环境对儿童的发育行为的作用切不可小觑，更不可忽视。

关键词： 环境　发育　行为

随着社会的发展和科学的进步，儿童的概念发生很大的变化。自21世纪以来，父母养育儿童的过程中，必须察觉儿童的情绪和尊重儿童，与儿童和谐相处，共同发展和成长，并培育儿童对生命和社会的责任感[1]。

* 金星明，上海交通大学医学院附属上海儿童医学中心主任医师，中国发育行为儿科创始人；叶建光，北京美灵公益基金会副主任，研究方向为儿童早期发展、医教整合。

儿童的发育行为受包括家庭、学校和社会等环境的影响。环境的优劣关乎儿童的认知、行为、情绪、交往等各种能力的发展。对儿童发育行为的一系列症状或问题，我们通常片面地在儿童身上找原因，殊不知环境因素起着很大的作用，应当引起全社会足够的重视。

一、儿童发育与行为概述

从生物学意义上来说，儿童发育是指个体细胞、组织、器官和系统随着体积和数量的增加，其功能逐渐成熟，能力逐渐变化的过程。在这个过程中，儿童在与环境的交互作用下发生了生物学、认知、心理及社会方面的变化和发展。行为是儿童在维持生存和适应不断变化的环境中表现出的应答或反应。发育和行为是相互关联、密不可分的，发育影响着行为，行为依赖于发育。

1. 发育与行为的临床实践

发育与行为的临床实践一般包括以下内容：(1) 正常儿童的发育评估和监测；(2) 生理功能问题，如肥胖、喂养问题、睡眠问题和排泄问题等；(3) 学习能力，包括入学准备、学习能力评估和学校适应问题等；(4) 行为和情绪问题或障碍，包括焦虑、攻击性、不合群和注意缺陷多动障碍等；(5) 发育问题和障碍，包括发育迟缓、语言落后、智力障碍、孤独症和语言障碍等；(6) 关注生理疾病对发育和行为的不良影响，如手术、慢性疾病或致命性疾病。

2. 各年龄期儿童发育和行为促进

自出生至 1 岁是儿童生存和发展的时期。发育和行为促进主要包含 3 件大事：(1) 顺应性喂养；(2) 6 个月后辅食添加及循序渐进地改变食物的质地；(3) 运动发展，婴儿从卧位发展到竖起头、会翻身、能坐，再到站起来。这个时期强调照养人根据婴儿需求进行回应性照护，同时开始建立与儿童的依恋关系。

1 ～ 3 岁是儿童学会走路、说话、交往并建立良好生活节律的时期。发育和行为促进包括：(1) 丰富的养育环境，让儿童动起来，在运动中学会独自行走；(2) 照养人和儿童边说边玩，开发儿童语言功能；(3) 鼓励儿童走出家门与同伴交往，以游戏的方式增加趣味性；(4) 培养自主进食及良好的睡眠习惯；(5) 照养人对不良行为如哭闹任性、挑食、好发脾气等进行有效的矫正。

3 ~ 6 岁是儿童入学准备的时期，也是儿童早期一个相对的终点。儿童从家入园，有一个适应的过程。发育和行为促进包括：(1) 适应幼儿园生活，如听从指令、遵守规则；(2) 与同伴和谐交往及游戏；(3) 学习听、说、读、写、算等基本技能；(4) 运动能力发展，如跑、跳、平衡，会使用工具，如用笔画画、使用剪刀等；(5) 培养独立生活技能，如穿脱衣服、穿鞋系鞋带、控制排泄等；(6) 学会情绪调控。

6 ~ 12 岁是儿童正规学习的时期，也是儿童面临较大挑战的时期。发育和行为促进包括：(1) 适应学校学习环境；(2) 建立良好同伴关系；(3) 遵守校纪校规；(4) 培养正确的学习习惯和能力；(5) 逐渐形成集体意识；(6) 加强体格锻炼。

3. 不同年龄儿童常见的发育行为问题

根据不同年龄的儿童发育行为水平及其特征，可评定儿童的行为发育是否正常。不同年龄的儿童对环境因素的敏感性有所不同，因此各个年龄阶段的儿童容易出现的发育行为问题会不同，详见表 1。

表 1　不同年龄儿童常见的发育行为问题

0 ~ 1 岁	1 ~ 3 岁	3 ~ 6 岁	6 ~ 12 岁
生长缓慢	生长迟缓	不听从指令	学习困难
喂养困难	独走延迟	不合群	多动 / 注意力问题
睡眠问题	不开口说话	攻击性行为	同伴关系紧张
运动迟缓	睡眠问题	学习技能落后	情绪易波动
	挑食偏食	不守规则	抽动

二、家庭环境对儿童发育行为的作用

（一）家庭系统

家庭是一个动态变化的生活环境。家庭成员的变化及其结构的改变反映了多元的相互作用和行为特征，并形成一种自稳态，维持着家庭的动力学，而任何一种外界的力量或干扰都可改变家庭的功能。

家庭结构在当今社会发展中已悄然发生变化。我国从原来的祖孙三代大家庭为主的结构走向了父母与孩子为主的核心家庭。尽管如此，照养儿童依然涉及父母、祖父母、亲戚或其他专职人员。在照养主体方面也各有不同，或父母，或祖父母，或其他专职人员。伴随着儿童的成长，家庭结构由于种种原因或变故而发生变化，影响儿童的发育行为。

家庭在儿童健康促进方面的作用是多方面的，包括对儿童的心理、认知、运动、社会交往和情感等产生影响。根据家庭结构和文化背景，每个家庭体现了一定的家庭关系。一般来说，父母提供家庭的基本需求和安全的环境，培育儿童的智力、学业、个性及社会交往，培养良好的行为；祖父母传承家庭传统，传授养育经验，协助父母照养儿童，并保持两代人的养育理念和实践高度一致[2]；而兄弟姐妹是玩伴，嬉戏作乐利于互动、模仿，也促进了同胞竞争和情绪调控；其他相关照养人则协助家庭各种家务活动。

家庭因为有了后代而生生不息。随着儿童的生长发育，家庭的责任、照养人的角色也不断发生变化。在新生儿呱呱坠地后，家庭养育伴随着儿童不同的年龄阶段而担负起不同的任务。在儿童早期，家庭养育的重点是生存和发展；儿童学前阶段，家庭要帮助儿童建立生活常规，并为其做好一系列的入学准备，儿童学龄阶段，家庭协助学校聚焦学习和学校环境的适应性，如同伴交往、遵守规则等。

（二）家庭养育行为

对于年幼儿童而言，照养人和儿童之间的关系十分重要。经典的养育实践应集中在对儿童的回应性和需求性的处理上面，要求照养实践保障儿童体格、认知、情绪和交往能力的健康发展。可通过家庭培训、录像、书籍等方式支持家长科学养育，监测儿童的生长发育。根据家庭特征，一般将家庭育儿方式归为四类：(1) 权威型，即稳定灵活的养育方式，家庭规则清晰，给予孩子充足的营养、良好的沟通和客观的期望；(2) 专制型，即古板、冷漠的养育方式，对儿童期望高，规则严厉，缺乏温暖；(3) 溺爱型，即无规矩的养育方式，一味迁就，包办替代多；(4) 忽视型，即沟通少、不参与或少参与的养育方式，感情淡薄，与儿童少有互动。

近年来，人们越来越关注父亲在家庭养育中的作用。事实证明，父亲与儿童的关系与母亲与儿童的关系同样重要。父亲不再只是家庭养育中的经济支柱和实际生活中的“帮手”，而是家庭的保护者、儿童健康的卫士。父亲早早地融入家庭养育儿童的实践，会使得儿童更好地应对各种生理和心理的应激，而父亲的一言一行、一举一动对儿童是一种无声的教育[3]。

不同年龄阶段的儿童养育有着不同的侧重点。婴儿时期（0 ~ 1 岁）的养育有三个关键：母乳喂养、睡眠调节、生活规则及互动（语言理解、玩耍等）[4]。幼儿和学龄前期（1 ~ 6 岁）的养育侧重点：培养自主性、探索性和学习兴趣，做好入学准备。学龄期（6 ~ 12 岁）的培育重点：适应学校环境，培养主动学习、调控情绪以及与同伴交往的能力，遵守校纪校规。

三、学校环境对儿童发育行为的作用

学校是儿童的一个大家庭，也是一个复杂的组织，这个组织里有管理者、教师、学生和家长。学校教育是家庭教育的延续。教育的目标是立德树人，发展儿童的天赋和优势，适应学校的规则，形成和谐的同伴关系、良好的师生互动等。目前我国教育领域正在采取一系列的措施，如学习减负、加强学生体育运动、家校医的结合等，以促进学生的健康成长。

（一）学习

学校教育促进儿童学习，增长知识，激发学习兴趣。目前评判学习的指标仍以学习成绩为主，而学习成绩不足以评判儿童的发育情况，应结合儿童的认知、情绪、期望等因素进行评估。因此当儿童成绩不尽如人意时，不可轻易对儿童冠以学习困难或多动症等发育行为问题的帽子，或数落儿童学习不努力。对此，我们强调全面评估的同时，千万要考虑环境的因素，不要轻易给儿童贴标签。

（二）师生关系和同伴互动

师生关系对儿童来说非常重要，影响着学龄儿童的学习、行为、情绪和交流能力的发展。和谐的教学氛围、良好的师生关系能提高学生们的学习兴趣，培养自信和自律的品格。教师的言行是学生们的榜样，教学相长，意义深远，体现了师生之间“良师益友”的教育文明。

同伴间的互动反映了儿童的人际交往能力和情绪调控能力。良好的同伴关系能使儿童感受到学校环境中的快乐，增加学习的兴趣，而同伴之间是相互影响的。因此，学校管理中应倡导树正气、讲道德、创文明的校园文化，强调同伴友好相处、建立友谊等。

（三）行为示范和管理

学校对模范行为的鼓励和支持能为学生们营造一种优化的文明学习环境，并为其树立榜样，体现学校教书育人的职责。示范性行为既可以来自教师，也可以来自学生，这也是一种“教学相长”的体现。

我国在 2006 年提出医教结合的概念，在不断的落地实践中，医学中的行为管理基本方法逐渐被纳入学校教育的学生行为管理中。学校配备的心理辅导教师运用行为管理的方法对学生的不良行为进行矫正。近年来，一些学校也开展了针对注意缺陷多动障碍儿童的行为管理，取得了一定的成效。

（四）课外活动

这里主要强调的是运动。21世纪是脑科学时代，运动有益于大脑是不争的事实，运动的意义在于促进身、心、脑的发展，产生思维和情感的生物学纽带，提高学生们的学习能力，增加快乐情绪，提升专注力，增强身体健康。当下，学校教育越来越注重学生们的运动锻炼。对一些注意缺陷多动障碍、情绪波动大、有攻击性行为等的学生，提倡有氧运动训练；各个医学亚专业如发育行为儿科，以及教育、体育界等正在组建团队，探索运动对儿童认知、情绪、行为的积极作用，以及对注意缺陷多动障碍儿童的干预[5]。

四、数码媒介对儿童发育行为的作用

数码媒介包括电视、手机和桌面媒介等。电视的发明始于1925年，20世纪50年代进入中国市场，80年代被广泛使用。现代手机和平板电脑的使用始于20世纪初。这些个人化的装置携带便利，且直观的界面深受家庭和儿童的青睐。眼下，儿童屏幕暴露的现象十分普遍。数码媒介的应用好坏参半，应用得当，对儿童健康有益，但是过度使用，对儿童的成长不利。

（一）数码媒介对儿童健康的不良影响

1. 对睡眠的影响

儿童睡眠不足包括睡眠持续时间短、睡眠质量差，其结果是导致儿童出现情绪及行为问题，如精力不足、注意力不集中、烦躁易怒、学习效率差[6]。而屏幕过度使用与儿童睡眠不足高度相关。这可能是因为屏幕发出的光线抑制了内源性褪黑素的产生，而屏幕中刺激性的情节也易使儿童在睡前过于兴奋而影响睡眠。美国儿科学会和美国睡眠医学会建议儿童睡前屏幕时间控制在30分钟内，儿童卧室不能有屏幕装置[7]。

2. 对体格的影响

我国儿童睡眠医学的研究证实了屏幕暴露与肥胖之间有关联[8]。流行病学研究揭示儿童每天较长时间看电视易致超重或肥胖，并与日后成人期的超重有关，还与高血压、高血脂、胰岛素抵抗、代谢综合征相关。这与儿童在媒介中的食品广告效应有关联，该效应会导致儿童过度摄取不健康食品，从而产生超重或肥胖的结局。此外，过度的屏幕暴露减少了儿童身体活动时间，减少了他们对运动的兴趣，并最终减少了体内热量的消耗，这是超重或肥胖的另一个原因。

3. 对语言的影响

屏幕暴露过多对儿童早期的语言发展不利。这是因为婴幼儿难以把屏幕信息泛化到真实的世界中，我们称之为屏幕的“赤字效应”。而且屏幕暴露减少了家庭的互动，当家长也迷恋数码媒介时，儿童和照养人的亲子关系会受影响。有研究表明，屏幕暴露使幼儿的语言发展延迟，甚至影响儿童的早期发展[9]。最近的研究表明，儿童在接触屏幕时，应观看有教育意义的内容，且有家长陪伴，这有利于儿童语言的发展[10]。

4. 对认知的影响

儿童认知发展包括完成学习任务、延迟快乐、调节情绪等。过度屏幕暴露减少了儿童参与现实生活中认知活动的机会，如阅读、人际交流等具有童趣的活动，减少了日常生活中积极主动的认知加工任务，影响了儿童的工作记忆，应当引起我们足够的重视[11]。

（二）数码媒介在不同年龄儿童中的使用

2016年美国儿科学会提出了儿童媒介使用的指南，见表2。

表 2　美国儿科学会提出的儿童媒介使用指南

年龄期	使用原则	给父母的建议
婴儿	· 不能把屏幕信息转化到生活中 · 照养人通过依恋的形成最大程度地促进发展	· 限制屏幕媒介使用 · 提供丰富的活动及玩耍
幼儿＋学前儿童	· 语言感受和视觉空间技能成熟 · 大部分依靠照养人的信息而非数码媒介	· 可选择高质量教育内容 · 尽可能陪同观看 · 限制在 1 小时内
学龄儿童	· 问题解决技能成熟，有助于独立性的增强 · 使用数码媒介学习、娱乐，并进行反思，有助于独立使用数码媒介，并根据使用经验发挥更好的作用	· 选择高质量教育内容 · 陪同观看，与儿童一起讨论数码媒介的使用经验，促进其成为数码公民 · 提供更多利于发展的其他活动

总之，数码媒介如果使用适当，则具有一定的益处，如果过度使用，会对儿童健康产生一系列不良的影响。年幼儿童一旦接触屏幕后，容易被激起很大的兴趣，更易被占用其他各种活动的时间。家庭对儿童屏幕暴露的管理切忌强行限制，而是要用其他有益身心发展的活动取而代之，可参照上述建议执行。家庭应当根据儿童的认知水平合理选择屏幕暴露内容。对于年长儿童，家庭应密切关注网络安全问题，懂得保护隐私，帮助儿童成为适当使用数码媒介的公民。

五、儿童创伤对发育行为的影响

儿童的成长不可避免地会遇到挫折，一旦造成创伤，我们必须高度警觉，并掌握好两个重要的基本概念，即创伤和恢复力，因为这关系到儿童最终的发展结局。

（一）儿童创伤

美国心理学会将创伤定义为“对可怕事件如意外、强暴、自然灾难的强烈的情绪反应”。创伤中有三个要素：发生的事件、事件的经历、事件的影响。创伤中，儿童经历身体、情绪甚至生命的威胁，造成生理、心理、社会或情绪持续的不良影响。

儿童创伤大致分为6类：(1) 虐待所致身心伤害；(2) 忽视，即不能适当照护儿童，包括身体、教育、医疗；(3) 丧亲，如亲近之人的分离或死亡；(4) 医学疾患造成的恐惧或紧张；(5) 自然灾难威胁生命安全；(6) 暴力导致的身体伤害。

儿童早期创伤是指儿童在6岁前经历的创伤。此时正是儿童大脑发育、能力发展的关键阶段。早期创伤与大脑皮层容积缩小有关联，会导致记忆、注意、思维、意识和感知觉的功能损害。而对于年长儿童来说，创伤后往往表现为注意力分散、学习成绩下降、躯体不适、食欲降低；心理方面表现为情绪波动、生活节律改变、人际交往能力退化等。当儿童出现上述反应时，对创伤的评估包括以下几方面：(1) 儿童年龄和发展水平；(2) 气质特点；(3) 对创伤的感知；(4) 既往创伤的累积作用；(5) 创伤后是否处于逆境中；(6) 儿童能否获得安抚、帮助和保护。

（二）恢复力

恢复力指儿童遭遇创伤或处于逆境中仍能维持良好状态的能力。促进恢复力的关键是提供儿童安全、稳定的环境和良好的养育关系[12]。美国儿科学会也强调用这些重要因素来缓解儿童的创伤，建立保护性的恢复力[13]。

恢复力是内外因素的相互作用。内因为儿童具备高度的自尊心、强大的自我效能和内在控制，情绪达观，认知灵活，拥有良好的社会交往、容易型气质，具备勇敢和独立的品质，有归属感。外因为照养人与儿童有安全的依恋关系、帮助儿童应对困境，儿童拥有安全稳定的生活环境和照养人、高质量的早期教育及安全的学校氛围等。

（三）创伤保健

创伤后首先应关注个体情绪、行为和生理、心理的变化，改善儿童的症状和身体各项功能。创伤保健有6项原则：(1) 安全性；(2) 信赖和透明应对；(3) 同伴支持和帮助；(4) 与创伤儿童合作达到默契；(5) 给儿童赋能，鼓励表达，让其有选择；(6) 结合文化背景、性别特点的照护。

学校是创伤干预的重要场所。学校主要对儿童进行认知和行为的干预，减少儿童发生应激障碍、抑郁及其他问题，改善儿童的学习、集体活动的参与度、同伴交往等[14]。研究表明，学校干预对创伤儿童、青少年的情绪和心理健康有益处，干预侧重于控制抑郁症状及内化和外化的心理问题[15]。

因此，面对创伤后的紧张，恢复力是减少不良反应和实现良好结局的重要保障。在帮助儿童建立恢复力的过程中，医院、学校、家庭协同干预非常关键，社会支持和重视不可或缺。

六、灾害/灾难对儿童发育行为的影响

灾害/灾难可以是自然的，也可以是人为的。自然灾害包括气象灾害、地质灾害、天文灾害、生物灾害等。人为灾难包含交通事故、工业事故、战争等。这些危害人类的非常事件有的是故意的，有的是无意的。

（一）灾害/灾难后的儿童反应

儿童是脆弱的群体，应对灾害/灾难的能力有限。他们在灾害/灾难之后通常有一系列反应，如出现睡眠和饮食问题、自觉身体不适、情绪紧张、难以集中精力学习、社会交往回避等。有的儿童症状严重，且持续时间较长，易发展为创伤应激障碍和抑郁，此时，紧急心理干预尤为必要[16]。

（二）儿童灾害/灾难后调整困难的高危因素

大致有三种高危因素使儿童在调整功能损害上出现困难，包括：(1) 过去有心理问题，丧失至亲，依恋紊乱，应对能力差，曾经有创伤史，社会经济水平低下；(2) 灾害/灾难致儿童受伤、亲人亡故或受伤害，儿童暴露

在灾害 / 灾难现场，目睹死亡或恐怖袭击等场景；(3) 儿童对灾害 / 灾难的错误认知，对生活造成危害。

灾害 / 灾难后的有些儿童对死亡的理解和认知不足，误以为亡者可以起死回生，对埋葬亲人产生担忧，联想自己感到躯体不适，甚至因为误认为死亡是对自己的一种惩罚而过度内疚。还有些儿童在灾害 / 灾难后因为极度悲伤，激发了对死者一系列的怀念和回忆，如听到相似的声音，看到死者喜欢的物件，回忆与死者曾经去过的地方，触景生情，难以忘怀。对此，需要家、校、医的综合干预或治疗 [17]。

（三）灾害 / 灾难后的干预和治疗

干预包括家人的陪伴，缓解紧张心情，稳定儿童情绪，提供儿童和家庭的基本需求，评估儿童的认知、情绪，针对性地给予心理支持，帮助儿童应对困境，促进恢复力。

灾害 / 灾难后的心理及社会支持可促进儿童有效应对创伤。临床干预不能操之过急，而应鼓励儿童自然地处理他们的经历，运用个人资源处理自己的情绪。此外，干预之初主要侧重于创伤后的一系列反应。可让家庭分享灾害 / 灾难后的保护方法，也给临床医生最好的启示 [18]。在早期干预中，一般包括心理急救、家庭外围帮助、心理教育、社会支持和减少焦虑技术。在长期干预中，要聚焦解决问题或积极应对的技能。相关研究肯定了在学校中认知行为治疗的有效性，而药物治疗是综合治疗的一部分。

学校的咨询也很重要。主要的方法是提供灾害 / 灾难后的支持，促进儿童应对灾害 / 灾难的技能和恢复力，而不是仅仅依靠医学的评估、诊断、转介和治疗。学校促进儿童灾害 / 灾难后的恢复力的举措包括强有力的领导、关心儿童、建立集体自豪感及归属感、建立良好的规则和沟通，以及学习新技能 [19]。学校中的教师在帮助儿童提高恢复力上起着重要的作用。当儿童在干预下恢复常态时，学校要及时调整学生的期望，减轻学习压力，否则会使学生出现另外的紧张 [20]。

七、总　结

综上所述，环境中的五大方面，即家庭、学校、数码媒介、创伤和灾害/灾难会对儿童产生广泛的影响。这种影响对儿童的成长既有正性的作用，也有负性的作用。前者促进了儿童健康地成长，后者使儿童经历逆境，但如果处理得当，能够在逆境中学会应对和处理问题，也可以说是一种经历后的健康成长。为了保障儿童的健康，家—校—医的整合以及社会的关爱与支持必不可少，也是我们不懈努力的奋斗目标。

参考文献

[1] HARING U，SORIN R，CALTABIANO N J，et al.Reflecting on childhood and child agency in history[J].Palgrave communications，2019，5（1）：52.

[2] SADRUDDIN A F A，PONGUTA L A，ZONDERMAN A L，et al. How do grandparents influence child health and development：a systematic review[J]. Social science and medicine，2019，239：112476.

[3] 叶建光，金蕾，金星明 . 关注父亲在家庭养育中的重要作用 [J]. 早期儿童发展，2022，（03）：22-26.

[4] WEISLEDER A，CATES C B，HARDING J F，et al. Links between shared reading and play，parent psychosocial functioning，and child behavior：evidence from a randomized controlled trial[J].Pediatrics. 2019，213：187-195.

[5] LIANG，XIAO，LI，et al. The impact of exercise intervention attention deficit/hyperactive disorder：a systematic review and meta-analysis[J]. International journal of behavioral nutrition and physical activity，2021，18（1），68.

[6] LE BOURGEOIS M K，HALE L，ChANG A M，et al. Digital media and sleep in childhood and adolescence[J]. Pediatrics，2019，140（2）：s92-s96.

[7] Council on Communications and Media. Media and young minds[J]. Pediatrics，2016，138（5）：e20162591.

[8] JIANG Y R，SPRUYT K，CHEN W J，et al.Associations between parent-reported sleep

duration and adiposity in Chinese early adolescents[J]. Public health，2015，37（2）：277-285.

[9] MADIGAN S，MCARTHUR B A，ANHORN C，et al. Associations between screen use and child language skills：a systematic review and meta-analysis[J].JAMA Pediatrics. 2020；174（7）：665-675.

[10] 赵瑾，章依文 . 屏幕暴露与儿童早期发展 [J]. 教育生物学杂志，2019，7（1）：1-5.

[11] ZHAO J，YU Z，SUN X，et al. Association between screen time trajectory and early childhood development in children in China[J]. JAMA Pediatrics，2022，176（8）：768-775.

[12] SAUL R A，GARNER A .Thinking developmentally：nurturing wellness in childhood to promote lifelong health[M]. USA：American Academy of Pediatrics，2018.

[13] GARNER A，YOGMAN M .Preventing childhood toxic stress：partnering with families and communities to promote relational health[J].Pediatrics，2021，148（2）：e2021052582.

[14] DRAY J，BOWMAN J，CAMPBELL E，et al. Systematic review of universal resilience-focused interventions targeting child and adolescent mental health in the school setting[J]. Journal of the American Academy of Child Adolescent Psychiatry，2017，56（10）：813-824.

[15] JAYCOX，LISA H，AUDRA K，et al. Cognitive behavioral intervention for trauma in schools（CBITS）. Second Edition[EB/OL]. Santa Monica，CA：RAND Corporation，2018. https：//www.rand.org/pubs/tools/TL272.html.

[16] GROLNICK W S，SCHONFELD D J，SCHREIBER M，et al. Improving adjustment and resilience in children following a disaster：addressing research challenges[J].American psychologist，2018，73（3）：215-229.

[17] SCHONFELD D J. Child refugee and migrant health[M]. Switzerland：Springer Cham，2021.

[18] HUNT M，PAL N E，SCHWARTG L，et al. Ethical challenges in the provision of mental health services for children and families during disasters[J]. Current psychiatry reports，2018，20（8）：60.

[19] MASTEN，ANN S. Resilience of children in disasters：a multisystem perspective[J]. International journal of psychology，2021，56（1）：1-11.

[20] SCHONFELD D J，QUACKENBUSH M. The grieving student：a guide for schools.2nd ed[M]. Baltimore，MD，USA：Brooks Publishing，2021.

B.3
儿童伤害预防家庭监护能力评估指标体系构建

复旦大学公共卫生学院　殷小雅　王书梅

【摘要】

背景：伤害是全球范围内威胁儿童生命健康的重要公共卫生问题。在我国，伤害位列1～14岁儿童死因的首位。家庭环境、家长看护、对儿童的教育等家庭因素与各个年龄段儿童伤害的发生密切相关。联合国儿童基金会制定的《伤害干预系列技术指南》及我国最新颁布的《中国儿童发展纲要（2021—2030年）》都强调提升家长的伤害监护能力对于预防儿童伤害十分重要。构建一套完整全面的、适用于中国儿童家长的伤害预防监护能力评估指标体系迫在眉睫。

目的：探索并构建适用于中国社会环境和儿童伤害发生特点的、覆盖0～18岁全年龄段以及非故意伤害和故意伤害类型的儿童伤害预防家庭监护能力评估指标体系。

方法：1. 定性访谈。包括个人深度访谈和焦点小组访谈。采用主题框架分析法对访谈结果进行分析，结合相关理论框架和模型构建指标体系雏形。2. 德尔菲专家咨询。邀请伤害预防和儿童保健等领域专家参与德尔菲专家咨询，根据咨询结果筛选并确定最终指标体系。采用层次分析法确定一、二级指标权重。

结果： 1. 定性访谈。访谈对象关注的伤害涵盖了故意伤害和非故意伤害，对于不同年龄段儿童，具体关注的伤害类型有差别。访谈对象认为儿童伤害的发生和许多因素相关，包括儿童个体发育、家庭监护和社会环境等，其中家庭监护最为重要，涉及家庭环境、家长的看护、教育水平及教养方式等。家长在儿童伤害预防监护过程中存在伤害预防意识不足、伤害预防知识掌握不充分、急救技能缺失以及隔代养育时导致的儿童伤害等问题。访谈对象分别从顶层设计、干预项目制定和个体获益的角度肯定了构建指标体系的必要性，并提出将 1 岁、3 岁、6 岁和 12 岁作为指标体系年龄段的划分节点，以及从教育教养、环境、知识和技能、陪伴与沟通、以身作则、情绪管理及学习能力等维度构建指标体系。2. 初步指标体系构建。指标体系分为 5 个年龄段，分别是 0 ~ 1 岁、1 ~ 3 岁、3 ~ 6 岁、6 ~ 12 岁和 12 ~ 18 岁；条目池包括 4 个一级指标、18 个二级指标和 94 个三级指标，分别纳入对应的年龄段。4 个一级指标是环境、产品、行为与技能、心理；二级指标包括出行、水域、居家游戏和运动、动物、急救、回应性照护、情绪管理、家庭氛围、教养方式和人际关系，并分别纳入对应的一级指标。3. 德尔菲专家咨询。一共有 24 位专家参加咨询，专家平均年龄 46.7 岁，平均工作年限 21.7 年；所有专家中，副高及以上职称 19 人。专家积极系数 100%，平均权威系数为 0.85，肯德尔协调系数 W 为 0.338，$P < 0.01$。根据筛选标准，即重要性评分均数 < 4.0 且变异系数 ≥ 0.25，一、二级指标无变动。三级指标中，0 ~ 1 岁表删除 17 项；1 ~ 3 岁表删除 2 项；3 ~ 6 岁表删除 3 项；6 ~ 12 岁表删除 14 项；12 ~ 18 岁表删除 24 项。最终的指标体系分为 5 个年龄段即 5 张分表，共包括 4 项一级指标、18 项二级指标，三级指标的数量分布为 0 ~ 1 岁表 67 项，1 ~ 3 岁表 81 项，3 ~ 6 岁表 83 项，6 ~ 12 岁表 71 项，12 ~ 18 岁表 60 项。层次分析法得到一级指标权重："环境"为 0.280，"产品"为 0.162，"行为与技能"为 0.314，"心理"为 0.245。"环境""产品"和"行为与技能"对应二级指标中权重最高的

均是“水域”（在一级指标“环境”下，“水域”和“出行”的权重同为最高）；“心理”对应的5个二级指标权重排在前三位的是“家庭氛围”“教养方式”和“情绪管理”，权重都在0.2以上。

结论： 1. 所有访谈对象一致认可儿童伤害预防的重要性，但是仍有相当部分家长将伤害的发生归为“意外”或者“防不胜防”。访谈对象特别强调目前由于心理问题而导致的故意伤害发生率升高，家长需要加强对儿童情绪和心理问题的关注。2. 构建儿童伤害预防家庭监护能力评估指标体系非常必要，既可以准确评估家长的监护能力，诊断薄弱环节，为干预和效果评估提供依据，也可以为政府决策和顶层设计提供参考。同时，在个体层面，还可以作为家庭自评自学工具。3. 构建了适用于0～18岁儿童家长的伤害预防监护能力评估指标体系，包含4个一级指标，18个二级指标和5个年龄段共362个三级指标。德尔菲咨询专家对整个指标体系的认可程度高，咨询结果一致性较好，4个一级指标权重由高到低依次是“行为与技能”“环境”“心理”和“产品”。

建议： 1. 推广本指标体系的应用，可以根据具体的应用场景和目标人群设计和完善指标体系的应用形式；2. 多渠道、全方位和全覆盖地开展儿童伤害预防家庭教育，对于普遍存在的错误认知给予重点关注；3. 参照国际经验，在某些儿童环境和使用产品方面，促进国家相关立法，通过健康科学的手段促进家庭监护能力的提升。

【关键词】 儿童伤害　家庭监护　评估　指标体系　信效度

一、研究背景与目标

（一）研究背景

伤害是由于机械能、热能、电能、化学能以及电离辐射等能量以超过机体耐受程度的量或速率急性作用于机体所导致的[1, 2]。在溺水和冻伤等某些情况下，伤害是由于氧气或热能等生命所需基本物质的急性缺乏所导致。

根据联合国《儿童权利公约》，儿童是指 0 ~ 18 岁的任何人。伤害是导致儿童死亡和伤残的重要原因。2017 年全球疾病负担统计的数据显示，全球约有 48 万名 0 ~ 14 岁儿童因伤害死亡[3]。

在中国，根据 2015—2019 年的死因监测数据集对 0 ~ 1 岁、1 ~ 4 岁和 4 ~ 14 岁三个年龄段儿童的伤害死亡率与伤害死亡构成比的统计，4 年来，0 ~ 14 岁儿童的伤害死亡率均有下降，但伤害一直是 0 岁儿童的第四位死因以及 1 ~ 14 岁儿童的首要死因。同时，对伤害死因顺位进行排序显示，其他非故意伤害一直是 0 岁儿童的首位伤害死亡原因，溺水一直是 1 ~ 14 岁儿童的首位伤害死亡原因[4-8]。

据统计，学龄前儿童伤害 60% 以上发生在家中[9-11]，学龄前儿童伤害发生的主要原因是家长看护不力，包括看护分心、看护距离太远和看护方式不当[12]。6 ~ 11 岁的学龄儿童，脱离家长看护的时间变长，家长无法对其做到时刻看护，在除家中以外的场所（游乐场所、学校等）发生伤害的比例增高[13]。12 ~ 17 岁青少年发生欺凌、自伤和自杀行为的比例升高，这些故意伤害行为的发生多与家庭教养方式和家庭氛围相关[14-17]。

中国国务院 2021 年印发的《中国儿童发展纲要（2021—2030 年）》中首次增加了“儿童与安全”的内容，并制定了“将儿童死亡率以 2020 年数据为基数下降 20%”等具体的实施目标，且在策略措施中多处提到提高看护人的安全意识、看护能力和有效照护能力。中国卫生部（现为国家卫生健康委员会）发布的儿童“伤害干预系列技术指南”（包括《儿童道路交通伤害干预技术指南》《儿童溺水干预技术指南》《儿童跌倒干预技术指南》）也特别强调了家长加强对儿童的看护、创造安全的家庭环境和对儿童进行安全教育的重要性[18-20]。

国外现有的儿童伤害预防监护相关评估工具主要分为两大类。第一类是对家长整体监护能力的评估，而非伤害预防专项评估，仅有部分内容涉及伤害预防。这类评估工具多为指南或评估框架，对需要评估的内容给出方向，但未形成具体的评估量表[21-23]。第二类是对家长的伤害预防监护能力进行评估，多为量表，应用人群以 0 ～ 6 岁儿童家长为主[24，25]，评估的内容各有侧重，涉及家庭环境安全[26]、家长伤害预防态度[25，27，28]和家长看护行为[24，25]等，但均只评估了家长在伤害预防知信行中的一个或两个方面，且涉及的伤害类型不够全面。国内尚无相关评估工具的研究报道。

本研究旨在探索并构建适用于中国社会环境和儿童伤害发生特点的、覆盖 0 ～ 18 岁全年龄段的儿童伤害预防家庭监护能力评估指标体系，以准确评估家长的儿童伤害预防监护能力，提升家庭监护水平。

（二）研究目标

探索并构建适用于中国社会环境和儿童伤害发生特点的、覆盖 0 ～ 18 岁全年龄段的儿童伤害预防家庭监护能力评估指标体系。

二、研究方法和对象

（一）定性访谈

1. 访谈对象

（1）个人深度访谈

访谈对象包括国内伤害预防领域的专家、心理健康专家、政府相关部门工作者和儿童保健专家。访谈对象选取标准：a. 工作内容涉及儿童伤害预防；b. 在该领域工作年限为 10 年以上；c. 愿意参加本次研究。以信息饱和为原则确定样本量。

（2）焦点小组访谈

访谈对象包括家长、老师和学生。研究对象纳入标准：a. 儿童家长、老师或学生；b. 愿意参与本次研究。以信息饱和为原则确定样本量，当在访谈中没有新的信息出现时可以认为信息饱和，即可以结束访谈。

2. 访谈提纲

采用半结构化访谈的定性研究方法，结合研究目的，针对不同访谈对象分别设计访谈提纲。访谈开始前征求访谈对象同意后全程录音。

3. 访谈结果分析

访谈结束后，将访谈录音转成文本，对访谈对象进行编码。对转录后的文本提炼主题词并进行编码，将原文本对应至各个主题词下形成主题框架。本研究使用 QSR Nvivo 12 对转录稿进行编码和分析[29]。

（二）德尔菲专家咨询

1. 专家选取原则

咨询专家的选取原则：a. 工作领域为伤害预防、流行病学、儿童保健、临床医学、教育和卫生相关行政部门等；b. 在该领域工作年限为 5 年以上；c. 愿意参与本次研究。根据本研究的需求及实际情况，选取 24 位专家开展咨询。

2. 咨询表设计

在文献回顾的基础上，结合定性访谈结果制定初步指标体系。将 0 ~ 18 岁划分为 5 个年龄段，0 ~ 1 岁、1 ~ 3 岁、3 ~ 6 岁、6 ~ 12 岁和 12 ~ 18 岁。共包含 4 项一级指标和 18 项二级指标并涵盖所有年龄段，94 项三级指标分别纳入相应的年龄段。初步指标体系中三级指标的分布为 0 ~ 1 岁表 84 项、1 ~ 3 岁表 83 项、3 ~ 6 岁表 86 项、6 ~ 12 岁表 85 项及 12 ~ 18 岁表 84 项。

咨询专家需要对每项指标的熟悉程度和重要性给予评分，选项均采取 5 分评分标准。专家的权威系数根据条目判断依据和条目熟悉程度的算术平均得出。专家对指标熟悉程度的量化方法为：很熟悉（1.0）、熟悉（0.8）、一般熟悉（0.6）、不熟悉（0.4）、很不熟悉（0.2）。

3. 数据分析和指标筛选

咨询表回收后采用 Excel 对数据进行整理和分析。专家基本信息用构成比表示；专家积极系数用问卷回收率表示；专家的权威程度由专家对指标做出判断的依据（Ca）和专家对指标的熟悉程度（Cs）得出。专家在某指标上的权威系数（Cr）等于该指标的判断系数（Ca）和其熟悉系数（Cs）的算术平均值。专家意见集中程度用重要性评分的均数、标准差及变异系数表示；专家意见的协调程度用肯德尔（Kendall）系数表示。

根据咨询结果对指标进行筛选，删除重要性评分均数＜4.0且变异系数≥0.25的指标。

（三）层次分析法计算指标权重

本研究通过专家对各指标的重要性赋值Z确定Satty标度。通过专家对一、二级指标的重要性评分得到Satty标度，并进行两两比较得到每位专家的判断矩阵。

最终指标的权重由各专家计算权重结果的均值得出[30]。

三、结　果

（一）定性访谈结果

1. 访谈对象基本情况

访谈实施时间为2020年12月至2021年3月。对12位专家进行了个人深度访谈。开展7组焦点小组访谈，共访谈63人，包括家长、老师和学生。

2. 主体框架分析结果

（1）儿童伤害预防的重要性与紧迫性

伤害是危害儿童健康的重要公共卫生问题，是导致儿童死亡的重要原因。除了死亡，伤害带来的儿童残疾导致社会和家庭都需投入巨大的精力和费用进行康复。对于社会，预防和减少儿童伤害是降低儿童疾病负担的重要途径；对于家庭，预防儿童伤害是保证家庭和儿童个体幸福发展的重要基础。此外，非故意伤害（跌落、溺水等）和故意伤害（暴力、自伤等）都应是防控的重点，并且应当根据伤害类型进行有针对性的干预。人们对于儿童伤害的严重性认识仍然不足，儿童伤害预防和干预需要全社会共同参与，需要多部门和多领域合作；儿童伤害预防应作为儿童健康促进领域的优先工作。

（2）关注的伤害类型和发生原因

访谈对象关注的伤害类型涵盖了故意伤害和非故意伤害，对于不同年龄段儿童，具体关注的伤害类型有差别。1 岁以下的婴儿，预防窒息的发生最为重要。1 ~ 6 岁儿童开始学会走、跑、跳，预防的重点是跌落、溺水、烧烫伤、道路交通伤和不合规玩具或其他产品导致的损伤等非故意伤害。6 ~ 12 岁的儿童进入学龄期，这一阶段的伤害预防重点是道路交通伤和溺水。这个阶段儿童在家中会模仿大人的样子做家务，因此也要预防在家中可能发生的烧烫伤。12 ~ 18 岁的儿童进入青春期，因为心理问题而导致的故意伤害发生率升高。心理问题的产生与儿童本身性格特点、家庭教养方式和社交环境都有关。此外，运动时发生的扭伤、摔伤等也应得到重视。

（3）家庭监护和儿童伤害发生的关系

访谈对象认为儿童伤害的发生和许多因素相关，包括儿童个体发育、家庭监护和社会环境，其中家庭监护尤为重要。家庭的物理环境、父母或者其他照顾者的看护和教育与儿童跌落、溺水、烧烫伤等非故意伤害的发生有关。家庭结构、父母文化水平、教养方式等与导致故意伤害发生的儿童心理问题有关。照顾者对小年龄段（0 ~ 6 岁）儿童的看护不当是导致溺水、跌落以及烧烫伤发生的主要原因；乘坐机动车时未为儿童配备相应年龄段的安全约束装置导致儿童发生道路交通伤害的风险增高；家长为孩子选择不合规的、危险性高的玩具（磁力珠等）则有可能发生孩子误吞误食导致损伤。6 岁以上儿童，家长的监护主要体现在对儿童安全意识的培养方面。12 ~ 18 岁的儿童青少年，家长的教养方式以及和孩子的沟通方式等对儿童心理健康发展产生非常重要的影响。

（4）儿童伤害预防相关家庭监护情况

参加访谈的家长中，部分家庭由父母亲自抚养儿童，部分家庭是隔代养育和父母亲自抚养儿童相结合。家长在儿童伤害预防监护过程中存在伤害预防意识不足、伤害预防知识掌握不充分、急救技能缺失以及隔代养育观念不同等问题。首先，部分家长伤害预防意识薄弱，将伤害的发生归结为“意外”。其次，部分家长具有一定伤害预防意识，但对伤害的了解程度不足，同时存在相关知识欠缺的情况。另外，家长普遍对伤害发生后的急救技能掌握不足，也明确表示希望得到相关培训。最后，帮助儿童养成安全行为的前提是家长以身作则，但是大部分家长都表示自己在这方面仍需要提升。对于隔代养育，老人的育儿经验可以帮助年轻父母排忧解难，但祖辈和父母的教养观念冲突、生活习惯差异以及性格迥异也在抚养儿童的过程中衍生出许多问题。例如，老人伤害预防意识较弱，尤其是农村地区的老人，交通安全意识薄弱，自身存在不遵守交通规则的行为。另外，老人在看护儿童时，体力和精力不足，可能存在看护不当的状况。更多的问题在于老人对儿童过度溺爱，不利于儿童养成良好的安全行为习惯。

（5）构建儿童伤害预防家庭监护能力评估指标的必要性

家庭监护与儿童伤害的发生关系密切，提升家庭监护能力是预防儿童伤害发生的重要手段。构建儿童伤害预防家庭监护能力评估指标可以帮助政府部门及利益关联者明确监测内容和重点，做出相关决策。制定干预措施之前，可以通过该指标识别出家庭伤害监护能力较薄弱的环节以做到有针对性的干预。此外，该指标也可以作为家长自评自查以主动提升自身伤害监护能力的工具。

（6）构建儿童伤害预防家庭监护能力评估指标的建议

首先，由于儿童在不同年龄段个体发育、主要发生的伤害类型及家长监护特点的差异，将 0 ～ 18 岁划分为不同的年龄段分别制定相应的指标是必要的。1 岁、3 岁、6 岁和 12 岁可以作为参考的划分节点。

其次，访谈对象提出了涵盖环境、教养方式、以身作则、知识技能储备、学习能力、情绪管理、陪伴与沟通等 7 个方面的指标构建维度。环境包括客观存在的物理环境和心理成长环境（家庭结构、家庭氛围等）。教养方式包括教养风格和具体的教养行为。以身作则是指家长是否在培养孩子的安全行为过程中做出榜样。知识技能储备包括家长的伤害预防知识以及相关急救技能的掌握情况。学习能力是指家长主动摄取新的安全知识、相关政策法规的意愿和能力。情绪管理是指家长在和儿童相处时感知、控制并调节自己情绪的能力。陪伴与沟通包括家长陪伴孩子的时间、方式以及在儿童遇到困难时和儿童的沟通方式以及帮助其解决问题的能力。

（二）初步指标体系构建

1. 年龄段划分

定性访谈过程中，家长和老师基于养育和看护经验提出不同年龄段儿童的身心发育特点、活动水平及主要发生的伤害类型存在差异，因此指标构建时应予以区分；专家基于伤害预防或救治的工作经验提出不同年龄段儿童的伤害预防措施存在差异，合理划分年龄段可以使评估和干预更有针对性。同时，为保证量表的效度，本研究将 0 ～ 18 岁划分为 5 个年龄段，分别是 0 ～ 1 岁、1 ～ 3 岁、3 ～ 6 岁、6 ～ 12 岁和 12 ～ 18 岁。

2. 一级指标

WHO 提出的“5E”干预策略及伤害流行病学的“伤害的能量交换模型”为本研究搭建指标体系的一级维度提供了参考。

同时，基于文献查阅及定性访谈的结果，本研究构建了“环境”“产品”“行为与技能”和“心理”4 个一级指标。

3. 二级指标

根据伤害疾病负担统计数据中儿童发生的主要伤害类型以及伤害发生的地点，在环境、产品、行为与技能 3 个一级指标下构建的二级指标是出行、水域、居家、游戏和运动、动物、急救。另外，对应心理，参考定性访谈结果、WHO 的养育照护框架等资料构建的二级指标是回应性照护、情绪管理、家庭氛围、教养方式和人际关系。

4. 三级指标

参照访谈结果中访谈对象提出的具体评估内容，尤其是家长在抚养儿童的过程中比较关注的伤害预防技能，同时参考全球儿童安全组织（SAFEKIDS）发布的家长对各年龄段儿童的伤害预防自查清单和不同类型伤害预防的自查清单、家庭环境量表（Family Environment Scale）、初级急救员培训标准教程、回应性照护评估量表（ITRCC）、教养方式量表（PBI）等构建共 94 个三级指标形成条目池。三级指标编号：C1 ～ C18 对应“环境”，C19 ～ C27 对应“产品”，C28 ～ C56 对应“行为与技能”，C57 ～ C94 对应“心理”。将 0 ～ 18 岁划分为 5 个年龄段，分别是 0 ～ 1 岁、1 ～ 3 岁、3 ～ 6 岁、6 ～ 12 岁和 12 ～ 18 岁，将上述三级指标逐一纳入适合的年龄段进行德尔菲专家咨询。

（三）德尔菲专家咨询与层次分析法计算结果

1. 咨询专家基本情况

共咨询专家 24 人，包括伤害预防领域的科研工作者 4 人、临床医师 2 人、公卫医师 5 人、教师 10 人和相关行政部门工作人员 3 人。专家平均年龄 46.7 岁，平均工作年限 21.7 年。所有专家中，副高及以上职称 19 人。

2. 专家积极系数

本次咨询进行一轮，共发放咨询表 24 份，回收 24 份，专家积极系数为 100%。

3. 专家权威系数

专家在某指标上的权威系数（Cr）等于该指标的判断系数（Ca）和其熟悉系数（Cs）的算术平均值。本轮咨询专家平均权威系数为 0.85。

4. 专家意见集中程度

德尔菲专家咨询结果中，4 个一级指标的重要性评分均数在 4.42 ～ 5.00 之间，18 个二级指标的重要性评分均数在 4.46 ～ 4.96 之间，说明专家认为

一、二级指标在评价儿童伤害预防家庭监护能力中均比较重要，见表 1。三级指标：0 ~ 1 岁表中重要性评分均数大于 4 分的指标有 71 项；1 ~ 3 岁表中重要性评分均数大于 4 分的指标有 81 项；3 ~ 6 岁表中重要性评分均数大于 4 分的指标有 84 项；6 ~ 12 岁表中重要性评分均数大于 4 分的指标有 69 项；12 ~ 18 岁表中重要性评分均数大于 4 分的指标有 60 项。见表 2。

表 1　一级和二级指标重要性评分均数、标准差和变异系数

一级指标	二级指标	均数	标准差	变异系数
A1 －环境	—	4.92	0.28	0.06
A2 －产品	—	4.42	0.65	0.15
A3 －行为与技能	—	5.00	0.00	0.00
A4 －心理	—	4.75	0.53	0.11
A1 －环境	B1 －出行	4.96	0.20	0.04
	B2 －水域	4.87	0.32	0.06
	B3 －居家	4.88	0.45	0.09
A2 －产品	B4 －出行	4.96	0.20	0.04
	B5 －水域	4.88	0.34	0.07
	B6 －居家	4.88	0.45	0.09
	B7 －游戏和运动	4.88	0.34	0.07
A3 －行为与技能	B8 －出行	4.96	0.20	0.04
	B9 －水域	4.88	0.28	0.06
	B10 －居家	4.88	0.45	0.09
	B11 －游戏和运动	4.88	0.34	0.07
	B12 －动物	4.88	0.45	0.09
	B13 －急救	4.92	0.28	0.06
A4 －心理	B14 －回应性照顾	4.50	0.65	0.14
	B15 －情绪管理	4.63	0.63	0.14
	B16 －家庭氛围	4.63	0.64	0.14
	B17 －教养方式	4.63	0.49	0.11
	B18 －人际关系	4.46	0.71	0.16

表 2　三级指标重要性评分均数与标准差

指标	0～1岁			1～3岁			3～6岁			6～12岁			12～18岁		
	均值	标准差	变异系数	均值	标准差	变异系数	均值	标准差	变异系数	均值	标准差	变异系数	均值	标准差	变异系数
C1	/	/	/	4.04	1.60	0.40	4.67	1.01	0.22	4.79	0.41	0.09	4.29	0.75	0.17
C2	4.54	1.14	0.25	4.92	0.28	0.06	4.58	0.65	0.14	3.00	1.29	0.43	2.25	1.15	0.51
C3	4.71	0.91	0.19	4.96	0.20	0.04	4.71	0.55	0.12	3.92	1.44	0.37	3.00	1.35	0.45
C4	4.67	0.92	0.20	5.00	0.00	0.00	4.83	0.38	0.08	4.00	1.22	0.30	2.96	1.52	0.51
C5	4.63	0.97	0.21	4.92	0.41	0.08	5.00	0.00	0.00	4.13	0.95	0.23	3.04	1.23	0.41
C6	4.88	0.45	0.09	5.00	0.00	0.00	4.83	0.38	0.08	3.92	1.06	0.27	2.63	1.21	0.46
C7	4.75	0.68	0.14	4.88	0.45	0.09	4.96	0.20	0.04	4.58	0.72	0.16	3.71	1.30	0.35
C8	4.25	0.99	0.23	4.33	0.96	0.22	4.33	0.96	0.22	4.29	1.04	0.24	4.33	1.05	0.24
C9	4.42	0.83	0.19	4.42	0.83	0.19	4.38	0.88	0.20	4.42	0.88	0.20	4.42	0.88	0.20
C10	4.88	0.34	0.07	/	/	/	/	/	/	/	/	/	/	/	/
C11	4.92	0.28	0.06	/	/	/	/	/	/	/	/	/	/	/	/
C12	4.42	0.72	0.16	4.46	0.72	0.16	3.88	1.23	0.32	2.54	1.18	0.46	1.83	0.92	0.50
C13	4.79	0.59	0.12	5.00	0.00	0.00	4.96	0.20	0.04	4.54	0.72	0.16	3.67	1.37	0.37
C14	4.58	1.02	0.22	5.00	0.00	0.00	4.88	0.45	0.09	3.17	1.34	0.42	2.13	1.03	0.49
C15	3.75	1.33	0.35	3.75	1.48	0.40	3.58	1.38	0.39	3.21	1.41	0.44	2.71	1.40	0.52
C16	4.04	1.30	0.32	4.38	1.13	0.26	4.08	1.25	0.31	2.42	1.18	0.49	1.71	0.75	0.44

续表

指标	0～1岁			1～3岁			3～6岁			6～12岁			12～18岁		
	均值	标准差	变异系数	均值	标准差	变异系数	均值	标准差	变异系数	均值	标准差	变异系数	均值	标准差	变异系数
C17	4.42	1.28	0.29	4.42	1.28	0.29	4.25	1.29	0.30	2.75	1.19	0.43	1.88	0.95	0.51
C18	4.38	1.24	0.28	4.88	0.61	0.13	4.83	0.48	0.10	3.96	1.33	0.34	3.50	1.44	0.41
C19	3.96	1.57	0.40	4.58	0.97	0.21	4.67	0.76	0.16	4.50	0.93	0.21	4.13	1.19	0.29
C20	4.75	0.90	0.19	4.92	0.41	0.08	5.00	0.00	0.00	4.83	0.48	0.10	4.38	1.13	0.26
C21	5.00	0.00	0.00	/	/	/	/	/	/	/	/	/	/	/	/
C22	4.21	1.02	0.24	/	/	/	/	/	/	/	/	/	/	/	/
C23	4.88	0.34	0.07	4.92	0.28	0.06	4.58	0.83	0.18	3.17	1.24	0.39	2.08	0.97	0.47
C24	4.67	0.87	0.19	5.00	0.00	0.00	5.00	0.00	0.00	4.83	0.64	0.13	4.54	1.02	0.22
C25	5.00	0.00	0.00	4.96	0.20	0.04	4.50	1.02	0.23	3.04	1.52	0.50	2.46	1.50	0.61
C26	4.33	0.96	0.22	4.50	0.72	0.16	4.58	0.72	0.16	4.38	0.92	0.21	4.17	1.13	0.27
C27	4.33	1.31	0.30	4.88	0.45	0.09	4.96	0.20	0.04	4.38	1.17	0.27	3.21	1.59	0.49
C28	4.92	0.41	0.08	5.00	0.00	0.00	5.00	0.00	0.00	4.96	0.20	0.04	4.38	1.35	0.31
C29	4.96	0.20	0.04	4.96	0.20	0.04	4.96	0.20	0.04	4.88	0.34	0.07	/	/	/
C30	4.33	1.37	0.32	4.71	0.91	0.19	4.96	0.20	0.04	4.92	0.28	0.06	4.79	0.59	0.12
C31	4.92	0.28	0.06	4.96	0.20	0.04	4.96	0.20	0.04	4.96	0.20	0.04	4.96	0.20	0.04
C32	4.75	0.85	0.18	4.71	0.86	0.18	4.71	0.86	0.18	4.63	0.92	0.20	4.46	1.02	0.23

续表

指标	0～1岁			1～3岁			3～6岁			6～12岁			12～18岁		
	均值	标准差	变异系数	均值	标准差	变异系数	均值	标准差	变异系数	均值	标准差	变异系数	均值	标准差	变异系数
C33	5.00	0.00	0.00	5.00	0.00	0.00	5.00	0.00	0.00	5.00	0.00	0.00	5.00	0.00	0.00
C34	3.63	1.66	0.46	4.71	0.62	0.13	5.00	0.00	0.00	5.00	0.00	0.00	4.92	0.41	0.08
C35	/	/	/	/	/	/	5.00	0.00	0.00	5.00	0.00	0.00	3.54	1.69	0.48
C36	/	/	/	/	/	/	4.25	1.45	0.34	4.63	1.01	0.22	4.79	0.72	0.15
C37	5.00	0.00	0.00	5.00	0.00	0.00	4.83	0.64	0.13	/	/	/	/	/	/
C38	4.67	0.87	0.19	4.79	0.66	0.14	4.88	0.34	0.07	4.83	0.38	0.08	4.54	0.72	0.16
C39	4.17	1.01	0.24	/	/	/	/	/	/	/	/	/	/	/	/
C40	4.50	0.83	0.19	/	/	/	/	/	/	/	/	/	/	/	/
C41	5.00	0.00	0.00	4.92	0.28	0.06	4.17	1.24	0.30	2.88	1.68	0.58	2.04	1.55	0.76
C42	4.96	0.20	0.04	4.96	0.20	0.04	4.71	1.04	0.22	4.00	1.50	0.38	3.29	1.83	0.56
C43	/	/	/	4.63	1.28	0.28	5.00	0.00	0.00	4.96	0.20	0.04	4.71	0.69	0.15
C44	4.67	1.01	0.22	4.83	0.64	0.13	4.92	0.28	0.06	4.63	0.49	0.11	4.04	0.91	0.22
C45	5.00	0.00	0.00	4.96	0.20	0.04	4.75	0.44	0.09	3.96	1.00	0.25	2.75	1.07	0.39
C46	3.54	1.67	0.47	4.46	0.98	0.22	4.75	0.53	0.11	4.71	0.62	0.13	4.63	0.71	0.15
C47	4.83	0.82	0.17	4.83	0.82	0.17	4.83	0.82	0.17	4.83	0.82	0.17	4.83	0.82	0.17
C48	4.75	0.85	0.18	4.92	0.28	0.06	4.92	0.28	0.06	4.92	0.28	0.06	4.88	0.34	0.07

续表

指标	0 ~ 1 岁			1 ~ 3 岁			3 ~ 6 岁			6 ~ 12 岁			12 ~ 18 岁		
	均值	标准差	变异系数	均值	标准差	变异系数	均值	标准差	变异系数	均值	标准差	变异系数	均值	标准差	变异系数
C49	5.00	0.00	0.00	/	/	/	/	/	/	/	/	/	/	/	/
C50	/	/	/	5.00	0.00	0.00	5.00	0.00	0.00	5.00	0.00	0.00	4.83	0.82	0.17
C51	5.00	0.00	0.00	5.00	0.00	0.00	5.00	0.00	0.00	4.96	0.20	0.04	4.83	0.82	0.17
C52	4.58	1.06	0.23	4.83	0.48	0.10	4.83	0.48	0.10	4.83	0.48	0.10	4.83	0.48	0.10
C53	4.92	0.41	0.08	4.92	0.41	0.08	4.92	0.41	0.08	4.92	0.41	0.08	4.92	0.41	0.08
C54	4.83	0.64	0.13	4.83	0.64	0.13	4.83	0.64	0.13	4.83	0.64	0.13	4.83	0.64	0.13
C55	4.88	0.34	0.07	/	/	/	/	/	/	/	/	/	/	/	/
C56	/	/	/	4.88	0.34	0.07	4.88	0.34	0.07	4.88	0.34	0.07	4.88	0.34	0.07
C57	4.71	1.00	0.21	4.71	1.00	0.21	4.67	1.01	0.22	4.04	1.57	0.39	3.42	1.77	0.52
C58	4.63	0.77	0.17	4.71	0.75	0.16	4.67	0.76	0.16	4.38	1.13	0.26	3.96	1.30	0.33
C59	4.33	1.10	0.25	4.54	0.93	0.21	4.50	0.93	0.21	4.08	1.25	0.31	3.83	1.43	0.37
C60	3.83	1.37	0.36	4.46	0.93	0.21	4.63	0.82	0.18	4.67	0.82	0.17	4.67	0.82	0.17
C61	4.13	1.33	0.32	4.50	0.88	0.20	4.58	0.83	0.18	4.71	0.75	0.16	4.71	0.75	0.16
C62	4.67	0.76	0.16	4.67	0.76	0.16	4.08	1.41	0.35	3.67	1.43	0.39	3.29	1.57	0.48
C63	4.63	0.58	0.12	4.71	0.55	0.12	4.71	0.55	0.12	4.75	0.53	0.11	4.75	0.53	0.11
C64	/	/	/	/	/	/	4.79	0.51	0.11	4.83	0.48	0.10	4.83	0.48	0.10

续表

指标	0～1岁			1～3岁			3～6岁			6～12岁			12～18岁		
	均值	标准差	变异系数	均值	标准差	变异系数	均值	标准差	变异系数	均值	标准差	变异系数	均值	标准差	变异系数
C65	4.67	0.92	0.20	4.88	0.45	0.09	4.88	0.45	0.09	4.88	0.45	0.09	4.83	0.48	0.10
C66	4.50	1.10	0.25	4.79	0.59	0.12	4.79	0.59	0.12	4.83	0.48	0.10	4.83	0.48	0.10
C67	4.50	1.06	0.24	4.79	0.59	0.12	4.83	0.48	0.10	4.88	0.45	0.09	4.88	0.45	0.09
C68	4.46	1.06	0.24	4.79	0.51	0.11	4.79	0.51	0.11	4.79	0.51	0.11	4.79	0.51	0.11
C69	4.46	1.10	0.25	4.83	0.48	0.10	4.88	0.45	0.09	4.88	0.45	0.09	4.88	0.45	0.09
C70	4.46	1.10	0.25	4.83	0.48	0.10	4.83	0.48	0.10	4.88	0.45	0.09	4.88	0.45	0.09
C71	4.71	0.62	0.13	4.75	0.61	0.13	4.75	0.61	0.13	4.71	0.62	0.13	4.58	0.72	0.16
C72	3.50	1.53	0.44	3.92	1.10	0.28	4.21	1.02	0.24	4.58	0.65	0.14	4.71	0.62	0.13
C73	4.79	0.59	0.12	4.79	0.59	0.12	4.79	0.59	0.12	4.79	0.59	0.12	4.75	0.61	0.13
C74	4.63	0.77	0.17	4.75	0.61	0.13	4.79	0.59	0.12	4.71	0.62	0.13	4.63	0.65	0.14
C75	4.25	1.26	0.30	4.50	0.88	0.20	4.63	0.71	0.15	4.67	0.70	0.15	4.63	0.71	0.15
C76	4.46	1.02	0.23	4.79	0.51	0.11	4.83	0.48	0.10	4.83	0.48	0.10	4.79	0.51	0.11
C77	4.50	1.02	0.23	4.71	0.75	0.16	4.88	0.45	0.09	4.88	0.45	0.09	4.83	0.48	0.10
C78	4.79	0.51	0.11	4.83	0.48	0.10	4.83	0.48	0.10	4.83	0.48	0.10	4.79	0.51	0.11
C79	4.46	1.22	0.27	4.83	0.48	0.10	4.88	0.45	0.09	4.88	0.45	0.09	4.83	0.48	0.10
C80	3.63	1.47	0.41	4.25	0.94	0.22	4.46	0.78	0.17	4.54	0.72	0.16	4.54	0.72	0.16

续表

指标	0 ~ 1 岁			1 ~ 3 岁			3 ~ 6 岁			6 ~ 12 岁			12 ~ 18 岁		
	均值	标准差	变异系数	均值	标准差	变异系数	均值	标准差	变异系数	均值	标准差	变异系数	均值	标准差	变异系数
C81	4.13	1.30	0.31	4.50	0.83	0.19	4.67	0.64	0.14	4.75	0.53	0.11	4.75	0.53	0.11
C82	3.71	1.49	0.40	4.21	1.06	0.25	4.54	0.66	0.14	4.71	0.62	0.13	4.67	0.64	0.14
C83	3.63	1.50	0.41	4.21	1.02	0.24	4.42	0.83	0.19	4.58	0.72	0.16	4.58	0.65	0.14
C84	4.00	1.56	0.39	4.46	0.88	0.20	4.71	0.55	0.12	4.71	0.55	0.12	4.71	0.55	0.12
C85	4.17	1.34	0.32	4.92	0.28	0.06	4.96	0.20	0.04	4.96	0.20	0.04	4.92	0.28	0.06
C86	4.08	1.41	0.35	4.88	0.34	0.07	4.96	0.20	0.04	4.96	0.20	0.04	4.92	0.28	0.06
C87	3.75	1.67	0.45	4.96	0.20	0.04	4.96	0.20	0.04	4.96	0.20	0.04	4.79	0.41	0.09
C88	3.53	1.77	0.49	4.67	0.76	0.16	4.96	0.20	0.04	4.96	0.20	0.04	4.96	0.20	0.04
C89	4.71	0.86	0.18	4.92	0.28	0.06	4.92	0.28	0.06	4.92	0.28	0.06	4.88	0.34	0.07
C90	4.17	1.24	0.30	4.79	0.51	0.11	4.83	0.48	0.10	4.83	0.48	0.10	4.79	0.51	0.11
C91	3.79	1.41	0.37	4.67	0.64	0.14	4.71	0.55	0.12	4.75	0.53	0.11	4.75	0.53	0.11
C92	/	/	/	4.29	1.00	0.23	4.67	0.56	0.12	4.75	0.53	0.11	4.75	0.53	0.11
C93	/	/	/	4.54	0.83	0.18	4.79	0.51	0.11	4.83	0.48	0.10	4.83	0.48	0.10
C94	/	/	/	4.38	0.97	0.22	4.58	1.10	0.24	4.63	1.10	0.24	4.63	1.10	0.24

注：/ 表示该指标未纳入该年龄段。

5. 专家意见协调程度

通过 Kendall's W 分析，得出本轮咨询的肯德尔协调系数 W 为 0.338，$P < 0.01$。专家意见协调程度良好。

6. 指标修改结果

根据筛选标准，即重要性评分均数＜ 4.0 且变异系数≥ 0.25 对指标进行筛选。一、二级指标无变动。三级指标中，0 ～ 1 岁表删除 17 项，1 ～ 3 岁表删除 2 项，3 ～ 6 岁表删除 3 项，6 ～ 12 岁表删除 14 项，12 ～ 18 岁表删除 24 项，见表 3。

筛选后，指标体系共包括 4 项一级指标、18 项二级指标，各年龄表三级指标的数量：0 ～ 1 岁表 67 项，1 ～ 3 岁表 81 项，3 ～ 6 岁表 83 项，6 ～ 12 岁表 71 项，12 ～ 18 岁表 60 项。完整指标体系见附件 1。

表 3　德尔菲咨询后三级指标删除项

指标序号	指标内容	涉及年龄段
C2	家中的蓄水及用水设备（水桶、儿童洗澡盆、马桶等）加盖	6 ～ 12 岁 /12 ～ 18 岁
C3	使用无尖锐角或安装防撞角的家具	6 ～ 12 岁 /12 ～ 18 岁
C4	家中的电源配备安全插口	12 ～ 18 岁
C5	药品放在儿童接触不到的地方	12 ～ 18 岁
C6	尖锐物品（如剪刀等）放在儿童接触不到的地方	6 ～ 12 岁 /12 ～ 18 岁
C7	有一定高度的家具（书架等）牢固地靠墙而立或进行固定	12 ～ 18 岁
C12	餐桌上不使用桌布（家中有小年龄段儿童时）	3 ～ 6 岁 /6 ～ 12 岁 /12 ～ 18 岁
C13	高层住宅窗户配备安全装置（例如安装护栏、限位器等）	12 ～ 18 岁
C14	家中饮水机配备儿童安全锁	6 ～ 12 岁 /12 ～ 18 岁
C15	儿童床边配备小夜灯	0 ～ 18 岁
C16	儿童不进入厨房，不使用厨房时锁好门或采用其他方法防止儿童进入	12 ～ 18 岁

续表

指标序号	指标内容	涉及年龄段
C17	家中的楼梯安装安全门	6～12岁/12～18岁
C18	浴室地面有水时，及时擦干，保持地面干燥	12～18岁
C23	不给儿童穿有抽绳的连帽衫	6～12岁/12～18岁
C25	为儿童选择合适的玩具，不将体积太小或颗粒状的玩具给小年龄段儿童	6～12岁/12～18岁
C27	儿童做手工时，为其准备儿童用的安全剪刀	6～12岁/12～18岁
C34	教育儿童掌握基本的交通法规和出行时的安全知识	0～1岁
C35	未满12周岁的儿童，不能在道路上骑自行车	12～18岁
C36	未满16周岁的儿童，不能骑电动车	0～18岁
C41	给儿童冲奶粉喂奶之前，家长自己先试一下温度	6～12岁/12～18岁
C42	给儿童洗澡先放冷水再放热水	6～12岁/12～18岁
C45	对儿童做到近距离、不分心、不间断地看护	12～18岁
C46	告诉儿童在运动前做好准备活动	0～1岁
C57	注意到儿童的反应并做出适当回应（比如洗澡时因为水太烫，儿童会大哭，家长及时调节水温）	12～18岁
C58	回应儿童兴趣和喜好的一个方法是和儿童一起专注于他喜欢的事	12～18岁
C59	帮助儿童表达他们的情绪	12～18岁
C60	鼓励孩子自己解决问题以培养他们的能力	0～1岁
C62	儿童在语言学习的初期家长可以一起参与，例如儿童咿咿呀呀唱歌时，可以慢慢跟着唱	6～12岁/12～18岁
C72	儿童有自己的房间，和父母分房睡	0～1岁/1～3岁
C76	保护儿童的隐私	0～1岁
C77	经常和儿童沟通，了解儿童的需求和想法	0～1岁
C79	儿童心情不好的时候帮助他纾解自己的情绪	0～1岁
C80	让儿童穿着自己喜欢的衣服	0～1岁
C82	让儿童逐步学会自己照顾自己	0～1岁
C83	逐步培养儿童自己拿主意、自己做主的习惯	0～1岁

续表

指标序号	指标内容	涉及年龄段
C85	教儿童认识自己的身体，告诉儿童哪些是隐私部位，别人不能随意看和触碰	0 ~ 1 岁
C86	告诉儿童，不能随意触碰他人的隐私部位	0 ~ 1 岁
C87	教育儿童，不能随便接受陌生人的饮料或食品	0 ~ 1 岁
C88	告诉儿童，当遭遇暴力侵害时，要大声呼救，并且务必要告诉爸爸妈妈	0 ~ 1 岁
C90	鼓励儿童与同伴交往	0 ~ 1 岁
C91	鼓励儿童关注同伴的情绪，培养他们的同理心	0 ~ 1 岁

7. 层次分析法计算结果

由专家对一级指标重要性评分构建的 24 个判断矩阵均通过一致性检验，均可用于计算指标权重。通过对 4 个一级指标权重求均数得到的最终权重分别是："环境" 0.280，"产品" 0.162，"行为与技能" 0.314，"心理" 0.245。见表 4。

同理，计算得到各二级指标权重，将每个二级指标权重与其相应一级指标权重相乘得到组合权重。"环境""产品"和"行为与技能"对应二级指标中权重最高的均是"水域"（在一级指标"环境"下，"水域"和"出行"的权重同为最高）；"心理"对应的 5 个二级指标权重排在前三位的是"家庭氛围""教养方式"和"情绪管理"，权重都在 0.2 以上。见表 4。

表 4　儿童伤害预防家庭监护能力评估指标体系一、二级指标权重

一级指标	权重	二级指标	权重
环境	0.280	出行	0.339
		水域	0.339
		居家	0.322

续表

一级指标	权重	二级指标	权重
产品	0.162	出行	0.256
		水域	0.260
		居家	0.244
		游戏和运动	0.240
行为与技能	0.314	出行	0.172
		水域	0.174
		居家	0.164
		游戏和运动	0.158
		动物	0.160
		急救	0.173
心理	0.245	回应性照护	0.188
		情绪管理	0.208
		家庭氛围	0.220
		教养方式	0.219
		人际关系	0.165

四、讨　论

（一）定性研究为指标体系的构建提供基础

1. 访谈对象对伤害的认知及关注的伤害类型

定性访谈中，所有访谈对象一致认可儿童伤害预防的重要性，但是仍有相当部分家长将伤害的发生归为“意外”或者“防不胜防”。“意外”，言外之意就是料想不到或是意料之外。然而，大量研究证据表明，伤害发生并非“意外”，其发生的原因是可以被研究和被干预的[31]。家长认为儿童伤害的发生是“意外”，只能说明家长对伤害发生原因和预防的认知存在误区，更没有意识到自己在抚养儿童过程中的一些行为是儿童伤害发生的直接或间接原因。

心理专家和教师都提到现在由于心理问题而导致的故意伤害发生率升高，家长需要加强对儿童情绪和心理问题的关注。薛城等人于2019—2020年对上海市小学生开展的情绪与焦虑相关研究显示，小学生焦虑障碍检出率为19.91%，与消极情绪的持续天数有关，消极情绪持续天数的延长将增加小学生患焦虑障碍的风险[32]。

急救技能是家长们比较关注的一个问题，许多家长认为自己的急救知识与技能掌握不足，希望得到更多相关培训。

2. 构建指标体系的必要性

访谈对象分别从顶层设计、干预项目制定和个体获益的角度肯定了构建指标体系的必要性。

专家认为对儿童生活环境的安全性评估指标既可以促进家长为儿童创造安全的环境，同时也可以为政府决策提供依据，促进建设儿童友好环境。环境相关评价指标可以为家庭、学校、社区等在环境建设和设施改造落实具体目标的过程中提供依据。

访谈对象认为构建的指标体系还可以应用于儿童伤害干预项目的优化。在国家或地方层面都可以通过该指标体系对家长的伤害监护能力进行综合评估，选择筛查出的得分最低的一个或一类指标作为干预重点，也可以选择筛查出的某类家长或某个地区进行重点干预。通过随访，还可以对干预效果进行长期追踪，持续改进和提升家长的监护水平。

家长可以采用指标体系进行自评，这既是发现问题的过程，也是主动接受健康教育的过程，对父母及参与隔代养育的祖辈均是如此[33]。

3. 构建指标体系的思路及建议

访谈对象提出的环境维度既包括物理环境也包括心理环境。物理环境是指家庭中一切与衣食住行有关的物品所构成的物质系统。家庭心理环境由家庭成员的世界观、气质、道德修养、学识水平、家庭氛围等构成[34]。

被提及次数最多的心理环境维度是陪伴与沟通及情绪管理。陪伴与沟通不仅仅是和孩子待在一起，还要注重与儿童的情感互动及对儿童表现的积极回应和反馈[35]。相当部分的家长认为陪伴与沟通很重要，但自己却没有做好，或是没有给予儿童高质量的陪伴；家长自己的情绪管理能力有待提升。

访谈对象广泛提及家长购买儿童产品的安全性问题，主要包括儿童玩具和日常生活用品。国家市场监督管理总局和国家标准化管理委员会于 2019 年联合发布了《文具用品安全标志》和《玩具及儿童用品特定元素的迁移试验通则》等国家标准以保障儿童产品安全，从源头上遏制不安全产品的生产。作为家长，必须了解产品特性和用途，为儿童选择适合儿童年龄段的产品。

（二）德尔菲法构建指标体系及权重计算

1. 德尔菲法筛选指标的科学性及合理性

专家对整个指标体系的认可程度高，所有一级和二级指标的重要性评分均数都在 4 分以上且咨询结果一致性较好。根据咨询结果和预设的标准筛选出若干需要删除的指标，在经研究人员反复商讨并结合实际情况后，最终删除三级指标共 60 项，使得每个年龄段的量表内容更符合该年龄段儿童主要发生的伤害类型及家长伤害预防监护能力的评估需求。

2. 一级指标权重分析

4 个一级指标的权重由高到低依次是“行为与技能”“环境”“心理”和“产品”。家长的行为与技能涵盖看护、对儿童的安全教育、家长自身安全行为和急救技能。家长看护不当是导致伤害发生的重要原因，包括看护分心、看护距离太远和看护方式不当；家长对儿童的教育和家长的自身安全行为则影响着儿童安全行为的养成。李粉粉于 2018 年针对学龄前儿童开展的一项干预研究显示，学龄前儿童伤害组的危险行为显著高于无伤害组[36]。家长作为儿童的第一任老师，在培养儿童安全意识和行为中有着义不容辞的责任，口头教育和以身作则缺一不可。

“产品”指标包括为儿童提供安全的产品以防止伤害发生，以及提供安全保护产品（如安全座椅）以在事故发生时保护儿童[37]。环境是导致伤害发生的主要原因之一，尤其是居家环境。家是小年龄段儿童活动的主要场所，也是儿童伤害发生最多的场所[9-11，36，38，39]。环境危险度越高，儿童伤害发生的可能性越大[40]。通过杜绝危险产品和危险环境这两类物理因素可以一定程度上预防伤害的发生。然而，即使保证了产品和环境的安全，仍然需要家长正确的监护行为才能最大程度避免伤害发生[41]。2020 年一项针对家长行为对儿童跌倒的中介和调节效应研究指出，家长的行为在整个模型中无论是否纳入环境、儿童行为等调节变量，对儿童伤害的发生均有显著影响，是导致跌倒伤害的直接原因[40]。

3. 二级指标权重分析

“水域”在三个一级指标下的二级指标中均占据了最高权重（在其中一个一级指标下，“水域”和“出行”的权重同为最高）。“环境”下的水域安全主要指家中浴室、私人泳池、水桶等加隔离屏障。“产品”下的水域安全主要指在儿童学游泳时或进行其他水上运动时为其穿戴有品质保证的浮身物。“行为与技能”下的水域安全主要指加强对儿童的看护和监管，不让儿童接触危险水域，而这是目前我国儿童溺水干预中最大的难点，尤其在农村地区。

在心理对应的二级指标中，“家庭氛围”“教养方式”和“情绪管理”的权重相当，均达到 0.2 以上。儿童在民主型家庭氛围中成长能充分体会到被理解和尊重，从而也能够尊重自己和他人，拥有健康的心理和人格。家长的教养方式和情绪管理影响着家庭氛围的形成。暴躁易怒的父母经常在家中吵架或者对孩子发脾气，易形成冲突型家庭氛围，使儿童胆小懦弱、缺乏安全感或形成急躁性格；相反，父母情绪稳定，善于控制，遇事和儿童耐心沟通，这样的家庭有着民主型家庭氛围，有利于儿童的心理成长，使儿童形成良好的性格[42]。

参考文献

[1] 王书梅．社区伤害预防和安全促进理论与实践 [M]. 上海：复旦大学出版社，2010.

[2] BAKER S P，O'NEILL B，LI G G，et al. The injury fact book [M]. Oxford：Oxford University Press，1992.

[3] ROTH G A，ABATE D，ABATE K H，et al. Global，regional，and national age-sex-specific mortality for 282 causes of death in 195 countries and territories，1980–2017：a systematic analysis for the Global Burden of Disease Study 2017 [J]. The lancet，2018，392（10159）：1736-1788.

[4] 国家卫生计生委统计信息中心，中国疾病预防控制中心慢性非传染性疾病预防控制中心．中国死因监测数据集 2015 [M]. 北京：中国科学技术出版社，2016.

[5] 国家卫生计生委统计信息中心，中国疾病预防控制中心慢性非传染性疾病预防控制中心．中国死因监测数据集 2016 [M]. 北京：中国科学技术出版社，2017.

[6] 国家卫生计生委统计信息中心，中国疾病预防控制中心慢性非传染性疾病预防控制中心．中国死因监测数据集 2017 [M]. 北京：中国科学技术出版社，2018.

[7] 国家卫生计生委统计信息中心，中国疾病预防控制中心慢性非传染性疾病预防控制中心．中国死因监测数据集 2018 [M]. 北京：中国科学技术出版社，2019.

[8] 国家卫生计生委统计信息中心，中国疾病预防控制中心慢性非传染性疾病预防控制中心．中国死因监测数据集 2019 [M]. 北京：中国科学技术出版社，2020.

[9] 王康，张绍华，张华，等．2013 ～ 2018 年青岛市市北区 0 ～ 6 岁儿童伤害病例特征分析 [J]. 预防医学论坛，2020，26（4）：305-307，312.

[10] 纪翠蓉，段蕾蕾，耳玉亮，等．2014 年全国伤害监测系统儿童头外伤就诊病例分布特征分析 [J]. 中华流行病学杂志，2016，37（4）：527-530.

[11] ONG A C，LOW S G，VASANWALA F F. Childhood injuries in Singapore：can local physicians and the healthcare system do more to confront this public health concern? [J]. Int J environ res public health，2016，13（7）：718.

[12] SALUJA G，BRENNER R，MORRONGIELLO B A，et al. The role of supervision in child injury risk：definition，conceptual and measurement issues [J]. Inj control saf promot，2004，11（1）：17-22.

[13] 余杏侠，魏捷，杨卫泽．儿童意外伤害 482 例原因及特点分析 [J]. 中国儿童保健杂志，2019，27（6）：687.

[14] DONATH C，GRAESSEL E，BAIER D，et al. Is parenting style a predictor of suicide attempts in a representative sample of adolescents? [J]. BMC pediatrics，2014，14(1)：1-13.

[15] HAN A，WANG G，XU G，et al. A self-harm series and its relationship with childhood adversity among adolescents in mainland China：a cross-sectional study [J]. BMC psychiatry，2018，18（1）：1-10.

[16] SHARAF A Y，THOMPSON E A，EL-SALAM H F A. Perception of parental bonds and suicide intent among Egyptian adolescents [J]. Journal of child and adolescent psychiatric nursing，2016，29（1）：15-22.

[17] ZHANG J，SONG J，WANG J. Adolescent self-harm and risk factors [J]. Asia-Pacific psychiatry，2016，8（4）：287-295.

[18] 中华人民共和国卫生部．儿童跌倒干预技术指南 [EB/OL]. http://www.nhc.gov.cn/wjw/gfxwj/201304/729e74b51ab5434c965ec03164eca46d.shtml.

[19] 中华人民共和国卫生部．儿童道路交通伤害干预技术指南 [EB/OL]. http://www.nhc.gov.cn/wjw/gfxwj/201304/729e74b51ab5434c965ec03164eca46d.shtml.

[20] 中华人民共和国卫生部．儿童溺水干预技术指南 [EB/OL]. http://www.nhc.gov.cn/wjw/gfxwj/201304/729e74b51ab5434c965ec03164eca46d.shtml.

[21] BASARAB-HORWATH J A. The child's world：assessing children in need [M]. Philadelphia：Jessica Kingsley Publishers，2001.

[22] BUDD K S. Assessing parenting competence in child protection cases：a clinical practice model [J]. Clinical child and family psychology review，2001，4（1）：1-18.

[23] HOUSTON S. Assessing parenting capacity in child protection：towards a knowledge-based model [J]. Child & Family social work，2016，21（3）：347-357.

[24] ANDERST J，DOWD M D，SCHNITZER P，et al. Preliminary development of a rapid assessment of supervision scale for young children [J]. Pediatrics，2012，129（6）：e1517-e1524.

[25] MORRONGIELLO B A，CORBETT M. The parent supervision attributes profile questionnaire：a measure of supervision relevant to children's risk of unintentional injury [J].

Injury prevention，2006，12（1）：19-23.

[26] SHIELDS W C，GIELEN A C，FRATTAROLI S，et al. Child housing assessment for a safe environment（CHASE）：a new tool for injury prevention inside the home [J]. Injury prevention，2020，26（3）：215-220.

[27] MORRONGIELLO B A，ONDEJKO L，LITTLEJOHN A. Understanding toddlers' in-home injuries：I. Context，correlates，and determinants [J]. J Pediatr psychol，2004，29（6）：415-431.

[28] OLSEN L L，ISHIKAWA T，MÂSSE L C，et al. Risk engagement and protection survey（REPS）：developing and validating a survey tool on fathers' attitudes towards child injury protection and risk engagement [J]. Injury prevention，2018，24（2）：106-112.

[29] 殷小雅，陈勃昊，李艺扬，等．儿童伤害预防家庭监护能力评估指标体系构建的定性研究 [J]. 伤害医学（电子版），2022，11（4）：15-21.

[30] 殷小雅，陈勃昊，朱莹，等．德尔菲法构建儿童伤害预防家庭监护能力评估指标体系 [J]. 中国学校卫生，2022，43（7）：1086-1089，1094.

[31] 索朗曲珍，耳玉亮，黄倩，等．西藏山南市小学生伤害干预及效果评估 [J]. 中国健康教育，2021，37（5）：456-458.

[32] 薛城，任俊，殷小雅，等．小学生情绪状态与焦虑障碍发生的剂量反应关系 [J]. 中国学校卫生，2021，42（3）：375-380.

[33] KHATLANI K，ALONGE O，RAHMAN A，et al. Caregiver supervision practices and risk of childhood unintentional injury mortality in Bangladesh [J]. International journal of environmental research and public health，2017，14（5）：515.

[34] 姚玉华，姚晨，喻彦，等．上海市虹口区某街道儿童居家环境伤害危险因素评估 [J]. 中国学校卫生，2014，35（3）：421-423.

[35] 胡月．论高质量亲子关系的构建 [J]. 文化创新比较研究，2020，4（22）：61-63.

[36] 李粉粉，王书梅，陈瑶，等．上海市某社区学龄前儿童 2011—2016 年伤害趋势及干预效果 [J]. 中国学校卫生，2017，38（10）：1451-1453，1457.

[37] 张佩斌．我国儿童伤害特征与防制措施的思考 [J]. 伤害医学（电子版），2017，6（1）：1-4.

[38] 叶周丰，陈文涛，王书梅，等．上海市某街道初中生对于伤害预防的认知与教育需求调

查 [J]. 伤害医学（电子版），2018，7（2）：1-4.
[39] 曲爽笑，王书梅，郑文娟，等 . 上海市某社区学龄前儿童伤害与相关因素调查研究 [J]. 中国预防医学杂志，2015，16（3）：191-195.
[40] 应佳丽，苏亚娅，杨琛，等 . 家长行为对儿童跌倒伤害的中介和调节效应 [J]. 中国健康教育，2020，36（12）：1087-1090.
[41] PETERSON L，COOK S C，LITTLE T，et al. “Mom lets me go there”：the role of environment and supervision in children's minor injuries [J]. Children's environments quarterly，1991，8（3/4）：15-23.
[42] 彭海林，舒婷 . 家庭教育中父母情绪管理对幼儿心理成长的影响 [J]. 心理月刊，2021，16（11）：217-218.

附件 1　儿童伤害预防家庭监护能力评估指标体系

表 1　儿童伤害预防家庭监护能力评估指标体系（0 ~ 1 岁表）

一级指标	二级指标	三级指标编号	三级指标
环境	水域	C2	家中的蓄水及用水设备（水桶、儿童洗澡盆、马桶等）加盖
	居家	C3	使用无尖锐角或安装防撞角的家具
		C4	家中的电源配备安全插口
		C5	药品放在儿童接触不到的地方
		C6	尖锐物品（如剪刀等）放在儿童接触不到的地方
		C7	有一定高度的家具（书架等）牢固地靠墙而立或进行固定
		C8	家中安装烟雾报警器
		C9	家中安装燃气泄漏报警器
		C10	不把有开口的包或袋子放在婴儿小床上
		C11	不在婴儿的被子里放热水袋保暖
		C12	餐桌上不使用桌布（家中有小年龄段儿童时）
		C13	高层住宅窗户配备安全装置（例如安装护栏、限位器等）
		C14	家中饮水机配备儿童安全锁
		C16	儿童不进入厨房，不使用厨房时锁好门或采用其他方法防止儿童进入
		C17	家中的楼梯安装安全门
		C18	浴室地面有水时，及时擦干，保持地面干燥
产品	出行	C19	儿童夜晚出行使用有反光标识的产品（婴儿推车、书包等）或穿戴有反光标识的衣物
	水域	C20	儿童学游泳时为其穿戴品质有保证的浮身物
	居家	C21	婴儿床配备护栏
		C22	不使用学步车
		C23	不给儿童穿有抽绳的连帽衫
		C24	不用喝完的饮料瓶装消毒液或洗洁精等化学制剂

续表

一级指标	二级指标	三级指标编号	三级指标
产品	游戏和运动	C25	为儿童选择合适的玩具，不将体积太小或颗粒状的玩具给小年龄段儿童
		C26	运动时为儿童穿着适合运动的服装
		C27	儿童做手工时，为其准备儿童用的安全剪刀
行为与技能	出行	C28	儿童乘坐机动车出行时系好安全带（0 ~ 12 岁儿童配备合适的安全约束装置）
		C29	乘坐机动车出行时，未满 12 周岁的儿童不坐在副驾驶位
		C30	家长自身遵守交通规则，过马路走斑马线，不闯红灯
		C31	家长驾驶机动车和骑非机动车（电动自行车、自行车等）时不使用手机
		C32	家长步行时不使用手机
		C33	家长饮酒后不开车
	水域	C37	给小年龄段儿童洗澡时，全程看护，不能离开
		C38	带儿童去合法运营的游泳场地游泳
	居家	C39	0 ~ 12 月龄儿童和大人分床睡
		C40	婴儿采取仰卧位睡姿
		C41	给儿童冲奶粉喂奶之前，家长自己先试一下温度
		C42	给儿童洗澡先放冷水再放热水
		C44	带儿童去适合年龄段的游乐场所游玩
		C45	对儿童做到近距离、不分心、不间断地看护
	动物	C47	如果家里有宠物，定期给宠物打疫苗
		C48	儿童远离流浪动物（没有身体接触）
	急救	C49	1 岁以下婴儿异物呛入呼吸道导致堵塞，如果婴儿无意识，先实施心肺复苏，再实施海姆立克急救；如果婴儿有意识，立即为其实施海姆立克急救，步骤是： 1. 拍背：将婴儿面朝下，俯伏在急救员的前臂上，用一只手托住其头部，不要遮盖口鼻，用前臂托住婴儿胸部，稳定地放在自己同侧的大腿上，婴儿的头部应低于身体，另一只手的掌根在婴儿背部、两侧肩胛骨之间向前向下叩击 5 次； 2. 压胸：如异物仍未排出，翻转婴儿，婴儿面朝上，一只手支持住其头枕部和背部，另一只手的两根手指放在婴儿胸部进行 5 次快速用力按压

续表

一级指标	二级指标	三级指标编号	三级指标
行为与技能	急救	C51	儿童发生烧烫伤时，如神志清楚，应立即用冷水冲洗或浸泡伤处 10 分钟以上，直至疼痛减轻，并尽快送医；如意识不清则判断呼吸，无呼吸或仅有叹息样呼吸时，立即开始心肺复苏；意识不清但呼吸正常时，拨打 120 等待急救车到来
		C52	处理挫伤、肌肉拉伤、韧带扭伤等急性骨骼肌肉伤害的“PRICE 原则”是指保护、休息、冰敷、压迫和抬高
		C53	儿童发生骨折后，应用夹板或书本固定患肢后再去医院
		C54	儿童被狗、猫咬伤或抓伤后，现场急救步骤是： 1. 优先止血； 2. 用肥皂水（或其他弱碱性清洗剂）和流动水交替清洗伤口至少 15 分钟，最后用生理盐水冲洗避免肥皂水残留； 3. 消毒：冲洗后用碘伏（0.025% ～ 0.05%）涂擦伤口； 4. 冷敷：如局部淤血、肿胀，可在伤口处冷敷，但不超过 20 分钟； 5. 尽快送医
		C55	对 0 ～ 1 岁婴儿的心肺复苏流程： 1. 胸外按压：双指放置于婴儿乳头连线中点下方，垂直按压 30 次，深度大约为 4cm ； 2. 人工呼吸：仰头提颌开放婴儿气道，采取口对口鼻的人工呼吸，确保每次吹气时有可见的胸部隆起，避免过度通气； 3.30 次胸外按压与 2 次人工呼吸交替进行
心理	回应性照护	C57	注意到儿童的反应并做出适当回应（比如洗澡时因为水太烫，儿童会大哭，家长应及时调节水温）
		C58	回应儿童兴趣和喜好的一个方法是和儿童一起专注于他喜欢的事
		C59	帮助儿童表达他们的情绪
		C61	为孩子提供学习各种技能的机会
		C62	儿童在语言学习的初期家长可以一起参与，例如儿童咿咿呀呀唱歌时，可以慢慢跟着唱
	情绪管理	C63	家长意识到自己消极情绪的存在
		C65	家长因自身的工作等事情产生消极情绪时，不发泄到儿童身上，而是运用合适的方式纾解消极情绪
	家庭氛围	C66	家庭成员之间互相给予最大的支持
		C67	家庭成员之间互相关心
		C68	家庭成员之间勇敢地表达相互之间的感情

续表

一级指标	二级指标	三级指标编号	三级指标
心理	家庭氛围	C69	家庭成员之间讲话时注意避免伤害对方的感情
		C70	家庭成员之间意见不合时，心平气和地沟通，避免吵架
	教养方式	C71	孩子最好由父母亲自抚养
		C73	用温和友好的语气与儿童说话
		C74	在儿童遇到困难时给予足够的帮助
		C75	允许儿童做自己喜欢的事
		C78	经常鼓励和夸奖儿童
		C81	不对儿童过度保护，而是给予他一定的自由
		C84	不试图控制儿童做的每一件事
		C89	家里有多个儿童时，男孩女孩同等对待

表 2　儿童伤害预防家庭监护能力评估指标体系（1 ～ 3 岁表）

一级指标	二级指标	三级指标编号	三级指标
环境	出行	C1	儿童在入学前，家长为其选择一条安全的上下学线路（包括父母接送的情况）
	水域	C2	家中的蓄水及用水设备（水桶、儿童洗澡盆、马桶等）加盖
	居家	C3	使用无尖锐角或安装防撞角的家具
		C4	家中的电源配备安全插口
		C5	药品放在儿童接触不到的地方
		C6	尖锐物品（如剪刀等）放在儿童接触不到的地方
		C7	有一定高度的家具（书架等）牢固地靠墙而立或进行固定
		C8	家中安装烟雾报警器
		C9	家中安装燃气泄漏报警器
		C12	餐桌上不使用桌布（家中有小年龄段儿童时）
		C13	高层住宅窗户配备安全装置（例如安装护栏、限位器等）
		C14	家中饮水机配备儿童安全锁

续表

一级指标	二级指标	三级指标编号	三级指标
环境	居家	C16	儿童不进入厨房，不使用厨房时锁好门或采用其他方法防止儿童进入
		C17	家中的楼梯安装安全门
		C18	浴室地面有水时，及时擦干，保持地面干燥
产品	出行	C19	儿童夜晚出行使用有反光标识的产品（婴儿推车、书包等）或穿戴有反光标识的衣物
	水域	C20	儿童学游泳时为其穿戴品质有保证的浮身物
	居家	C23	不给儿童穿有抽绳的连帽衫
		C24	不用喝完的饮料瓶装消毒液或洗洁精等化学制剂
	游戏和运动	C25	为儿童选择合适的玩具，不将体积太小或颗粒状的玩具给小年龄段儿童
		C26	运动时为儿童穿着适合运动的服装
		C27	儿童做手工时，为其准备儿童用的安全剪刀
行为与技能	出行	C28	儿童乘坐机动车出行时系好安全带（0 ～ 12 岁儿童配备合适的安全约束装置）
		C29	乘坐机动车出行时，未满 12 周岁的儿童不坐在副驾驶位
		C30	家长自身遵守交通规则，过马路走斑马线，不闯红灯
		C31	家长驾驶机动车和骑非机动车（电动自行车、自行车等）时不使用手机
		C32	家长步行时不使用手机
		C33	家长饮酒后不开车
		C34	教育儿童掌握基本的交通法规和出行时的安全知识
	水域	C37	给小年龄段儿童洗澡时，全程看护，不能离开
		C38	带儿童去合法运营的游泳场地游泳
	居家	C41	给儿童冲奶粉喂奶之前，家长自己先试一下温度
		C42	给儿童洗澡先放冷水再放热水
		C43	儿童进行户外游戏和运动时（玩滑板车等）为其佩戴护具
		C44	带儿童去适合年龄段的游乐场所游玩

续表

一级指标	二级指标	三级指标编号	三级指标
行为与技能	居家	C45	对儿童做到近距离、不分心、不间断地看护
		C46	告诉儿童在运动前做好准备活动
	动物	C47	如果家里有宠物，定期给宠物打疫苗
		C48	儿童远离流浪动物（没有身体接触）
	急救	C50	2岁以上儿童发生食物呛入呼吸道导致堵塞，如果儿童无意识，先实施心肺复苏，再实施海姆立克急救；如果儿童有意识，立即为其实施海姆立克急救，步骤是： 1. 在儿童背后，双臂环抱其腹部，嘱咐儿童身体前倾、低头、张口； 2. 一只手握拳，将拳头拇指扁平放在儿童肚脐上方，另一只手抓住握紧的拳头，快速冲击上腹部数下，直至将异物清除； 3. 根据儿童身高，家长可站立、跪或坐在其身后进行腹部冲击
		C51	儿童发生烧烫伤时，如神志清楚，应立即用冷水冲洗或浸泡伤处10分钟以上，直至疼痛减轻，并尽快送医；如意识不清则判断呼吸，无呼吸或仅有叹息样呼吸时，立即开始心肺复苏；意识不清但呼吸正常时，拨打120等待急救车到来
		C52	处理挫伤、肌肉拉伤、韧带扭伤等急性骨骼肌肉伤害的“PRICE原则”是指保护、休息、冰敷、压迫和抬高
		C53	儿童发生骨折后，应用夹板或书本固定患肢后再去医院
		C54	儿童被狗、猫咬伤或抓伤后，现场急救步骤是： 1. 优先止血； 2. 用肥皂水（或其他弱碱性清洗剂）和流动水交替清洗伤口至少15分钟，最后用生理盐水冲洗避免肥皂水残留； 3. 消毒：冲洗后用碘伏（0.025% ~ 0.05%）涂擦伤口； 4. 冷敷：如局部淤血、肿胀，可在伤口处冷敷，但不超过20分钟； 5. 尽快送医
		C56	对2 ~ 18岁儿童的心肺复苏流程： 1. 胸外按压：单掌或双掌根重叠放置于胸骨下半部，垂直按压30次，深度大约为5cm； 2. 人工呼吸：仰头提颌法开放气道，采取口对口人工呼吸2次，确保每次吹气时有可见的胸部隆起，避免过度通气； 3.30次胸外按压与2次人工呼吸交替进行

续表

一级指标	二级指标	三级指标编号	三级指标
心理	回应性照护	C57	注意到儿童的反应并做出适当回应（比如洗澡时因为水太烫，儿童会大哭，家长应及时调节水温）
		C58	回应儿童兴趣和喜好的一个方法是和儿童一起专注于他喜欢的事
		C59	帮助儿童表达他们的情绪
		C60	鼓励孩子自己解决问题以培养他们的能力
		C61	为孩子提供学习各种技能的机会
		C62	儿童在语言学习的初期家长可以一起参与，例如儿童咿咿呀呀唱歌时，可以慢慢跟着唱
	情绪管理	C63	家长意识到自己消极情绪的存在
		C65	家长因自身的工作等事情产生消极情绪时，不发泄到儿童身上，而是运用合适的方式纾解消极情绪
	家庭氛围	C66	家庭成员之间互相给予最大的支持
		C67	家庭成员之间互相关心
		C68	家庭成员之间勇敢地表达相互之间的感情
		C69	家庭成员之间讲话时注意避免伤害对方的感情
		C70	家庭成员之间意见不合时，心平气和地沟通，避免吵架
	教养方式	C71	孩子最好由父母亲自抚养
		C73	用温和友好的语气与儿童说话
		C74	在儿童遇到困难时给予足够的帮助
		C75	允许儿童做自己喜欢的事
		C76	保护儿童的隐私
		C77	经常和儿童沟通，了解儿童的需求和想法
		C78	经常鼓励和夸奖儿童
		C79	儿童心情不好的时候帮助他纾解自己的情绪
		C80	让儿童穿着自己喜欢的衣服
		C81	不对儿童过度保护，而是给予他一定的自由
		C82	让儿童逐步学会自己照顾自己

续表

一级指标	二级指标	三级指标编号	三级指标
心理	教养方式	C83	逐步培养儿童自己拿主意、自己做主的习惯
		C84	不试图控制儿童做的每一件事
		C85	教儿童认识自己的身体，告诉儿童哪些是隐私部位，别人不能随意看和触碰
		C86	告诉儿童，不能随意触碰他人的隐私部位
		C87	教育儿童，不能随便接受陌生人的饮料或食品
		C88	告诉儿童，当遭遇暴力侵害时，要大声呼救，并且务必要告诉爸爸妈妈
		C89	家里有多个儿童时，男孩女孩同等对待
	人际关系	C90	鼓励儿童与同伴交往
		C91	鼓励儿童关注同伴的情绪，培养他们的同理心
		C92	知道儿童最好的朋友是谁
		C93	主动和儿童聊天，了解儿童在学校发生的事
		C94	儿童在学校和同学产生矛盾向家长倾诉时，家长认真倾听，积极回应，协助儿童自己解决

表 3　儿童伤害预防家庭监护能力评估指标体系（3 ~ 6 岁表）

一级指标	二级指标	三级指标编号	三级指标
环境	出行	C1	儿童在入学前，家长为其选择一条安全的上下学线路（包括父母接送的情况）
	水域	C2	家中的蓄水及用水设备（水桶、儿童洗澡盆、马桶等）加盖
	居家	C3	使用无尖锐角或安装防撞角的家具
		C4	家中的电源配备安全插口
		C5	药品放在儿童接触不到的地方
		C6	尖锐物品（如剪刀等）放在儿童接触不到的地方
		C7	有一定高度的家具（书架等）牢固地靠墙而立或进行固定
		C8	家中安装烟雾报警器

续表

一级指标	二级指标	三级指标编号	三级指标
环境	居家	C9	家中安装燃气泄漏报警器
		C13	高层住宅窗户配备安全装置（例如安装护栏、限位器等）
		C14	家中饮水机配备儿童安全锁
		C16	儿童不进入厨房，不使用厨房时锁好门或采用其他方法防止儿童进入
		C17	家中的楼梯安装安全门
		C18	浴室地面有水时，及时擦干，保持地面干燥
产品	出行	C19	儿童夜晚出行使用有反光标识的产品（婴儿推车、书包等）或穿戴有反光标识的衣物
	水域	C20	儿童学游泳时为其穿戴品质有保证的浮身物
	居家	C23	不给儿童穿有抽绳的连帽衫
		C24	不用喝完的饮料瓶装消毒液或洗洁精等化学制剂
	游戏和运动	C25	为儿童选择合适的玩具，不将体积太小或颗粒状的玩具给小年龄段儿童
		C26	运动时为儿童穿着适合运动的服装
		C27	儿童做手工时，为其准备儿童用的安全剪刀
行为与技能	出行	C28	儿童乘坐机动车出行时系好安全带（0 ～ 12 岁儿童配备合适的安全约束装置）
		C29	乘坐机动车出行时，未满 12 周岁的儿童不坐在副驾驶位
		C30	家长自身遵守交通规则，过马路走斑马线，不闯红灯
		C31	家长驾驶机动车和骑非机动车（电动自行车、自行车等）时不使用手机
		C32	家长步行时不使用手机
		C33	家长饮酒后不开车
		C34	教育儿童掌握基本的交通法规和出行时的安全知识
		C35	未满 12 周岁的儿童，不能在道路上骑自行车
	水域	C37	给小年龄段儿童洗澡时，全程看护，不能离开
		C38	带儿童去合法运营的游泳场地游泳

续表

一级指标	二级指标	三级指标编号	三级指标
行为与技能	居家	C41	给儿童冲奶粉喂奶之前，家长自己先试一下温度
		C42	给儿童洗澡先放冷水再放热水
		C43	儿童进行户外游戏和运动时（玩滑板车等）为其佩戴护具
		C44	带儿童去适合年龄段的游乐场所游玩
		C45	对儿童做到近距离、不分心、不间断地看护
		C46	告诉儿童在运动前做好准备活动
	动物	C47	如果家里有宠物，定期给宠物打疫苗
		C48	儿童远离流浪动物（没有身体接触）
	急救	C50	2 岁以上儿童发生食物呛入呼吸道导致堵塞，如果儿童无意识，先实施心肺复苏，再实施海姆立克急救；如果儿童有意识，立即为其实施海姆立克急救，步骤是： 1. 在儿童背后，双臂环抱其腹部，嘱咐儿童身体前倾、低头、张口； 2. 一只手握拳，将拳头拇指扁平放在儿童肚脐上方，另一只手抓住握紧的拳头，快速冲击上腹部数下，直至将异物清除； 3. 根据儿童身高，家长可站立、跪或坐在其身后进行腹部冲击
		C51	儿童发生烧烫伤时，如神志清楚，应立即用冷水冲洗或浸泡伤处 10 分钟以上，直至疼痛减轻，并尽快送医；如意识不清则判断呼吸，无呼吸或仅有叹息样呼吸时，立即开始心肺复苏；意识不清但呼吸正常时，拨打 120 等待急救车到来
		C52	处理挫伤、肌肉拉伤、韧带扭伤等急性骨骼肌肉伤害的“PRICE 原则”是指保护、休息、冰敷、压迫和抬高
		C53	儿童发生骨折后，应用夹板或书本固定患肢后再去医院
		C54	儿童被狗、猫咬伤或抓伤后，现场急救步骤是： 1. 优先止血； 2. 用肥皂水（或其他弱碱性清洗剂）和流动水交替清洗伤口至少 15 分钟，最后用生理盐水冲洗避免肥皂水残留； 3. 消毒：冲洗后用碘伏（0.025% ~ 0.05%）涂擦伤口； 4. 冷敷：如局部淤血、肿胀，可在伤口处冷敷，但不超过 20 分钟； 5. 尽快送医

续表

一级指标	二级指标	三级指标编号	三级指标
行为与技能	急救	C56	对 2 ~ 18 岁儿童的心肺复苏流程： 1. 胸外按压：单掌或双掌根重叠放置于胸骨下半部，垂直按压 30 次，深度大约为 5cm ； 2. 人工呼吸：仰头提颏法开放气道，采取口对口人工呼吸 2 次，确保每次吹气时有可见的胸部隆起，避免过度通气； 3.30 次胸外按压与 2 次人工呼吸交替进行
心理	回应性照护	C57	注意到儿童的反应并做出适当回应（比如洗澡时因为水太烫，儿童会大哭，家长应及时调节水温）
		C58	回应儿童兴趣和喜好的一个方法是和儿童一起专注于他喜欢的事
		C59	帮助儿童表达他们的情绪
		C60	鼓励孩子自己解决问题以培养他们的能力
		C61	为孩子提供学习各种技能的机会
		C62	儿童在语言学习的初期家长可以一起参与，例如儿童咿咿呀呀唱歌时，可以慢慢跟着唱
	情绪管理	C63	家长意识到自己消极情绪的存在
		C64	儿童学习成绩不理想时，耐心引导而不是发脾气
		C65	家长因自身的工作等事情产生消极情绪时，不发泄到儿童身上，而是运用合适的方式纾解消极情绪
	家庭氛围	C66	家庭成员之间互相给予最大的支持
		C67	家庭成员之间互相关心
		C68	家庭成员之间勇敢地表达相互之间的感情
		C69	家庭成员之间讲话时注意避免伤害对方的感情
		C70	家庭成员之间意见不合时，心平气和地沟通，避免吵架
	教养方式	C71	孩子最好由父母亲自抚养
		C72	儿童有自己的房间，和父母分房睡
		C73	用温和友好的语气与儿童说话
		C74	在儿童遇到困难时给予足够的帮助
		C75	允许儿童做自己喜欢的事
		C76	保护儿童的隐私

续表

一级指标	二级指标	三级指标编号	三级指标
心理	教养方式	C77	经常和儿童沟通，了解儿童的需求和想法
		C78	经常鼓励和夸奖儿童
		C79	儿童心情不好的时候帮助他纾解自己的情绪
		C80	让儿童穿着自己喜欢的衣服
		C81	不对儿童过度保护，而是给予他一定的自由
		C82	让儿童逐步学会自己照顾自己
		C83	逐步培养儿童自己拿主意、自己做主的习惯
		C84	不试图控制儿童做的每一件事
		C85	教儿童认识自己的身体，告诉儿童哪些是隐私部位，别人不能随意看和触碰
		C86	告诉儿童，不能随意触碰他人的隐私部位
		C87	教育儿童，不能随便接受陌生人的饮料或食品
		C88	告诉儿童，当遭遇暴力侵害时，要大声呼救，并且务必要告诉爸爸妈妈
		C89	家里有多个儿童时，男孩女孩同等对待
	人际关系	C90	鼓励儿童与同伴交往
		C91	鼓励儿童关注同伴的情绪，培养他们的同理心
		C92	知道儿童最好的朋友是谁
		C93	主动和儿童聊天，了解儿童在学校发生的事
		C94	儿童在学校和同学产生矛盾向家长倾诉时，家长认真倾听，积极回应，协助儿童自己解决

表 4　儿童伤害预防家庭监护能力评估指标体系（6 ～ 12 岁表）

一级指标	二级指标	三级指标编号	三级指标
环境	出行	C1	儿童在入学前，家长为其选择一条安全的上下学线路（包括父母接送的情况）
	居家	C4	家中的电源配备安全插口

续表

一级指标	二级指标	三级指标编号	三级指标
环境	居家	C5	药品放在儿童接触不到的地方
		C7	有一定高度的家具（书架等）牢固地靠墙而立或进行固定
		C8	家中安装烟雾报警器
		C9	家中安装燃气泄漏报警器
		C13	高层住宅窗户配备安全装置（例如安装护栏、限位器等）
		C16	儿童不进入厨房，不使用厨房时锁好门或采用其他方法防止儿童进入
		C18	浴室地面有水时，及时擦干，保持地面干燥
产品	出行	C19	儿童夜晚出行使用有反光标识的产品（婴儿推车、书包等）或穿戴有反光标识的衣物
	水域	C20	儿童学游泳时为其穿戴品质有保证的浮身物
	居家	C24	不用喝完的饮料瓶装消毒液或洗洁精等化学制剂
	游戏和运动	C26	运动时为儿童穿着适合运动的服装
行为与技能	出行	C28	儿童乘坐机动车出行时系好安全带（0 ~ 12 岁儿童配备合适的安全约束装置）
		C29	乘坐机动车出行时，未满 12 周岁的儿童不坐在副驾驶位
		C30	家长自身遵守交通规则，过马路走斑马线，不闯红灯
		C31	家长驾驶机动车和骑非机动车（电动自行车、自行车等）时不使用手机
		C32	家长步行时不使用手机
		C33	家长饮酒后不开车
		C34	教育儿童掌握基本的交通法规和出行时的安全知识
		C35	未满 12 周岁的儿童，不能在道路上骑自行车
	水域	C38	带儿童去合法运营的游泳场地游泳
	居家	C43	儿童进行户外游戏和运动时（玩滑板车等）为其佩戴护具
		C44	带儿童去适合年龄段的游乐场所游玩
		C45	对儿童做到近距离、不分心、不间断地看护
		C46	告诉儿童在运动前做好准备活动

续表

一级指标	二级指标	三级指标编号	三级指标
	动物	C47	如果家里有宠物，定期给宠物打疫苗
		C48	儿童远离流浪动物（没有身体接触）
行为与技能	急救	C50	2 岁以上儿童发生食物呛入呼吸道导致堵塞，如果儿童无意识，先实施心肺复苏，再实施海姆立克急救；如果儿童有意识，立即为其实施海姆立克急救，步骤是： 1. 在儿童背后，双臂环抱其腹部，嘱咐儿童身体前倾、低头、张口； 2. 一只手握拳，将拳头拇指扁平放在儿童肚脐上方，另一只手抓住握紧的拳头，快速冲击上腹部数下，直至将异物清除； 3. 根据儿童身高，家长可站立、跪或坐在其身后进行腹部冲击
		C51	儿童发生烧烫伤时，如神志清楚，应立即用冷水冲洗或浸泡伤处 10 分钟以上，直至疼痛减轻，并尽快送医；如意识不清则判断呼吸，无呼吸或仅有叹息样呼吸时，立即开始心肺复苏；意识不清但呼吸正常时，拨打 120 等待急救车到来
		C52	处理挫伤、肌肉拉伤、韧带扭伤等急性骨骼肌肉伤害的“PRICE 原则”是指保护、休息、冰敷、压迫和抬高
		C53	儿童发生骨折后，应用夹板或书本固定患肢后再去医院
		C54	儿童被狗、猫咬伤或抓伤后，现场急救步骤是： 1. 优先止血； 2. 用肥皂水（或其他弱碱性清洗剂）和流动水交替清洗伤口至少 15 分钟，最后用生理盐水冲洗避免肥皂水残留； 3. 消毒：冲洗后用碘伏（0.025% ~ 0.05%）涂擦伤口； 4. 冷敷：如局部淤血、肿胀，可在伤口处冷敷，但不超过 20 分钟； 5. 尽快送医
		C56	对 2 ~ 18 岁儿童的心肺复苏流程： 1. 胸外按压：单掌或双掌根重叠放置于胸骨下半部，垂直按压 30 次，深度大约为 5cm ； 2. 人工呼吸：仰头提颌法开放气道，采取口对口人工呼吸 2 次，确保每次吹气时有可见的胸部隆起，避免过度通气； 3.30 次胸外按压与 2 次人工呼吸交替进行
心理	回应性照护	C57	注意到儿童的反应并做出适当回应（比如洗澡时因为水太烫，儿童会大哭，家长应及时调节水温）

续表

一级指标	二级指标	三级指标编号	三级指标
心理	回应性照护	C58	回应儿童兴趣和喜好的一个方法是和儿童一起专注于他喜欢的事
		C59	帮助儿童表达他们的情绪
		C60	鼓励孩子自己解决问题以培养他们的能力
		C61	为孩子提供学习各种技能的机会
	情绪管理	C63	家长意识到自己消极情绪的存在
		C64	儿童学习成绩不理想时，耐心引导而不是发脾气
		C65	家长因自身的工作等事情产生消极情绪时，不发泄到儿童身上，而是运用合适的方式纾解消极情绪
	家庭氛围	C66	家庭成员之间互相给予最大的支持
		C67	家庭成员之间互相关心
		C68	家庭成员之间勇敢地表达相互之间的感情
		C69	家庭成员之间讲话时注意避免伤害对方的感情
		C70	家庭成员之间意见不合时，心平气和地沟通，避免吵架
	教养方式	C71	孩子最好由父母亲自抚养
		C72	儿童有自己的房间，和父母分房睡
		C73	用温和友好的语气与儿童说话
		C74	在儿童遇到困难时给予足够的帮助
		C75	允许儿童做自己喜欢的事
		C76	保护儿童的隐私
		C77	经常和儿童沟通，了解儿童的需求和想法
		C78	经常鼓励和夸奖儿童
		C79	儿童心情不好的时候帮助他纾解自己的情绪
		C80	让儿童穿着自己喜欢的衣服
		C81	不对儿童过度保护，而是给予他一定的自由
		C82	让儿童逐步学会自己照顾自己
		C83	逐步培养儿童自己拿主意、自己做主的习惯

续表

一级指标	二级指标	三级指标编号	三级指标
心理	教养方式	C84	不试图控制儿童做的每一件事
		C85	教儿童认识自己的身体，告诉儿童哪些是隐私部位，别人不能随意看和触碰
		C86	告诉儿童，不能随意触碰他人的隐私部位
		C87	教育儿童，不能随便接受陌生人的饮料或食品
		C88	告诉儿童，当遭遇暴力侵害时，要大声呼救，并且务必要告诉爸爸妈妈
		C89	家里有多个儿童时，男孩女孩同等对待
	人际关系	C90	鼓励儿童与同伴交往
		C91	鼓励儿童关注同伴的情绪，培养他们的同理心
		C92	知道儿童最好的朋友是谁
		C93	主动和儿童聊天，了解儿童在学校发生的事
		C94	儿童在学校和同学产生矛盾向家长倾诉时，家长认真倾听，积极回应，协助儿童自己解决

表 5　儿童伤害预防家庭监护能力评估指标体系（12 ~ 18 岁表）

一级指标	二级指标	三级指标编号	三级指标
环境	出行	C1	儿童在入学前，家长为其选择一条安全的上下学线路（包括父母接送的情况）
	居家	C8	家中安装烟雾报警器
		C9	家中安装燃气泄漏报警器
产品	出行	C19	儿童夜晚出行使用有反光标识的产品（婴儿推车、书包等）或穿戴有反光标识的衣物
	水域	C20	儿童学游泳时为其穿戴品质有保证的浮身物
	居家	C24	不用喝完的饮料瓶装消毒液或洗洁精等化学制剂
	游戏和运动	C26	运动时为儿童穿着适合运动的服装

续表

一级指标	二级指标	三级指标编号	三级指标
行为与技能	出行	C28	儿童乘坐机动车出行时系好安全带（0 ~ 12 岁儿童配备合适的安全约束装置）
		C30	家长自身遵守交通规则，过马路走斑马线，不闯红灯
		C31	家长驾驶机动车和骑非机动车（电动自行车、自行车等）时不使用手机
		C32	家长步行时不使用手机
		C33	家长饮酒后不开车
		C34	教育儿童掌握基本的交通法规和出行时的安全知识
		C35	未满 12 周岁的儿童，不能在道路上骑自行车
	水域	C38	带儿童去合法运营的游泳场地游泳
	居家	C43	儿童进行户外游戏和运动时（玩滑板车等）为其佩戴护具
		C44	带儿童去适合年龄段的游乐场所游玩
		C46	告诉儿童在运动前做好准备活动
	动物	C47	如果家里有宠物，定期给宠物打疫苗
		C48	儿童远离流浪动物（没有身体接触）
	急救	C50	2 岁以上儿童发生食物呛入呼吸道导致堵塞，如果儿童无意识，先实施心肺复苏，再实施海姆立克急救；如果儿童有意识，立即为其实施海姆立克急救，步骤是： 1. 在儿童背后，双臂环抱其腹部，嘱咐儿童身体前倾、低头、张口； 2. 一只手握拳，将拳头拇指扁平放在儿童肚脐上方，另一只手抓住握紧的拳头，快速冲击上腹部数下，直至将异物清除； 3. 根据儿童身高，家长可站立、跪或坐在其身后进行腹部冲击
		C51	儿童发生烧烫伤时，如神志清楚，应立即用冷水冲洗或浸泡伤处 10 分钟以上，直至疼痛减轻，并尽快送医；如意识不清则判断呼吸，无呼吸或仅有叹息样呼吸时，立即开始心肺复苏；意识不清但呼吸正常时，拨打 120 等待急救车到来
		C52	处理挫伤、肌肉拉伤、韧带扭伤等急性骨骼肌肉伤害的“PRICE 原则”是指保护、休息、冰敷、压迫和抬高
		C53	儿童发生骨折后，应用夹板或书本固定患肢后再去医院

续表

一级指标	二级指标	三级指标编号	三级指标
行为与技能	急救	C54	儿童被狗、猫咬伤或抓伤后，现场急救步骤是： 1. 优先止血； 2. 用肥皂水（或其他弱碱性清洗剂）和流动水交替清洗伤口至少 15 分钟，最后用生理盐水冲洗避免肥皂水残留； 3. 消毒：冲洗后用碘伏（0.025% ~ 0.05%）涂擦伤口； 4. 冷敷：如局部淤血、肿胀，可在伤口处冷敷，但不超过 20 分钟； 5. 尽快送医
		C56	对 2 ~ 18 岁儿童的心肺复苏流程： 1. 胸外按压：单掌或双掌根重叠放置于胸骨下半部，垂直按压 30 次，深度大约为 5cm ； 2. 人工呼吸：仰头提颌法开放气道，采取口对口人工呼吸 2 次，确保每次吹气时有可见的胸部隆起，避免过度通气； 3.30 次胸外按压与 2 次人工呼吸交替进行
心理	回应性照护	C60	鼓励孩子自己解决问题以培养他们的能力
		C61	为孩子提供学习各种技能的机会
	情绪管理	C63	家长意识到自己消极情绪的存在
		C64	儿童学习成绩不理想时，耐心引导而不是发脾气
		C65	家长因自身的工作等事情产生消极情绪时，不发泄到儿童身上，而是运用合适的方式纾解消极情绪
	家庭氛围	C66	家庭成员之间互相给予最大的支持
		C67	家庭成员之间互相关心
		C68	家庭成员之间勇敢地表达相互之间的感情
		C69	家庭成员之间讲话时注意避免伤害对方的感情
		C70	家庭成员之间意见不合时，心平气和地沟通，避免吵架
	教养方式	C71	孩子最好由父母亲自抚养
		C72	儿童有自己的房间，和父母分房睡
		C73	用温和友好的语气与儿童说话
		C74	在儿童遇到困难时给予足够的帮助
		C75	允许儿童做自己喜欢的事
		C76	保护儿童的隐私

续表

一级指标	二级指标	三级指标编号	三级指标
心理	教养方式	C77	经常和儿童沟通，了解儿童的需求和想法
		C78	经常鼓励和夸奖儿童
		C79	儿童心情不好的时候帮助他纾解自己的情绪
		C80	让儿童穿着自己喜欢的衣服
		C81	不对儿童过度保护，而是给予他一定的自由
		C82	让儿童逐步学会自己照顾自己
		C83	逐步培养儿童自己拿主意、自己做主的习惯
		C84	不试图控制儿童做的每一件事
		C85	教儿童认识自己的身体，告诉儿童哪些是隐私部位，别人不能随意看和触碰
		C86	告诉儿童，不能随意触碰他人的隐私部位
		C87	教育儿童，不能随便接受陌生人的饮料或食品
		C88	告诉儿童，当遭遇暴力侵害时，要大声呼救，并且务必要告诉爸爸妈妈
		C89	家里有多个儿童时，男孩女孩同等对待
	人际关系	C90	鼓励儿童与同伴交往
		C91	鼓励儿童关注同伴的情绪，培养他们的同理心
		C92	知道儿童最好的朋友是谁
		C93	主动和儿童聊天，了解儿童在学校发生的事
		C94	儿童在学校和同学产生矛盾向家长倾诉时，家长认真倾听，积极回应，协助儿童自己解决

B.4

儿童营养素养核心信息及评价

张 曼 朱文丽 王军波 宋咏烨 周淑益 方宇杰 马冠生*

【摘要】

营养素养是个体获取、处理以及理解基本营养信息，并做出正确营养相关决策的能力，它不仅与饮食行为关系紧密，还能预测营养相关慢性疾病风险，具有重要的意义。2019年，北京大学公共卫生学院牵头制定了包括一般人群、学龄前儿童、学龄儿童、孕期妇女、乳母和老年人在内的营养素养评估工具，制定过程主要包括核心信息制定、评价工具建立、信效度检验三个步骤。使用学龄儿童营养素养问卷对来自21个省市及自治区的7279名3～9年级学龄儿童进行调查，结果显示，学龄儿童的总体平均营养素养得分为65.9，合格率为74.2%，认知领域的合格率为70.8%，技能领域的合格率为80.0%。建议建立健全的儿童营养素养监测系统；政府主导，多部门合作，全社会参与，共同提升儿童营养素养水平；研发儿童营养素

* 张曼，北京大学护理学院博士后；朱文丽，北京大学公共卫生学院营养与食品卫生学系教授；王军波，北京大学公共卫生学院营养与食品卫生学系教授；宋咏烨，北京大学公共卫生学院营养与食品卫生学系硕士研究生；周淑益，北京大学公共卫生学院营养与食品卫生学系博士研究生；方宇杰，北京大学公共卫生学院营养与食品卫生学系硕士研究生；马冠生，北京大学公共卫生学院营养与食品卫生学系主任、教授。

养提升适宜技术，开展丰富多彩的儿童营养素养提升活动。

关键词：儿童　营养素养　评价

一、营养素养及其意义

（一）营养素养的概念

营养素养（nutrition literacy，NL）是健康素养的重要组成部分，是个体获取、处理以及理解基本营养信息，并做出正确营养相关决策的能力[1]。营养素养包括认知（cognition）和技能（skill）两个领域。其中认知领域涵盖理念和知识两个维度，包括食物与健康的关系、食物与环境的相互影响、饮食文化等；技能领域涉及食物从生产到消费的各个环节，包括获得和规划食物、选择食物、制作食物、摄入食物所需的技能[1]。

依据认知差异，营养素养也可分为3个层次，即功能性、互动性和批判性营养素养。功能性营养素养（functional nutrition literacy，FNL）是指获得、理解和运用食物营养相关信息的能力，包括食物营养相关知识，规划、选择、制作、摄入食物的能力等，这是最基本的能力。互动性营养素养（interactive nutrition literacy，INL）是指与同伴、家人等交换、分享、讨论食物营养信息，一起准备食物，一起就餐等方面的知识和技能。批判性营养素养（critical nutrition literacy，CNL）是指批判性地分析、鉴别营养信息以及解决障碍的能力，了解食物系统，了解食物与环境的相互作用，尝试通过改变食物环境进而改善膳食行为，这是较高级的能力要求[1]。

（二）营养素养的意义

营养素养被认为是个体在特定食物环境中做出食物选择的关键能力，它包括了食物营养相关的知识、理念以及实际应用技能。在桥接个体、食物和环境之间，营养素养发挥着显著的作用，特别是在学龄前和学龄儿童中[2]。儿童在生理和心理方面的迅速发展，以及社会环境的不断变化和大脑功能的成熟，引发了新的行为和能力的培养需求，其行为自主性也随着年龄增长而逐渐增强。因此，儿童正处于一个关键时期，这不仅是获取知识、塑造信念和培养行为的关键时刻，同时也是培养营养素养和健康饮食行为的黄金时段[1]。多项研究均强调了营养素养对儿童饮食行为有深远的影响，营养素养水平与饮食密切相关，且营养素养在预测营养相关慢性疾病风险方面有着重要作用[3-11]。

Spronk[3] 等发表了一项关于成年人营养素养与饮食行为的关联的系统综述，其中发现许多研究报告了营养素养与饮食行为之间的显著关联，营养知识更丰富的人会摄入更多的水果和蔬菜。Taylor[4] 等进行的一项关于不同饮食模式与营养素养之间关联的横断面研究发现，营养素养水平高者倾向选择地中海膳食模式（蔬菜、橄榄油、坚果），而营养素养水平低者倾向于西方膳食模式（油炸食品、含糖饮料、红肉、加工食品），后者更容易导致肥胖、心血管疾病等营养相关慢性病。Lai[5] 等进行的一项营养素养介导与大学生健康饮食行为的关系的横断面研究发现，营养素养显著预测了健康的饮食行为。Vaitkeviciute[6] 及其团队进行了一项关于青少年营养素养与膳食摄入关系的系统综述，共纳入 13 项研究，其中 8 项研究结果表明营养素养水平较高的青少年更可能养成健康的饮食习惯。Doustmohammadian[7] 等研究进一步支持了营养素养与儿童膳食多样性和充足性之间的关联。他们的横断面研究纳入了 803 名伊朗小学生，发现营养素养水平与膳食多样性得分降低（$OR = 2.19$，95% CI：1.32 ～ 3.62）密切相关，其中包括水果、乳制品和肉制品多样性得分的降低。此外，值得注意的是，营养素养水平还与多种关键营养素的充足性风险呈负相关，如蛋白质、钙、维生素 B_3、维生素 B_6、维生素 B_9 等。Ashoori[8] 等人的研究进一步加强了对营养素养与饮食质量关系的认知。他们在 755 名伊朗高中生中进行的横断面研究结果显示，营养素养得分与“健康饮食指数－2010”（$\beta = 0.167$，$P < 0.001$）以及富营养食物指数 9.3（$\beta = 0.145$，$P < 0.001$）得分密切相关。

Khorramrouz[9] 及其研究团队的研究结果表明，营养素养与食品安全问题的发生存在负相关关系。他们的横断面研究纳入了伊朗城市马什哈德的 315 名 9 ～ 12 岁儿童，揭示出儿童营养素养越低，其家庭食品不安全的风险越高（OR = 2.89，95% CI：1.03 ～ 8.09，P = 0.04）。

研究还进一步发现了营养素养与儿童超重的关系。Li[10] 等研究为中国重庆地区 10 ～ 18 岁青少年提供了深入洞察，证实较高的营养素养得分与较低的超重风险（OR = 0.87，95% CI：0.79 ～ 0.97）和肥胖风险（OR = 0.84，95% CI：0.77 ～ 0.91）显著相关，尤其在高中生中更为显著。此外，Zeng[11] 等人的研究在 18660 名重庆地区中学生中普遍发现了营养素养得分较低的情况。值得注意的是，低营养素养水平与超重风险（OR = 0.87，95% CI = 0.785 ～ 0.968）以及肥胖风险（OR = 0.83，95% CI = 0.767 ～ 0.902）之间存在显著的负相关关系。

总而言之，儿童的营养素养不仅与饮食行为紧密相关，还能够作为预测营养相关慢性疾病风险的重要指标。这些研究结果表明，提升儿童的营养素养水平有助于促进健康的饮食行为，未来可能在公共健康策略中扮演关键角色。

二、营养素养评价及其意义

（一）营养素养的评价方法

在国外，营养素养测评工具主要有 2007 年美国学者 Diamond[12] 开发的营养素养量表（NLS），适用于衡量成年人、老年人、青少年及初级卫生保健人员理解营养信息的能力；2011 年日本学者 [13] 开发的日本营养素养量表（NLQ-JP），适用于评价日本 75 岁以上老年人获取基本饮食信息的能力；2012 年 Gibbs[14] 团队开发并完善的营养素养评价工具（NLit），适用于 4 ～ 6 岁学龄前儿童父母、乳腺癌患者及其高危人群、成人初级保健营养素养测评等。但国外的膳食环境、饮食文化及行为与我国差距较大，其营养素养评价工具并不能直接使用。在国内，营养素养测评工具包括中国台湾学者 Lee 开发的中国台湾大学生营养素养评价工具[15]、齐琲等开发的居家脑卒中患者照顾者营养素养测评量表[16]等，但这些评估工具多未经过检验而进行广泛应用。

2019 年北京大学公共卫生学院牵头成立“中国居民营养素养核心信息与评估工具项目组”，遵循科学原则和流程制定了适用于不同人群的营养素养核心信息及其评价工具，包括一般人群、学龄前儿童、学龄儿童、孕期妇女、乳母和老年人，并进行了信度、效度评价和验证性测评。不同人群的营养素养核心信息及其评价工具并不相同，但其制定过程都是遵循基本相同的科学原则和流程，主要包括核心信息制定、评价工具建立、信效度检验三个步骤。这是国内首个针对不同人群营养素养的系统研究，项目组还配套开发了评价工具的线上应用程序。

（二）营养素养评价的意义

营养素养评价有助于个体健康管理，了解自己的营养素养水平可以帮助个体认识到潜在的饮食行为和生活方式问题，从而采取有针对性的措施来改善健康状况，预防慢性疾病。通过定期评估个体或群体的营养素养状况，还能发现个体或群体的饮食行为问题，采取相应的干预措施，预防营养不良及其相关健康问题的发生。

营养素养评价可为营养教育建设提供科学依据，有助于筛选营养教育的重点人群和内容。营养素养评价可以了解我国居民营养素养水平及其变化趋势，分析不同特征人群的营养素养情况，为营养素养与营养健康教育研究提供基础数据，并可根据结果了解营养教育薄弱地区的人群和营养教育缺失内容，为改善营养教育情况与策略提供依据。

具备营养素养是营养教育的主要目标，营养素养评价有助于评估营养健康教育效果。进行营养素养评价工作可以调查居民的营养素养水平，从而检测营养健康教育的效果，并可对相关工作进行改进和完善，有助于居民提高营养素养水平、增强营养保健意识和改善饮食行为方式。

提高居民营养素养也是现行营养健康政策的主要指标，建立营养素养监测和评价体系有助于政策评估，并为进一步完善营养改善政策提供依据。2016 年中国发布了《“健康中国 2030”规划纲要》和《国民营养计划（2017—2030 年）》，这标志着我国将提高国民营养健康水平上升为国家战略，并明确提出了“居民营养健康素养得到明显提高”的发展目标。营养素养评价的结果能反映当前营养改善政策的不足，推动营养政策的进步。

三、儿童营养素养核心信息及评价工具介绍

（一）儿童营养素养核心信息及评价工具的研制

学龄前儿童是指满 2 周岁至未满 6 周岁的儿童，其营养状况不仅影响儿童时期的体格和智力发育，对整个生命周期的健康也会产生重要影响。学龄儿童是指从 6 周岁到不满 18 周岁的未成年人，该阶段是生长发育的关键时期。儿童营养素养核心信息及评价工具包含学龄前儿童与学龄儿童两部分，制定过程包括核心信息制定、评价工具建立、信效度检验三个步骤。

1. 核心信息制定

通过文献分析和专家一致性评价，初步确定了学龄前儿童和学龄儿童的营养素养核心信息。在文献分析中，以关键词检索了 1998—2019 年内相关文献，同时，考虑儿童的认知特点、主要营养问题、国内饮食环境等，并参考了《中国居民膳食指南（2022）》，构建了营养素养概念框架和核心信息。专家一致性评价通过德尔菲法进行，邀请相关领域内经验丰富的专家，经过两轮咨询，最终确定了学龄前儿童营养素养核心信息共 14 条和学龄儿童营养素养核心信息共 20 条。

2. 评价工具建立

基于儿童营养素养核心信息，参考可信度检验的营养素养评价工具和

相关资料，构建了评价工具的维度和条目池，编制了儿童营养素养问卷。通过焦点小组法和德尔菲法，将初版问卷提交专家和利益相关者评审，综合意见修改形成试用版问卷。应用初步问卷进行小规模调查，在医学量表题目筛选方法的指导下，对问卷的题目进行筛选，形成正式问卷。

3. 信效度检验

信度评价：对学龄儿童和家长问卷分别进行了信度及效度评价。学生问卷的研究结果表明，各学段（3/4、5/6、7/8 年级）问卷的接受率和完成率均超过 85%，而绝大多数受试者在 20 分钟以内完成了问卷，这说明问卷的可行性很高。各题目的难度分布在 0.15 ～ 0.85 之间，整体而言，问卷的难度适中，同时具备一定的区分度[2]。在信度评价方面，各学段问卷的总 Cronbach's α 系数分别为 0.727、0.777 和 0.729（均大于 0.7），这表明内部一致性是可接受的。各维度得分与总体素养得分之间的 Spearman 相关系数在 0.342 ～ 0.866 之间，呈现出相当强的相关性。家长问卷的信度评价结果显示，Cronbach's α 系数为 0.628，Spearman-Brown 系数为 0.642。

效度评价：探索性因子分析结果提示，本评价工具两部分问卷内容均适合进行探索性因子分析。儿童问卷 KMO 值为 0.692，家长问卷 KMO 值为 0.737，儿童和家长问卷的 Bartlett 球形检验值均为 $P < 0.05$。验证性因子分析结果提示，本评价工具两部分问卷拟合优度均良好。两部分问卷 RMSEA 均在 0.08 以下，儿童问卷 RMSEA 为 0.043，家长问卷 RMSEA 为 0.048。两部分问卷 GFI 和 AGFI 均接近 0.90，PCFI 和 PNFI 均超过 0.5，儿童问卷 GFI、AGFI、PCFI 和 PNFI 分别为 0.901、0.875、0.739 和 0.546，家长问卷 GFI、AGFI、PCFI 和 PNFI 分别为 0.914、0.873、0.720 和 0.589。

（二）儿童营养素养评价工具

1. 学龄前儿童营养素养评价工具

学龄前儿童营养素养涵盖认知和技能两个领域，以及认识食物、食物特点、食物选择、饮食行为、饮食安全、身体活动 6 个维度。学龄前儿童营养素养问卷及评价细则详见附件 1。

（1）适用对象

本评价工具适用于满 2 周岁至未满 6 周岁的学龄前儿童及其家长。考虑到不同年龄段儿童认知水平的差异，2 ～ 4 岁和 4 ～ 6 岁儿童问卷在题目数量的设置上有所差异。

（2）问卷结构

学龄前儿童营养素养问卷（FNLQ-PSC）分为儿童和家长两部分。儿童问卷包括认知和技能两个领域，以及认识食物、食物特点、食物选择、饮食行为、饮食安全和身体活动 6 个维度，共计 14 个条目，2 ～ 4 岁儿童共 19 题，4 ～ 6 岁儿童共 21 题。儿童问卷均为纸质版问卷，有答题册和记录纸，题型包括识图题、单选题和操作题。

家长问卷仅包括技能领域，含食物选择、饮食行为、饮食安全和身体活动 4 个维度，共计 8 个条目，14 个单选题。不同年龄段学龄前儿童家长问卷内容一致。

2. 学龄儿童营养素养评价工具

学龄儿童营养素养涵盖认知和技能两个领域，以及食物营养相关知识与理念、选择食物、制作食物、摄入食物 4 个维度。学龄儿童营养素养问卷及评价细则详见附件 2。

（1）适用对象

本问卷适用于小学中高年级和初中生（3 ～ 9 年级）的营养素养水平评价。小学低年级（1 ～ 2 年级）儿童由于读、写、算等基本素养较低，需制定更为简单适用的营养素养问卷。高中生（15 岁及以上）推荐使用一般人群营养素养评价工具。

（2）问卷结构

学龄儿童食物营养素养问卷（FNLQ-SC）包括认知、技能两个领域，以及食物营养相关知识与理念、选择食物、制作食物、摄入食物 4 个维度，涉及功能性、互动性、批判性营养素养 3 个层次，共计 20 个核心信息、50 个题目。

四、学龄儿童营养素养现状

（一）对象和方法

通过“营养素养评估应用程序”线上填写问卷的形式，共有 7279 名来自北京、河北、天津、河南、贵州、山东、湖南、广东、浙江、黑龙江等 21 个省市及自治区的 3 ～ 9 年级学龄儿童完成了“学龄儿童营养素养”问卷调查。

（二）结果

1. 基本情况

共回收问卷 7279 份，有效问卷 6959 份，有效率 95.6%。其中，男生 3377 人，占 48.5%；女生 3582 人，占 51.5%；3 ～ 4 年级 5592 人，占 80.4%；5 ~ 6 年级 588 人，占 8.4%；7 ~ 9 年级 779 人，占 11.2%。见表 1。

表 1　调查对象性别与年级分布

年级	男生	女生	总计
3 ～ 4 年级	2754（81.6%）	2838（79.2%）	5592
5 ～ 6 年级	293（8.7%）	295（8.2%）	588
7 ～ 9 年级	330（9.8%）	449（12.5%）	779
总计	3377（48.5%）	3582（51.5%）	6959

2. 调查对象总体营养素养得分情况

调查对象总体营养素养的平均得分为 65.9±11.1，总体营养素养合格率为 74.2%（营养素养合格率指营养素养得分在满分的 60% 及以上者所占的比例）。

分析营养素养各领域及各维度情况，调查对象营养相关知识与理念的平均得分是 20.0±4.0，营养相关技能的平均得分是 45.8±8.0。营养相关知识与理念合格率为 70.8%，营养相关技能合格率为 80.0%。调查对象在选择食物、制作食物与摄入食物 3 个维度的平均得分分别为 17.0±3.9、6.6±1.5 与 22.3±4.5。见表 2。

表 2 调查对象总体营养素养得分情况

指标	满分	得分	标准差	合格率
营养素养	100	65.9	11.1	74.2%
认知（营养相关知识与理念）	30	20.0	4.0	70.8%
营养相关技能	70	45.8	8.0	80.0%
选择食物	26	17.0	3.9	66.8%
制作食物	10	6.6	1.5	62.2%
摄入食物	34	22.3	4.5	72.0%

3. 不同性别调查对象营养素养得分

参与调查的女生营养素养的平均得分显著高于男生（$P < 0.05$）。

男生与女生的营养相关知识与理念的平均得分分别是 19.8 与 20.2，不同性别调查对象在该领域的得分无显著差异（$P > 0.05$）。女生在营养相关技能领域，以及下设的选择食物及制作食物维度的得分均明显高于男生（$P < 0.05$）。男生和女生在摄入食物维度的平均得分无显著差异（$P > 0.05$）。见表 3。

表 3 不同性别调查对象营养素养得分情况

指标	男生	女生	P 值
营养素养	65.2	66.5	0.004
认知（营养相关知识与理念）	19.8	20.2	0.085
营养相关技能	45.4	46.3	0.006
选择食物	16.9	17.1	0.002
制作食物	6.5	6.6	0.005
摄入食物	22.0	22.6	0.072

4. 不同年级调查对象营养素养得分

参与调查的 3 ～ 4 年级、5 ～ 6 年级及 7 ～ 9 年级学龄儿童的营养素养的平均得分依次升高（$P < 0.05$）。

5 ～ 6 年级学龄儿童的营养相关知识与理念的平均得分最低（19.6），7 ～ 9 年级学龄儿童在该领域的得分显著高于其他年级（20.4，$P < 0.05$）。3 ～ 4 年级学龄儿童的营养相关技能的平均得分最低（45.6），5 ～ 6 年级学龄儿童在该领域的得分显著高于其他年级（47.3，$P < 0.05$）。不同年级学龄儿童选择食物的平均得分无显著差异，3 ～ 4 年级制作食物的平均得分显著低于其他年级（$P < 0.05$），但摄入食物的得分显著高于其他年级（$P < 0.05$）。见表 4。

表 4　不同年级调查对象营养素养得分情况

指标	3 ～ 4 年级	5 ～ 6 年级	7 ～ 9 年级	P 值
营养素养	65.6	66.9	67.3	< 0.001
认知（营养相关知识与理念）	20.0	19.6	20.4	< 0.001
营养相关技能	45.6	47.3	46.6	< 0.001
选择食物	17.0	17.0	16.9	0.814
制作食物	21.9	24.1	23.6	< 0.001
摄入食物	6.6	6.1	6.2	< 0.001

五、建　议

（一）建立健全儿童营养素养监测系统

定期进行系统的儿童营养素养监测，将儿童营养素养监测纳入国家健康素养监测系统，进行追踪与定期评估，了解不同地区、年龄、时期儿童的食物营养素养情况，探究可能的影响因素，为相关政策制定提供理论依据。

（二）政府主导、多部门合作、全社会参与，共同提升儿童营养素养水平

政府主导是儿童营养素养提升工作有效运行的关键。政府制定相应的指导方针，推动各级行政部门在儿童营养素养提升方面开展工作，确保资源的合理配置和任务的有序推进。多部门合作，协同推进儿童营养素养提升工作。教育部门、卫生部门等紧密协作，共同制定实施方案，整合资源，加强信息共享，避免重复工作，形成高效的工作合力。

学校应将营养健康相关的知识理念与技能逐步融入学校的课程体系[17, 18]，保障其在健康教育相关课程中的比例；建议引入生动有趣的教材、课程、互动活动，从小培养儿童对健康饮食的兴趣；组织形式多样的营养健康教育活动，营造校园营养健康氛围。同时，为教师提供专业培训，使其能够有效传递正确的营养信息。学校可以借助营养工作坊、厨艺课程等创造性的方式，让学生亲身参与食物的选择和制作过程，培养他们处理食物的相关技能[19]。

父母不仅为学童提供日常餐饮，并且会通过语言及行为影响儿童的营养素养水平和食物选择。应对父母进行系统的健康宣教，加强父母的健康理念与技能，使其为儿童提供均衡膳食，传输健康理念并以身作则，营造良好的家庭食物环境，从而培养儿童合理的饮食行为和良好的营养素养。

通过公益广告等形式，利用多种媒体向全社会倡导合理膳食。同时，在全社会广泛开展多种形式的营养健康宣传教育，提高人群营养素养。

（三）开展丰富多彩的儿童营养素养提升活动

研发儿童营养素养提升相关技术，开展丰富多彩的儿童营养素养提升活动。增加活动的创新性、趣味性和可持续性，提高儿童参与的积极性。学校可以设计生动有趣的营养教育课程，将知识融入各个学科，通过互动式的教学方法，让儿童在轻松愉快的氛围中学到知识。学校或社区可以定期举办营养主题的活动，比如营养讲座、科普展览、知识竞赛、亲子课程、营养挑战活动等，将抽象的营养知识变得具体有趣，吸引孩子们积极参与。

利用儿童喜欢的媒体和社交平台，制作富有创意的营养宣传内容，以动画、短视频等形式向他们传达正确的营养信息。

参考文献

[1] 马冠生，朱文丽．中国居民营养素养核心信息及评价 [M]. 北京：人民卫生出版社，2023.

[2] 朱文丽，许雅君，王军波，等．营养素养概念框架及人群适用性 [J]. 营养学报，2022，44（3）：213-217.

[3] SPRONK I，KULLEN C，BERDON C，et al. Relationship between nutrition knowledge and dietary intake[J]. The British journal of nutrition，2014，111（10）：1713-1726.

[4] TAYLOR M K，SULLIVAN D K，ELLERBECK E F，et al. Nutrition literacy predicts adherence to healthy/unhealthy diet patterns in adults with a nutrition-related chronic condition[J]. Public health nutrition，2019，22（12）：2157-2169.

[5] LAI I J，CHANG L C，LEE C K，et al. Nutrition literacy mediates the relationships between multi-level factors and college students' healthy eating behavior：evidence from a cross-sectional study[J]. Nutrients，2021，13（10）：3451.

[6] VAITKEVICIUTE R，BALL L E，HARRIS N. The relationship between food literacy and dietary intake in adolescents：a systematic review[J]. Public health nutrition，2015，18(4)：649-658.

[7] DOUSTMOHAMMADIAN A，OMIDVAR N，KESHAVARZ-MOHAMMADI N，et al. Low food and nutrition literacy（FNLIT）：a barrier to dietary diversity and nutrient adequacy in school age children[J]. BMC Research notes，2020，13（1）：286.

[8] ASHOORI M，SOLTANI S，Clark C C T，et al. Food and nutrition literacy：a predictor for diet quality and nutrient density among late adolescents[J]. The Turkish journal of pediatrics，2023，65（2）：290.

[9] KHORRAMROUZ F，DOUSTMOHAMMADIAN A，ESLAMI O，et al. Relationship between household food insecurity and food and nutrition literacy among children of 9–12 years of age：a cross-sectional study in a city of Iran[J]. BMC Research notes，2020，13

（1）：433.

[10] LI S，ZHU Y，ZENG M，et al. Association between nutrition literacy and overweight/obesity of adolescents：a cross–sectional study in Chongqing，China[J]. Frontiers in nutrition，2022，9：893267.

[11] ZENG M，ZHU Y，CAI Z，et al. Nutrition literacy of middle school students and its influencing factors：a cross-sectional study in Chongqing，China[J]. Frontiers in public health，2022，10：807526.

[12] DIAMOND J J. Development of a reliable and construct valid measure of nutritional literacy in adults[J]. Nutrition journal，2007，6（1）：5.

[13] AIHARA Y，MINAI J. Barriers and catalysts of nutrition literacy among elderly Japanese people[J]. Health promotion international，2011，26（4）：421-431.

[14] GIBBS H，CHAPMAN-NOVAKOFSKI K. Establishing content validity for the nutrition literacy assessment instrument[J]. Preventing chronic disease，2013，10：E109.

[15] LEE C K，LIAO L L，LAI I J，et al. Effects of a healthy-eater self-schema and nutrition literacy on healthy-eating behaviors among Taiwanese college students[J]. Health promotion international，2019，34（2）：269-276.

[16] 齐玥，张振香，杨培琰，等. 居家脑卒中患者照顾者营养素养测评量表的编制及信效度检验 [J]. 护理学杂志，2020，35（8）：90-94.

[17] MEDEIROS G C B S D，AZEVEDO K P M D，GARCIA D，et al. Effect of school-based food and nutrition education interventions on the food consumption of adolescents：a systematic review and meta-analysis[J]. International journal of environmental research and public health，2022，19（17）：10522.

[18] ANNAN R A，APPREY C，AGYEMANG G O，et al. Nutrition education improves knowledge and BMI-for-age in Ghanaian school-aged children[J]. African health sciences，2021，21（2）：927-941.

[19] HERSCH D，PERDUE L，AMBROZ T，et al. The impact of cooking classes on food-related preferences，attitudes，and behaviors of school-aged children：a systematic review of the evidence，2003–2014[J]. Preventing chronic disease，2014，11：140267.

附件 1　学龄前儿童营养素养问卷（儿童部分）

使用说明：本部分为“学龄前儿童营养素养问卷”儿童问卷部分，由 1 ~ 2 名调查员协助儿童答题，包括单选题、识图题和操作题，除调查问卷和记录表外，还需准备相关调查工具和独立调查空间，确保儿童单独作答，不受干扰。

一、工具清单

调查工具清单

序号	工具	数量	备注
1	食物卡片	1 套	食物图片 13 张
2	勺子	1 只	长 15 ~ 16.5cm
3	儿童筷	1 双	长 16 ~ 18cm
4	碗	2 个	—
5	盘	3 个	—
6	干黄豆	若干	—
7	胡萝卜丝	若干	粗 2 ~ 3mm
8	刨丝器	1 个	可制作 2 ~ 3mm 粗细的胡萝卜丝

二、食物卡片缩略图

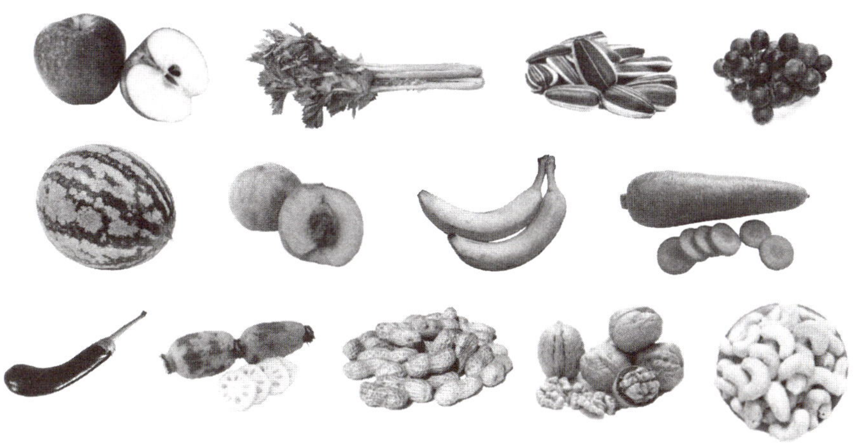

三、基本信息（填在每张记录表上，请勿填写在调查手册上！）

幼儿园：____

班　级：____

姓　名：____

性　别：____

生　日：______年____月____日

年　龄：______岁____月

身　高：________cm

体　重：________kg

四、正式问卷

（一）认识食物

以下为 25 种食物图片，请小朋友根据给出的图片说出食物名称（调查员将儿童回答情况记录在相对应的表格中）。

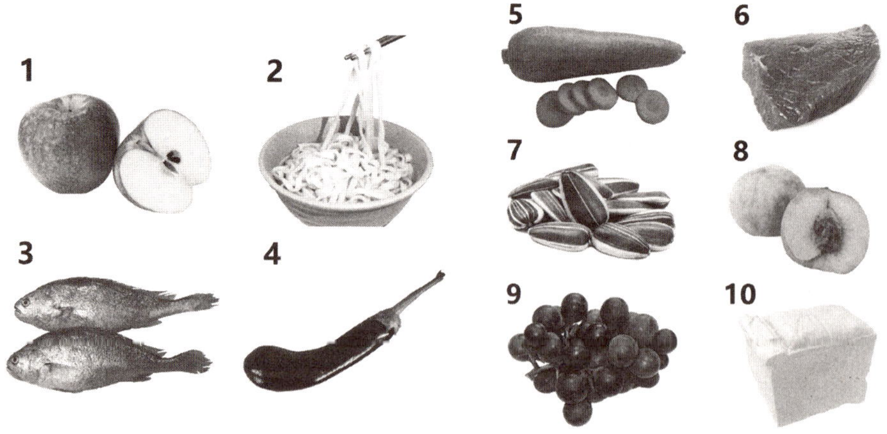

11

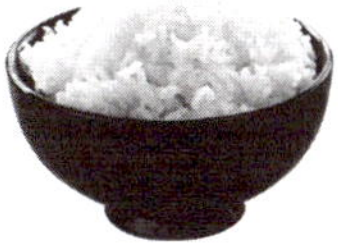

12

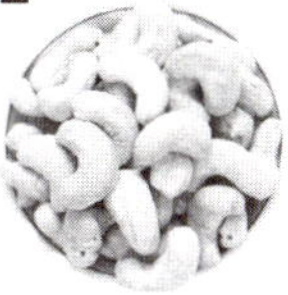

13

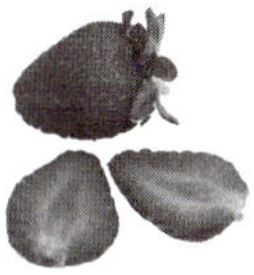

14

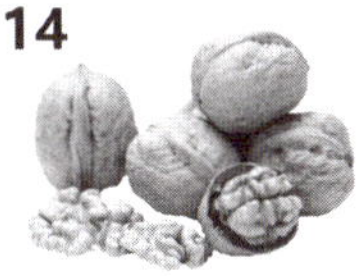

15

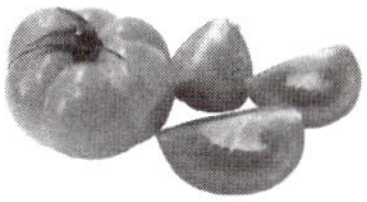

16

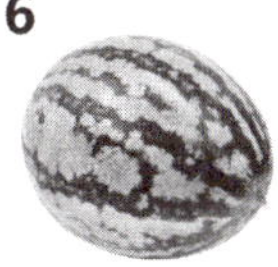

17

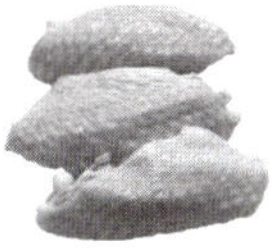

18

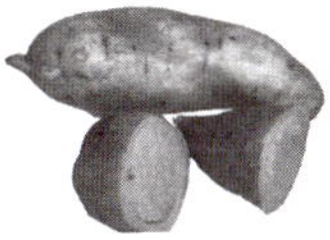

19

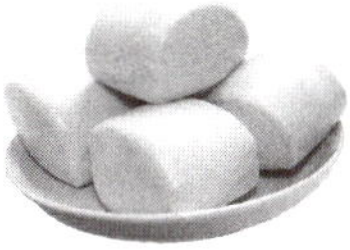

20

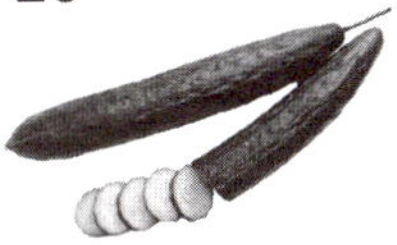

21

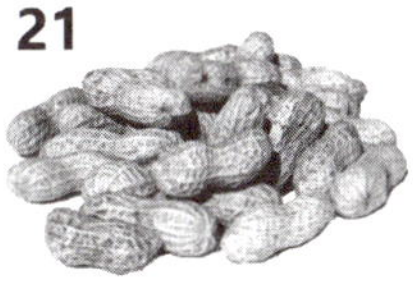

22

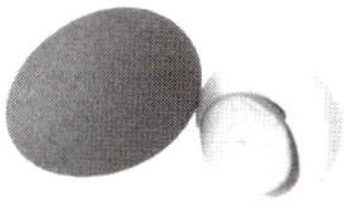

23

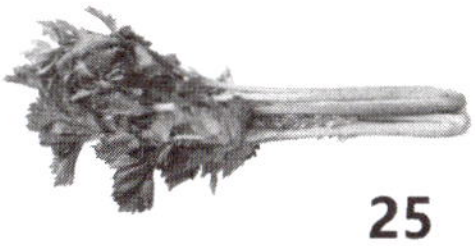

24

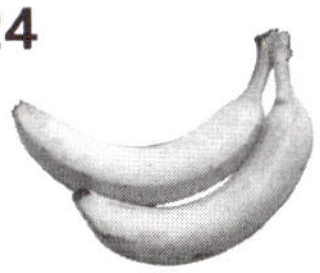

25

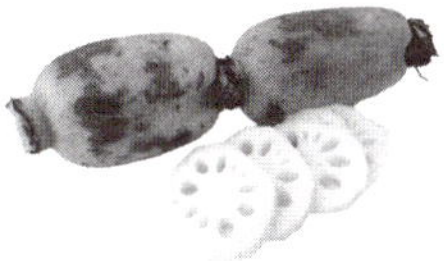

（二）食物类别

1. 看图分类（4 岁以上儿童请跳过）

2a. 以下 3 种食物中哪一种是水果？

A. 香蕉　　B. 黄瓜　　C. 红薯　　D. 不知道

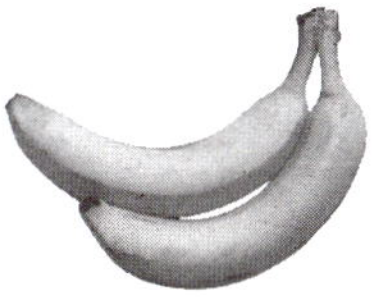

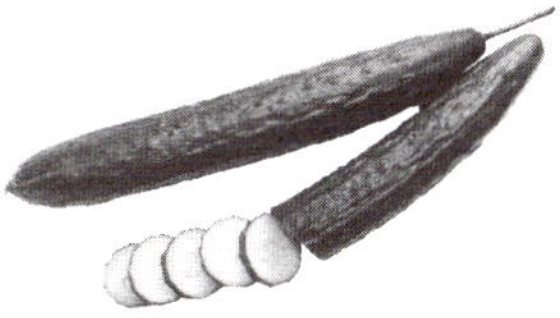

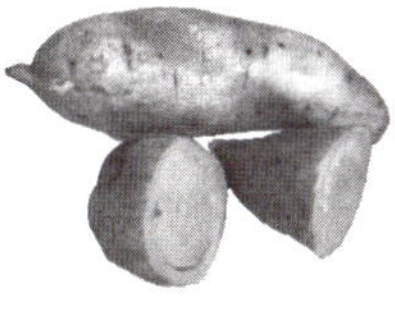

2b. 以下 3 种食物中哪一种是蔬菜？

A. 苹果　　B. 胡萝卜　　C. 西瓜　　D. 不知道

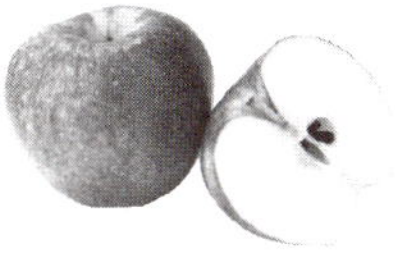

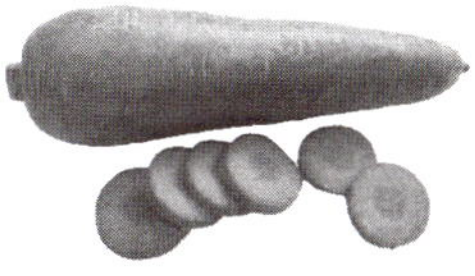

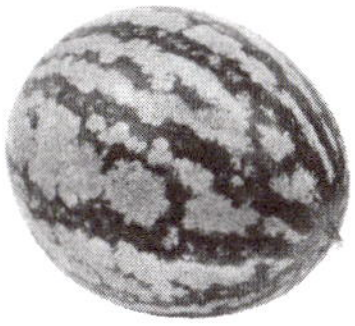

2. 动手分类（该题所有儿童都要参与，注意不同年龄阶段儿童考察的食物卡片数量不同）

2c. 请小朋友识别图片中各种食物的种类，并动手将食物卡片放在相应种类的盘子中，包括蔬菜、水果和坚果。

（1）材料准备：准备整套食物卡（13 张）和 3 个盘子，食物卡片见“二、食物卡片缩略图”示例。

（2）题目设计：挑出苹果、芹菜、瓜子分别放在 3 个盘子里作为示例（苹果、芹菜和瓜子，这 3 种示例卡片固定不变），再参照情景与儿童进行互动。

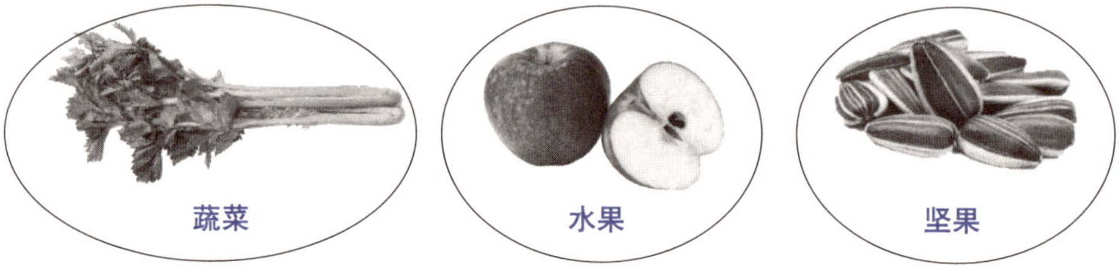

（3）注意事项：4 岁以上儿童考察剩余所有食物卡片（10 种）的分类；4 岁以下儿童只考察以下 5 种食物的分类。

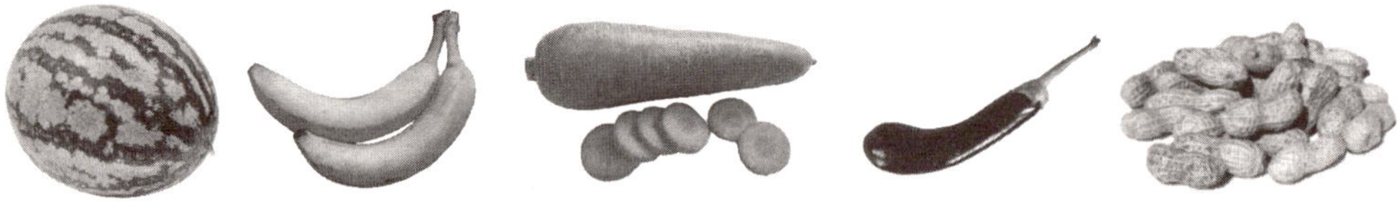

（4）情景导入：小朋友，你是小小导购员，你要帮售货员阿姨整理食物货架，现在放苹果的盘子是水果货架，放芹菜的盘子是蔬菜货架，放瓜子的盘子是坚果货架，你可以把其他食物都放在对应货架上吗？如果有不知道放哪里的或者不认识的食物，放在货架外或者拿给我就可以。

（5）记录方法：在记录表该题表格的第二列记录儿童每类食物中正确分类的个数，最后一行记录未进行分类的食物。

（三）营养特点

3a. 小朋友，你觉得苹果和糖果这两种食物，哪种吃多了会让人变胖？

A. 苹果　　B. 糖果　　C. 不知道

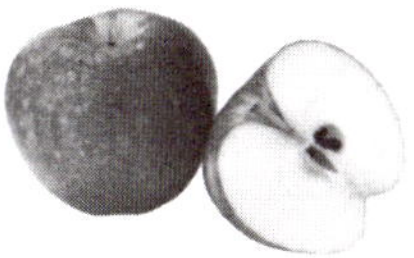

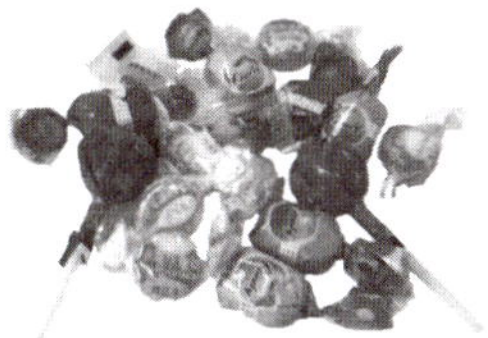

3b.（4 岁以下儿童请跳过此题）小朋友，你觉得炸鸡翅和清炖鸡翅这两种食物，哪种吃多了会让人变胖？

A. 炸鸡翅　　B. 清炖鸡翅　　C. 不知道

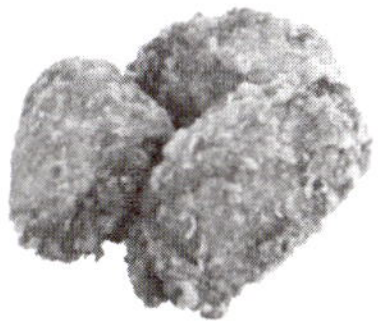

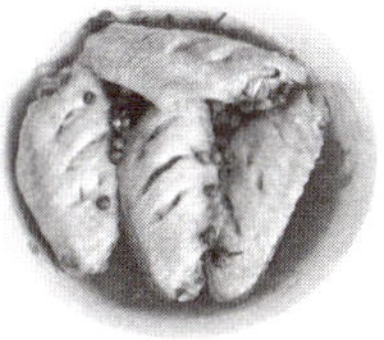

3c. 小朋友，你觉得可乐和牛奶这两种饮品，每天喝哪种会帮助你长高？

A. 可乐　　B. 牛奶　　C. 不知道

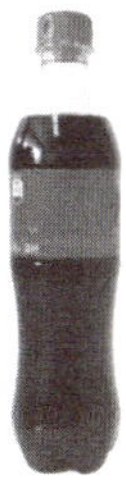

（四）蔬果生长

4a. 西瓜应该长在树上还是地上呢？

A. 树上　　B. 地上　　C. 不知道　　D. 都可以

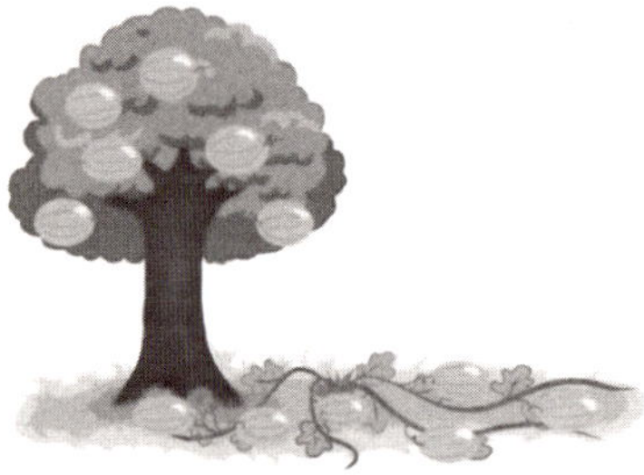

4b. 萝卜应该长在树上还是土里呢？

A. 树上　　B. 土里　　C. 不知道　　D. 都可以

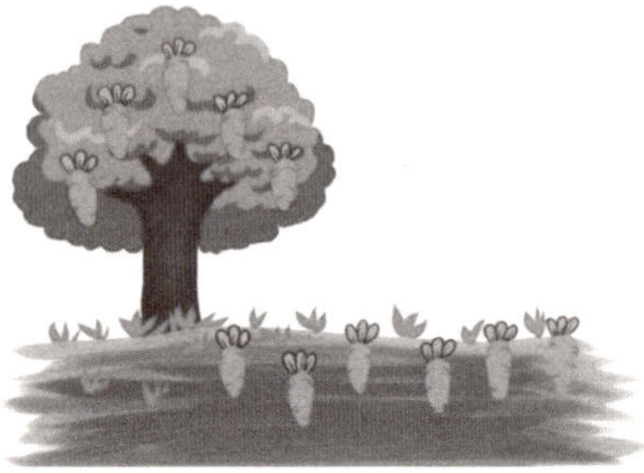

（五）食物原料

5a. 小朋友，请问平时我们吃的馒头是用下面哪种原料做的？

A. 大米　　B. 马铃薯　　C. 面粉　　D. 不知道

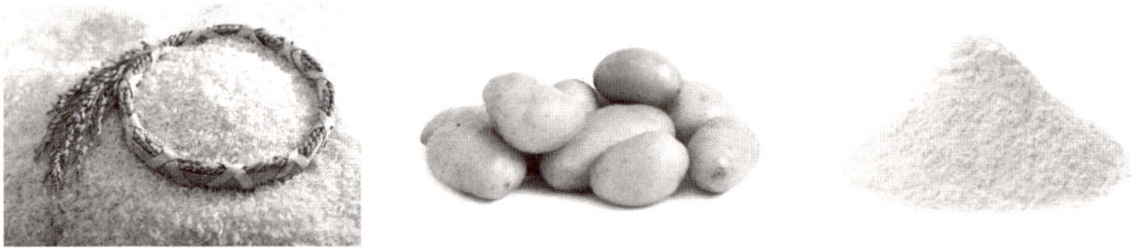

5b. 小朋友，请问平时我们吃的豆腐是用下面哪种原料做的？

A. 红豆　　B. 黄豆　　C. 绿豆　　D. 不知道

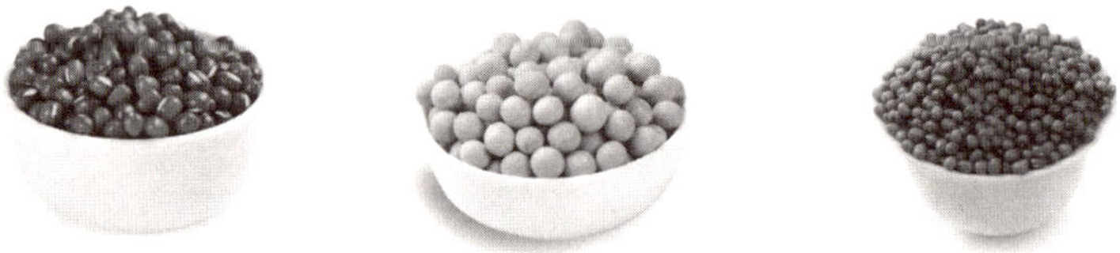

（六）选择饮品

6. 小朋友，如果有白水、可乐、纯牛奶、奶茶、乳饮料，你会选择哪种作为今天的饮品？（注：调查员在调查的时候为小朋友举出“乳饮料”的实际例子）

A. 白水　　B. 可乐　　C. 纯牛奶　　D. 奶茶　　E. 乳饮料

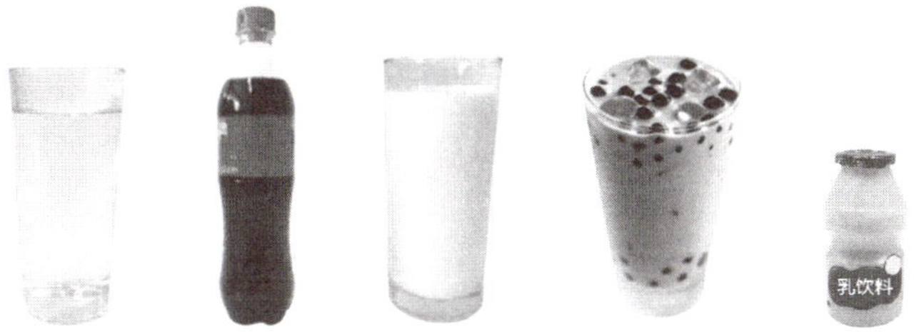

（七）选择零食

7. 小朋友，下面的图片上有苹果、原味瓜子、番茄、炸薯条、薯片、奶油蛋糕，如果只能选择一个作为今天的零食，你会选择哪一个？

A. 苹果　　B. 原味瓜子　　C. 番茄

D. 炸薯条　　E. 薯片　　F. 奶油蛋糕

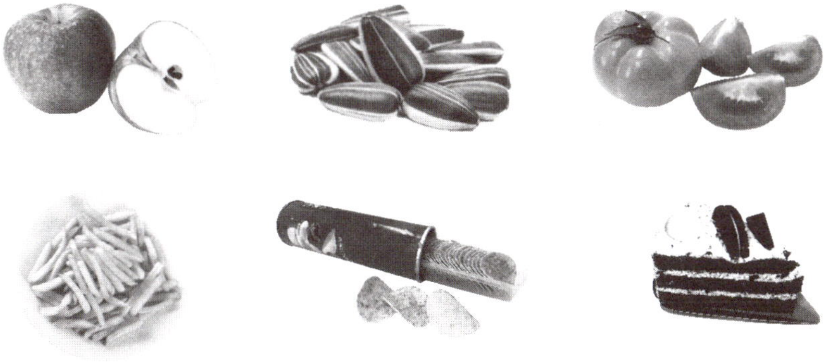

（八）清淡饮食（4 岁以下儿童跳过）

8a. 小朋友，你和妈妈在逛超市，你想让妈妈买新鲜桃子还是黄桃罐头呢？

A. 新鲜桃子　　B. 黄桃罐头　　C. 都行

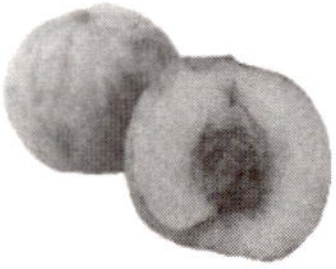

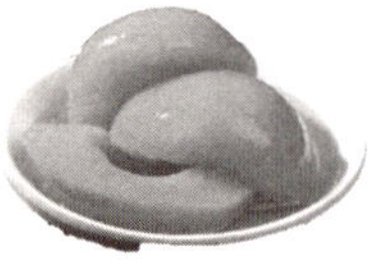

8b. 小朋友，妈妈买了鸡腿，你想让妈妈把它做成炸鸡腿还是清炖鸡腿呢？

A. 炸鸡腿　　B. 清炖鸡腿　　C. 都行

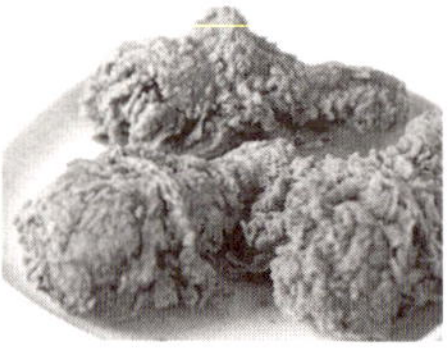

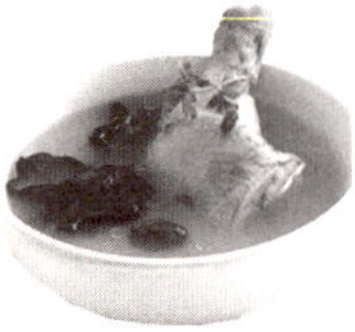

（九）食物安全

9a. 小朋友，妈妈在炒土豆丝之前发现家里的土豆发芽了，你觉得妈妈还可以用这些土豆来炒菜吗？

A. 可以　　B. 不可以　　C. 不知道

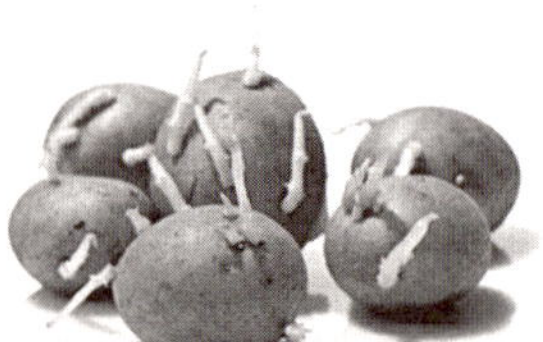

9b. 小朋友，你打开冰箱发现，冰箱里一些面包上有灰绿色的斑点，你觉得它们还可以吃吗？

A. 可以吃　　B. 不可以吃　　C. 不知道

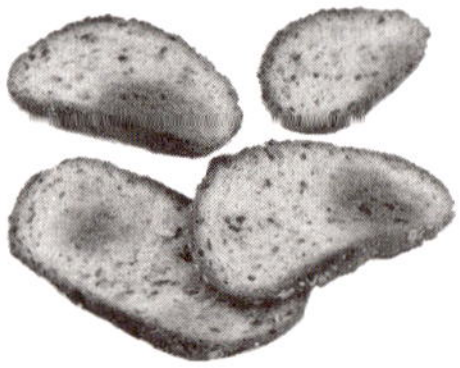

（十）挑食偏食（提问时切忌提及“挑食、偏食”等词，可先询问儿童是否有不爱吃的食物，也可适当举例，如“青椒、苦瓜”等儿童可能较难接受的蔬菜）

10. 小朋友，如果吃饭的时候饭菜里有你不喜欢吃的菜，你会吃吗？

A. 会（每次都吃）　　B. 不会　　C. 没有不爱吃的食物

（十一）吃饭状态（注意强调吃饭地点为家里）

11. 小朋友，你看图里的小朋友边看电视边吃饭，你在家吃饭的时候会看电视 / 电脑 / 手机吗？

A. 看（每次都看）　　B. 有时候看，有时候不看　　C. 不看

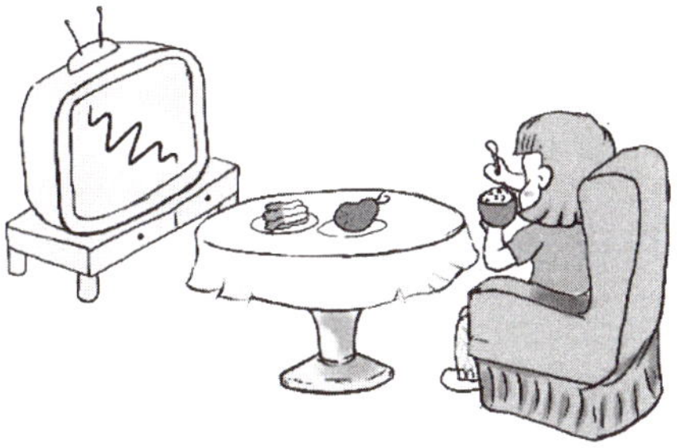

（十二）餐具的使用

（1）考察形式：为儿童提供操作物品，考察儿童是否会使用勺子和筷子转移食物。

（2）材料准备：儿童勺一只（长 15 ～ 16.5cm）、儿童筷一双（长 16 ～ 18cm）、2 个碗、2 个盘子、1 个刨丝器、干黄豆和胡萝卜丝（粗 2 ～ 3mm）若干。

（3）注意事项：4 岁以上儿童考察勺子和筷子两种餐具的使用能力；4 岁以下儿童只考察勺子的使用，不对筷子的使用做强制要求。

（4）考察内容：注意碗与碗、盘子与盘子之间均需间隔 15 ~ 20cm。

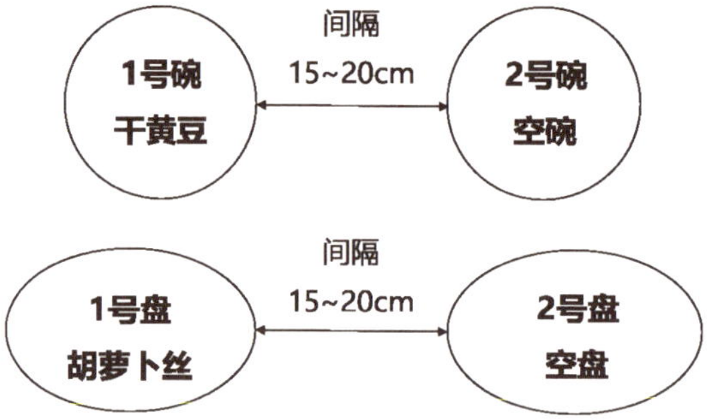

12a. 勺子：使用勺子将黄豆由 1 号碗转移至 2 号碗（连续 3 次）。

A. 3 次均可以转移且无倾撒

B. 可以转移但有倾撒

C. 不会使用勺子

12b. 筷子：使用筷子将胡萝卜丝由 1 号盘转移至 2 号盘（连续 3 次）。

A. 3 次均可以转移且无掉落

B. 可以转移但有掉落

C. 不会使用筷子

（十三）清洁双手（注意强调吃零食地点为家里）

13. 小朋友，你在家吃零食前会洗手吗？

A. 会洗手　　B. 有时候洗，有时候不洗　　C. 不洗手

注意事项：若儿童回答“会洗手”，则追问“会不会忘记洗手”。若儿童回答“会忘记或偶尔忘记”，选 B ；若儿童回答“不会忘记”，则选 A。

若有其他回答无法判断，请将儿童的回答简单记录：

____

（十四）身体活动

14. 假如这个周末你没有作业，也没有补习班和兴趣班，爸爸妈妈允许你出去玩，也允许你在家看电视，请问你会选择“去外面玩、踢球、骑车和小朋友一起做游戏”（户外运动），还是会“在家里看书、看电视、玩手机、玩电脑或者搭积木”（在家久坐）呢？

A. 出去玩等户外身体活动

B. 在家看电视等久坐行为

C. 都差不多

若有其他回答无法判断，请将儿童的回答简单记录：

____

附件 2　学龄前儿童营养素养问卷（家长部分）

前　言

尊敬的家长朋友，您好！我们是北京大学公共卫生学院“人群营养素养”课题组，为调查学前儿童营养素养情况，特此开展调查，非常感谢您的支持与配合，谢谢！

本问卷题目为 10 道单项选择题、1 道多项选择题。请您根据孩子近一周内饮食及活动情况如实填写。填写时请在所提供的选项上打“✓”。我们会对您填写的信息严格保密，不会泄露给其他人。

基本信息

幼儿园：__________　　班　级：__________

姓　名：__________　　年　龄：____岁____月

性　别：__________　　身　高：____cm　　体重：____kg

是否食物过敏（如海鲜过敏）：__________

是否乳糖不耐受：__________

正式问卷

本部分为“学龄前儿童营养素养问卷”的家长作答部分，主要调查儿童不在幼儿园期间其饮食行为及身体活动的情况，即调查儿童在家长看护范围内的饮食及行为情况。

“儿童不在幼儿园期间”的具体意义：①对于上幼儿园的儿童，指孩子一天中去幼儿园以前、幼儿园放学后、周末期间；②对于未上幼儿园的儿童，指一周全部的时间。

问卷相关名词释义：

（1）含糖饮料：指糖含量 5% 以上的饮品，目前市面上常见的果汁、奶茶、核桃露、甜牛奶、酸甜味乳饮料、碳酸饮料（如可乐、汽水）等含添加糖的饮品多为含糖饮料。

（2）添加糖：指人工加入食品中的糖类，常见为蔗糖、果糖、葡萄糖、果葡糖浆等。

（3）久坐行为：久坐行为主要包括坐、斜倚以及躺着等状态，对于儿童，可包括在汽车座椅、婴儿椅、婴儿车、绑在或背在看护人身上等被限制的时间，也包括如看电视、玩手机、玩电脑等状态。

B1	回顾孩子日常情况（去幼儿园前、放学后、周末），请在以下零食中选出一种或多种您孩子常吃的零食。【可多选】 ①新鲜蔬菜水果 ②果干果脯 ③原味坚果 ④盐焗糖浸坚果 ⑤糖果 ⑥糕点甜品（如奶油蛋糕、奶油夹心饼干、月饼、桃酥、巧克力派等）⑦油炸及膨化食品（如薯片、虾条、方便面、炸薯条、炸南瓜饼等）
B2	回顾孩子日常情况（去幼儿园前、放学后、周末），请在以下饮品中选出一种或多种您孩子常喝的饮品。【可多选】 ①白水 / 矿泉水 ②纯牛奶 / 酸奶 ③乳饮料及调味乳（如甜味牛奶、酸甜味乳饮料、果味乳饮料等）④植物蛋白饮料（如核桃露、花生露、杏仁露等）⑤果汁（非鲜榨）⑥碳酸饮料（如可乐、汽水等）⑦饮品店中的奶茶、果味饮料等饮品
B3	回顾孩子日常情况，您孩子周末时平均每日饮水量为多少？ [注：常见矿泉水普通瓶容量约为 500ml，小瓶矿泉水容量约为 350ml] ①饮水量＜ 400ml ② 400ml ≤饮水量＜ 600ml ③ 600ml ≤饮水量＜ 800ml ④ 800ml ≤饮水量＜ 1000ml ⑤饮水量≥ 1000ml
B4	回顾孩子日常情况，您孩子周末时平均每日纯牛奶、酸奶、无糖奶粉的摄入量为多少？（不包括其他乳制品及乳饮料） [注：常见普通盒装牛奶容量约为 250ml，袋装牛奶容量为 180 ～ 240ml 不等；袋装酸奶容量约为 180ml，杯装酸奶容量为 100 ～ 180ml 不等；奶粉摄入量按照产品要求冲泡为液体状态后选择适合选项] ①摄入量＜ 100ml ② 100ml ≤摄入量＜ 350ml ③ 350ml ≤摄入量＜ 500ml ④ 500ml ≤摄入量＜ 1000ml ⑤摄入量≥ 1000ml
B5	回顾孩子日常情况（去幼儿园前、放学后、周末），选择您孩子摄入高糖食品的频率？（如糖果、冰激凌、罐头、蛋糕、桃酥、巧克力派、拔丝地瓜等） ①每天 1 次及以上 ②每周 4 ～ 6 次 ③每周 1 ～ 3 次 ④每月 1 ～ 3 次 ⑤每月不足 1 次
B6	回顾孩子日常情况（去幼儿园前、放学后、周末），选择您孩子摄入油炸食品的频率？（如炸薯条、炸鸡翅等） ①每天 1 次及以上 ②每周 4 ～ 6 次 ③每周 1 ～ 3 次 ④每月 1 ～ 3 次 ⑤每月不足 1 次
B7	回顾孩子日常情况（去幼儿园前、放学后、周末），选择您孩子摄入含糖饮料的频率？（含糖饮料释义见“问卷相关名词释义”） ①每天 1 次及以上 ②每周 4 ～ 6 次 ③每周 1 ～ 3 次 ④每月 1 ～ 3 次 ⑤每月不足 1 次
B8	回顾孩子日常情况（去幼儿园前、放学后、周末），您孩子在家或在外吃饭的时候是否因为气味、口味、外观、质地的原因，拒绝一些食物？ ①总是 ②多数 ③半数 ④少数 ⑤基本没有

续表

B9	回顾孩子日常情况（去幼儿园前、放学后、周末），您孩子在家或在外吃饭的时候是否会剩饭？ ①总是 ②多数 ③半数 ④少数 ⑤基本不剩饭
B10	回顾孩子日常情况（去幼儿园前、放学后、周末），您孩子在家或在外吃饭的时候是否会将食物当玩具，把玩食物。 ①总是 ②多数 ③半数 ④少数 ⑤基本不会
B11	回顾孩子日常情况（去幼儿园前、放学后、周末），您孩子在家或在外吃饭的时候是否会出现以下情况：吃饭时各处跑，需要追着喂饭，边吃边看视频，边吃边玩游戏等。 ①总是 ②多数 ③半数 ④少数 ⑤基本没有
B12	回顾孩子日常情况（去幼儿园前、放学后、周末），如果您没有要求儿童洗手，您孩子在餐前是否会主动洗手？ ①总是 ②多数 ③半数 ④少数 ⑤基本不洗
B13	回顾孩子日常情况（去幼儿园前、放学后、周末）： （1）您孩子周一至周五平均每日累计身体活动时间为：____________分钟 （2）您孩子周末平均每日累计身体活动时间为：____________分钟 （注：身体活动，如走路、爬行、跑步、跳跃、攀爬、跳舞、骑行、跳绳、健身球、游戏等）
B14	回顾孩子日常情况（去幼儿园前、放学后、周末），您孩子平均每周中有几天存在连续超过 60 分钟的被限制时间或久坐行为？（注：被限制时间，如婴儿车、婴儿椅或绑在看护人背上等；久坐行为，如看电视、玩手机、玩电脑、写作业等） ①每天 ② 5 ~ 6 天 / 周 ③ 3 ~ 4 天 / 周 ④ 1 ~ 2 天 / 周 ⑤ 少于 1 天 / 周

请写下您对本量表的建议（自由作答）：

____

我们的量表到此结束，非常感谢您的参与！

问卷评价方法及说明

（1）问卷使用方法

儿童部分问卷由调查员一对一对儿童进行调查，调查员对照题目对儿童进行询问，并将答案记录在专用记录纸上。家长问卷由幼儿园老师发放后家长自行填写。

（2）问卷赋分标准

根据德尔菲法对儿童及家长问卷各题赋予权重，各条目对应权重、题号及得分标准如表 1 至表 4 所示。

表 1　学龄前儿童营养素养问卷核心信息对应题目

维度	主题	核心信息	条目权重	对应题号		
				4 岁以下儿童问卷	4 岁以上儿童问卷	家长问卷
基本知识	认识食物	1. 认识常见的食物	7.72	1	1	—
		2. 将食物简单分类	6.34	2a，2b，2c	2c	—
	食物特点	3. 了解食物来源	6.14	4a，4b，5a，5b	4a，4b，5a，5b	—
		4. 了解食物营养特点	5.74	3a，3c	3a，3b，3c	—
		5. 简单辨别新鲜卫生的食物	6.34	9a，9b	9a，9b	—
生活与饮食行为	食物选择	6. 清淡饮食，少吃高盐、高糖、高脂肪食物	6.73	—	8a，8b	5，6
		7. 每日饮奶，足量饮水，不喝或少喝含糖饮料	7.72	6	6	2，3，4，7
		8. 合理选择零食，优选水果、奶类和坚果	7.72	7	7	1
	饮食行为	9. 珍惜食物，不浪费食物	7.13	—	—	9，10
		10. 不挑食偏食	7.92	10	10	8
		11. 专注进食，细嚼慢咽不拖延	7.52	11	11	11
		12. 自主进餐，学会并逐渐熟练使用餐具	7.72	12a	12a，12b	—
	饮食安全	13. 餐前洗手，避免不洁进食	7.72	13	13	12
	身体活动	14. 积极参加各种形式的身体活动，减少久坐行为	7.52	14	14	13，14

表 2　问卷各题目权重

4 岁以下儿童			4 岁以上儿童		
问卷类型	题号	权重	问卷类型	题号	权重
儿童问卷	1	7.72	儿童问卷	1	7.72
	2a	2.11		2c	6.34
	2b	2.11		3a	2.05
	2c	2.11		3b	2.05
	3a	3.07		3c	2.05
	3c	3.07		4a	1.44
	4a	1.44		4b	1.44
	4b	1.44		5a	1.44
	5a	1.44		5b	1.44
	5b	1.44		6	1.54
	6	1.54		7	3.86
	7	3.86		8a	1.68
	9a	2.11		8b	1.68
	9b	2.11		9a	2.11
	10	3.96		9b	2.11
	11	3.76		10	3.96
	12a	7.72		11	3.76
	13	3.86		12a	3.86
	14	2.51		12b	3.86
家长问卷	1	3.86		13	3.86
	2	1.54		14	2.51
	3	1.54	家长问卷	1	3.86
	4	1.54		2	1.54
	5	3.37		3	1.54
	6	3.37		4	1.54
	7	1.54		5	1.68

续表

4岁以下儿童			4岁以上儿童		
问卷类型	题号	权重	问卷类型	题号	权重
	8	3.96		6	1.68
	9	3.56		7	1.54
	10	3.56		8	3.96
	11	3.76		9	3.56
	12	3.86		10	3.56
	13	2.51		11	3.76
	14	2.51		12	3.86
				13	2.51
				14	2.51

表3 儿童问卷各题目得分标准

题目	计算方法/选项	得分	题目	计算方法/选项	得分
1	学生识别正确的食物个数÷25	0～1	8a	新鲜桃子	1
2a	香蕉	1		黄桃罐头、都行	0
	黄瓜、红薯、不知道	0	8b	清炖鸡腿	1
2b	胡萝卜	1		炸鸡腿、都行	0
	苹果、西瓜、不知道	0	9a	不可以	1
2c	学生正确分类的食物个数÷5	0～1		可以、不知道	0
3a	糖果	1	9b	不可以吃	1
	苹果、不知道	0		可以吃、不知道	0
3b	炸鸡翅	1	10	会（每次都吃）、没有不爱吃的食物	1
	清炖鸡翅、不知道	0		不会	0
3c	牛奶	1	11	不看	1
	可乐、不知道	0		看（每次都看）；有时候看，有时候不看	0

续表

题目	计算方法 / 选项	得分	题目	计算方法 / 选项	得分
4a	地上	1	12a	3 次均可以转移且无倾撒	1
	树上、不知道、都可以	0		可以转移但有倾撒	0.5
4b	土里	1		不会使用勺子	0
	树上、不知道、都可以	0	12b	3 次均可以转移且无掉落	1
5a	面粉	1		可以转移但有掉落	0.5
	大米、马铃薯、不知道	0		不会使用筷子	0
5b	黄豆	1	13	会洗手	1
	红豆、绿豆、不知道	0		有时候洗，有时候不洗	0.5
6	白开水、纯牛奶	1		不洗手	0
	可乐、奶茶、乳饮料	0	14	出去玩等户外身体活动	1
7	苹果、原味瓜子、番茄	1		在家看电视等久坐行为、都差不多	0
	炸薯条、薯片、奶油蛋糕	0			

表 4　家长问卷各题目得分标准

题目	计算方法 / 选项	得分	题目	计算方法 / 选项	得分
1	选择（新鲜蔬菜水果、原味坚果）个数 ÷ 所有选择的食物个数	0 ~ 1	9 ~ 10	基本不剩饭或基本不会	1
2	选择（白水 / 矿泉水、纯牛奶 / 酸奶）个数 ÷ 所有选择的饮品个数	0 ~ 1		少数	0.75
3	600ml ≤饮水量＜ 800ml 800ml ≤饮水量＜ 1000ml 饮水量≥ 1000ml	1		半数	0.5
	饮水量＜ 400ml 400ml ≤饮水量＜ 600ml	0		多数	0.25
4	350ml ≤摄入量＜ 500ml 500ml ≤摄入量＜ 1000ml 摄入量≥ 1000ml	1	11 ~ 12	总是	0
	摄入量＜ 100ml 100ml ≤摄入量＜ 350ml	0		基本没有 / 基本不洗	1

续表

题目	计算方法 / 选项	得分	题目	计算方法 / 选项	得分
5 ~ 7	每月不足 1 次	1	11 ~ 12	少数	0.75
	每月 1 ~ 3 次	0.75		半数	0.5
	每周 1 ~ 3 次	0.5		多数	0.25
	每周 4 ~ 6 次	0.25		总是	0
	每天 1 次及以上	0	13	活动时长均数 < 180 分钟	0
8	基本没有	1		活动时长均数 ≥ 180 分钟	1
	少数	0.75	14	少于 1 天 / 周	1
	半数	0.5		1 ~ 2 天 / 周	0.75
	多数	0.25		3 ~ 4 天 / 周	0.5
	总是	0		5 ~ 6 天 / 周	0.25
				每天	0

（3）问卷得分说明

2 ~ 4 岁儿童与 4 ~ 6 岁儿童问卷满分均为百分制，可以评价营养素养总分，也可以分析不同领域、不同维度儿童得分情况，见表 5。

表 5　学龄前儿童营养素养评价工具得分说明

分数种类	计算方法
每题权重	该条目总权重 ÷ 该条目对应题目数量
每题分数	该题得分 × 该题权重
营养素养总分	儿童问卷总分 + 家长问卷总分
基本知识维度总分	儿童问卷第 1 ~ 5 题和第 9 题
生活与饮食行为维度总分	儿童问卷第 6 ~ 8 题、10 ~ 14 题与家长问卷总分

附件 3　学龄儿童食物营养素养问卷（3 ~ 9 年级）

1. 你是否赞同以下想法或行为，在对应的序号处打“√”	非常不赞同	不赞同	一般	赞同	非常赞同
（1）我的健康和行为应该主要由家长做决定	①	②	③	④	⑤
（2）儿童期合理营养与成年后健康密切相关	①	②	③	④	⑤
（3）蔬菜水果营养价值差不多，可以互换	①	②	③	④	⑤
（4）乳饮料属于奶制品	①	②	③	④	⑤
（5）人的饮食行为会影响自然环境	①	②	③	④	⑤
（6）有虫眼的蔬菜水果证明农药残留少	①	②	③	④	⑤
（7）剩饭要彻底加热后才能吃	①	②	③	④	⑤
（8）没吃完的菜应及时放冰箱，不要等冷却	①	②	③	④	⑤
（9）厨房切生肉的案板洗净后就能切熟肉	①	②	③	④	⑤
（10）早饭时间不饿就不吃了，中午多吃点就行	①	②	③	④	⑤
（11）餐厅（包括外卖）食物种类多样，比家庭食物更有营养	①	②	③	④	⑤
（12）蔬菜水果应该占每天摄入食物的一半（重量）	①	②	③	④	⑤
（13）奶是只有婴幼儿才必需的食物	①	②	③	④	⑤
（14）我正在长身体，要尽量多吃肉	①	②	③	④	⑤
（15）用酱或酱油替代食盐有利于健康	①	②	③	④	⑤
（16）不渴的时候不用喝水	①	②	③	④	⑤
（17）运动后应该喝运动（电解质）饮料	①	②	③	④	⑤
（18）小孩胖一点不影响健康	①	②	③	④	⑤
（19）一边吃饭一边看手机 / 电视新闻可以一举两得	①	②	③	④	⑤
（20）吃饭快慢对健康影响不大	①	②	③	④	⑤

2. 根据自己的实际情况，在对应的序号处打“√”	非常不符合	不符合	一般	符合	非常符合
（1）我关注营养健康相关的信息	①	②	③	④	⑤
（2）我会主动和家人 / 同伴讨论营养健康相关信息	①	②	③	④	⑤
（3）我选择食物时会受食品广告的影响	①	②	③	④	⑤
（4）我知道家附近售卖新鲜蔬菜水果的超市 / 市场	①	②	③	④	⑤

续表

(5) 我对中国饮食文化很感兴趣	①	②	③	④	⑤
(6) 我会做一些中国传统美食（如饺子、汤圆等）	①	②	③	④	⑤
(7) 我通常自己决定吃什么食物	①	②	③	④	⑤
(8) 我在选择食物时总会考虑是否营养	①	②	③	④	⑤
(9) 我会陪同家人去超市 / 市场购买食物	①	②	③	④	⑤
(10) 我会从健康的角度建议家庭食物种类，比如多蔬菜水果、少油炸食品和甜食等	①	②	③	④	⑤
(11) 我在家里或学校种植过农作物（如蔬菜）	①	②	③	④	⑤
(12) 我会规划食物，很少浪费食物	①	②	③	④	⑤
(13) 我购买食品时关注包装上的食品标签	①	②	③	④	⑤
(14) 我会和家人一起做饭（择菜、烹饪、清洗等）	①	②	③	④	⑤
(15) 我吃东西前洗手	①	②	③	④	⑤
(16) 没有体育课时（如周末和假期），我也会去运动	①	②	③	④	⑤
(17) 我至少每周会测量一次体重	①	②	③	④	⑤
(18) 我遵守餐桌礼仪（长者先、不喧闹、不乱翻饭菜、帮助收拾餐具等）	①	②	③	④	⑤

3. 下列农作物和食物对应错误的是（　　）
①土豆和薯条　②小麦和馒头　③红薯和粉条　④高粱和爆米花　⑤水稻和大米

4. 连一连：参考示例，将左边的食物和右边的食物分类正确连线

土豆	蔬菜水果类
鲤鱼	谷薯杂豆类
冰糖	大豆类和坚果
西蓝花	纯能量食物
黄豆豆浆	动物性食物

5.（3 ～ 6 年级跳过此题）以下食物及其富含的营养素对应错误的是（　　）：
①动物肝脏—维生素 A　②米饭—碳水化合物　③橘子—维生素 C　④鸡肉—钙

6. 中国居民平衡膳食宝塔最底下的一层是什么？
①蔬菜水果　②动物性食物　③谷薯类　④奶豆类　⑤不清楚

7. 如果同学想约你去吃路边摊烧烤，周边环境并不卫生，你会怎么做？
①既然同学邀请，就吃一次没问题，还是去吧　②烧烤那么好吃，当然要吃了
③劝说朋友去吃别的，路边烧烤不健康、不卫生　④借口有事不去

续表

8. 假如你的家人患有较严重的糖尿病，听别人劝说正准备停药吃保健品，你会怎么做？
①仔细阅读保健品说明书或咨询商家，看是否适合家人
②吃药有副作用，而保健品没有，家人应该听劝
③建议家人咨询医生、营养师或其他专业人士再决定
④我不懂，不给建议

9.（1）假设今天是2019年6月1日，你在家里找到了这三种牛奶，你会喝哪一个？

①	②	③
纯牛奶 生产日期：2019年5月20日 保 质 期：室温14天	鲜牛奶 生产日期：2019年5月26日 保 质 期：室温3天	高钙奶 生产日期：2019年4月29日 保 质 期：室温30天

（2）你觉得以下哪种牛奶更适合超重肥胖的人？①品种1　②品种2　③不清楚

品种1营养成分表

项目	每100毫升	营养素参考值%/NRV%
能量	265千焦（kJ）	3%
蛋白质	3.5克（g）	6%
脂肪	3.4克（g）	6%
碳水化合物	4.7克（g）	2%
钠	40毫克（mg）	2%
钙	122毫克（mg）	15%

品种2营养成分表

项目	每100毫升	营养素参考值%/NRV%
能量	182千焦（kJ）	2%
蛋白质	3.0克（g）	5%
脂肪	1.3克（g）	2%
碳水化合物	4.9克（g）	2%
钠	72毫克（mg）	4%
钙	125毫克（mg）	16%

（3）（3、4年级跳过此题）上题的食品营养标签中，“营养素参考值%/NRV%”是指100g/ml该食品所含营养成分占每日参考摄入量的百分比。那么，如果只靠喝品种2的牛奶来摄入钙，喝多少就可以满足我们一天需要的钙？（估算即可）
① 200ml左右　② 400ml左右　③ 600ml左右　④不清楚怎么算

10.（3、4年级跳过此题）《中国居民膳食指南》建议每天吃200～350g水果，以下哪个选项不能达到推荐量？（图中330ml易拉罐为参照物）

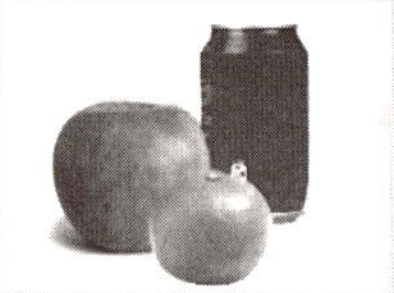
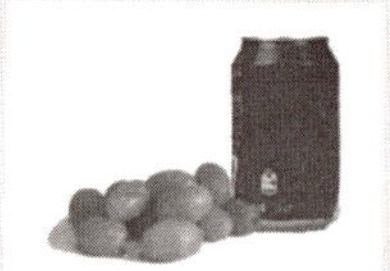
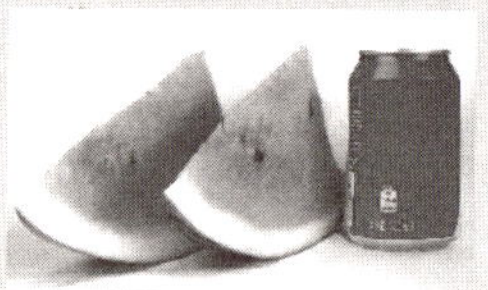
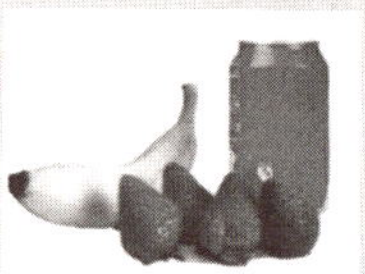

①一个苹果和一个橘子　② 15颗葡萄　③两块西瓜　④一根香蕉和五颗草莓

11. 你认为以下哪种是比较健康的零食？
①薯片　②蜜枣　③酸奶　④奶茶　⑤蛋糕

12.（3、4年级跳过此题）身体质量指数（BMI）是用来评价体重/体型的常用指标，其计算公式为BMI=体重（kg）/身高^2（m^2）。
小兰8岁，体重为28.8kg，身高为1.20m，已知8岁女孩BMI超过19.4kg/m^2属于肥胖，你来判断一下她是否肥胖呢？①是　②不是　③不清楚

评价方法及说明

本问卷为自填式问卷。所有题目依据正确程度由低到高赋分。其中Likert-5分题依次赋0、0.5、1、1.5、2分；其他题目答对赋2分；连线题每个正确连线赋1分。考虑到不同学段认知水平不同，3～6年级填写问卷时设置了题目跳转，因此满分并不相同，建议数据处理时将得分均折算为百分制。可以评价营养素养总分，也可以分析不同领域、不同维度得分情况。核心信息对应题目（题号）如表1所示。

表1 学龄儿童营养素养问卷核心信息对应题目

领域	维度	核心信息	对应题号
认知	食物营养相关知识与理念	1. 建立为自己的健康和行为负责的信念	1（1）
		2. 认识合理营养对儿童发育乃至一生健康的重要性	1（2）
		3. 关注并讨论食物营养信息，正确对待食品广告	2（1），2（2），2（3）
		4. 了解食物的来源及食物供应链	3，2（4）
		5. 了解食物分类及其主要营养特点	1（3），1（4），4，5，6
		6. 了解食物与环境的相互影响	1（5）
		7. 了解不同饮食文化	2（5），2（6）
技能	选择食物	8. 自主选择健康食物，积极主动参与家庭食物选择	2（7），2（8），2（9），2（10），7，8
		9. 学习简单的食物种植和家庭加工方法	2（11）
		10. 规划食物数量，避免食物浪费	2（12）
		11. 会初步判定食物品质	1（6）
		12. 阅读并理解食品标签和营养标识	2（13），9（1），9（2），9（3）
	制作食物	13. 熟悉厨房，学习烹饪，和家人一起制作食物，做力所能及的家务	2（14）
		14. 科学清洁双手，注重食品操作各环节的卫生问题	2（15），1（7），1（8），1（9）
	摄入食物	15. 规律进餐，吃好早餐	1（10）
		16. 和家人一起就餐，减少在外就餐和外卖食品	1（11）

续表

领域	维度	核心信息	对应题号
技能	摄入食物	17. 会简单估计食物分量，进行食物搭配	10
		18. 食物多样，多吃蔬果，足量奶豆，少油少盐少糖，合理选择零食	1（12),1（13),1（14),1（15),1（16),1（17),11
		19. 吃动平衡，定期测量并评价体重	2（16),2（17),1（18),12
		20. 注重餐桌礼仪，专注进食，细嚼慢咽	2（18),1（19),1（20)

B.5
3～6岁幼儿饮奶行为营养教育干预研究

宋昆冈 刘美菊 杨国超 左小霞 黄爱红 董 惠*

【摘要】

目的：通过幼儿饮奶习惯的影响因素实施教学干预机制，改善3～6岁幼儿饮奶行为的主动性，培养良好习惯，促进其身体健康发育，并同步对其家庭实施干预，提高家长的认知，形成科学饮奶的家庭氛围。

方法：在北京市6家试点幼儿园中，选取大、中、小各阶段1个班级，基于前期调研设计了系列课程，开展为期4周的教学干预，其间进行数据收集及行为、认知的观察研究。从幼儿饮奶行为及认知、家长的饮奶认知、幼儿园从业人员的饮奶认知三方面，进行干预前后的对比研究。

结果：数据分析显示，营养教学干预对3～6岁幼儿养成良好的饮奶习惯有明显帮助，教学干预后幼儿的饮奶行为有了很大改善：每日饮奶的幼儿增加了4.3%，对于乳制品种类的意识和认知也有显著提升，

* 宋昆冈，中国乳制品工业协会原理事长、国际乳品联合会（IDF）中国国家委员会荣誉主席；刘美菊，中国乳制品工业协会常务副理事长兼秘书长、国际乳品联合会中国国家委员会主席；杨国超，中国乳制品工业协会副理事长；左小霞，解放军总医院第八医学中心营养科主任；黄爱红，荷兰皇家菲仕兰企业传播和企业社会责任高级总监；董惠，北京理工大学幼儿园园长。

意识到牛奶益处的比例增加了 4.5%，知道每日最佳饮奶量的幼儿增加了 30.4%，且以上差异均具有统计学上的显著意义（χ^2 = 206.18，134.07，128.01，且 P 值均＜ 0.01），认识乳制品的种类也显著增加了 1.58（P ＜ 0.01）。教学干预对参与幼儿及其家庭成员、园所老师在提高饮奶意识、饮奶认知度及形成良好的饮奶行为方面均有积极的促进作用，有助于 3 ～ 6 岁幼儿从小养成良好的饮奶习惯，为其健康成长奠定基础。

关键词： 饮奶习惯养成　3 ～ 6 岁幼儿　营养教育　干预实验　奶商

一、研究背景

2021 年是国家“十四五”规划的第一年，是乘势而上开启全面建设社会主义现代化国家新征程、进入新发展阶段的起始之年；也是承上启下全面推进健康中国建设的重要之年。政府号召社会各界积极参与科研实践，并积极促进成果惠民。儿童是国家的未来，是民族的希望，儿童营养健康决定其终身健康。《“健康中国 2030”规划纲要》明确提出应关注儿童早期发展，“健康中国，食育先行”[1]，要推动儿童营养改善，就要从娃娃抓起，培养健康习惯，提高健康素养。

富含优质营养的乳制品是均衡膳食的重要组成部分，对于幼儿的生长发育不可或缺。《3 ～ 6 岁儿童学习与发展指南》强调，幼儿阶段是身体发育和技能发展极为迅速的时期[2]，有效地促进幼儿身心健康发展，应帮助其养成健康的生活与卫生习惯。幼儿的饮奶行为受到生活环境、生活群体、饮奶知识、乳制品提供等多方面因素的影响，充分掌握幼儿饮奶行为的现状，运用多种手段，帮助孩子们从小养成良好的饮奶行为，为其终身健康奠定营养基础是迫在眉睫的重要任务，也是儿童早期教育的努力方向。

《中国学龄儿童膳食指南（2022）》指出，培养和巩固幼儿饮奶习惯至关重要，推荐 3 ～ 6 岁幼儿每日摄入 350 ～ 500g 奶或等量的乳制品[3]，保证钙质的足量摄入，应督促和鼓励幼儿逐步养成每日饮奶的习惯，打下良好的身体基础，让其终身受益。至 2016 年，调研结果显示较多 3 ～ 6 岁幼儿饮奶量仍远低于《中国居民膳食指南》推荐值。成都地区调研样本显示日均饮奶量≥ 300g 的儿童占 61.67%[4]，山东省农村学龄前非留守儿童日均饮奶量中位数为 191g，留守学龄前儿童日均饮奶量仅为 64g。儿童饮奶状况不容乐观，且直接影响了其营养摄入和健康成长[5-7]。

医学上根据生理学特征对幼儿期的界定分别为 1 ～ 3 岁①或 3 ～ 6②岁（本文特指后者）。查阅相关文献及学术研究发现，3 ～ 6 岁幼儿的饮奶行为及对健康的影响已引起一定的关注和重视。涉及儿童或幼儿饮奶行为及饮奶教育的文献，早期较多集中在学龄段儿童及青少年的饮食行为习惯[5]、影响因素及个别具体饮食问题（如偏食、暴食等）的医学干预等。2006 年后，逐渐出现以儿童饮奶行为的影响因素、饮奶行为对儿童生长发育的影响为主要方向的研究，其中较少涉及营养教育或综合干预对 3 ～ 6 岁幼儿的饮奶认知、饮奶行为的影响。在少数涉及此内容的研究中，侧重于家庭因素对儿童饮奶行为的影响[4]，有的具有地域性，如就某一地区影响学龄前儿童饮奶行为的因素进行分析[8-11]；有的具有问题特殊性，如儿童饮奶行为作为中介因素对儿童体重[12]、家庭经济[13]、钙营养状况[7, 14, 15]、消化系统[11, 16]、膳食营养[6, 17]的影响。

本项目作为“十四五”规划课题，于 2021 年在试点幼儿园开始落地研究。本项目构建了以改善儿童饮奶行为为目的的营养教育干预，通过儿童喜闻乐见的动漫形象和参观牧场的浸润式体验，在幼儿园内搭建教室活动区及公共区域营养角，开发面向在园儿童的系列课程、面向园所工作人员的培训及实践指导、家长协同参与的家园共育课堂，以形式丰富多样的绘本、科普短片、桌面游戏为媒介，多方位、多维度促进儿童饮奶习惯的

① 洪黛琳，王玉兰．儿童护理学 [M]．北京：北京大学医学出版社，2008.

② 邓金鍌等．儿科学 [M]．北京：人民卫生出版社，1958.

养成。

课题组开创的 22 堂体系化课程是该营养干预实施的核心手段。课程由课题组专家精心编写，注重科学性、专业性、系统性，充分融入饮奶和健康的丰富知识点，分为 4 大课程板块进行教学，包括“牛奶从哪里来”“牛奶和乳制品”“牛奶有哪些益处”“牛奶怎么吃”等内容，让孩子全面了解牛奶与乳制品。课程涵盖社会、语言、艺术、科学、健康等 6 大领域目标，助力孩子全面发展。

研究期间，通过收集北京市 6 个试点幼儿园开展的幼儿饮奶习惯养成策略体系实践数据，重点研究体系运行现状，分析影响儿童饮奶行为的主要因素，制定改善幼儿饮奶习惯的综合干预策略，并将行之有效的创新策略推广到社会，以提高幼儿饮奶行为的主动性，培养良好习惯，促进其身体健康发育。针对目前我国国民饮奶习惯和认知参差不齐的现状，本课题的创新之处在于理论结合实际，以《中国学龄儿童膳食指南（2022）》和幼儿早期发展行为理论为基础，充分调研和掌握幼儿饮奶意识、饮奶知识及饮奶行为的现状，以独创性核心体系化课程为手段，帮助孩子培养健康习惯及养成良好的饮奶行为。研究过程中动态采集干预组儿童的各维度指数变化，对比分析体系干预前后的变化，探讨饮奶习惯养成策略体系的可行性、有效性，不断完善策略体系，并将研究成果用于社会推广。

总体来看，以 3 ~ 6 岁幼儿为对象，通过干预方式改变饮奶意识、认知度及饮奶行为，进而分析具体影响因素的相关研究较少，缺少一套有效并值得推广的综合干预方法及对策。故本研究旨在通过分析对比营养干预对于幼儿饮奶行为、意识和认知的影响，明确能提升幼儿饮奶的因素，从幼儿园时期开始培养孩子的健康习惯，提高其健康素养，运用多种手段，帮助其从小养成良好的饮奶行为，为其终身健康奠定营养基础提供可行性对策建议。

二、研究目的

1. 本研究通过严谨细致的实地调研，将对 3 ～ 6 岁幼儿的饮奶行为习惯和对乳制品的认知态度进行全面的了解，也对目前幼儿成长环境即家长和幼儿园员工的牛奶营养认知水平等进行综合的评估。

2. 通过实施干预并对比前后效果，分析营养干预对于幼儿饮奶行为、意识和认知的影响，明确能提升幼儿饮奶的因素，帮助其从小养成良好的饮奶习惯，促其健康成长。

三、研究对象与方法

（一）研究现场与对象

2019 年至 2021 年，北京市 21 所幼儿园先后开展了“儿童奶商训练营”项目，覆盖 22800 余人次，对儿童饮奶知识开展科普宣讲等。本项目在参与过奶商训练营的经验较为丰富的幼儿园中，选择了 6 家参与意向强烈的幼儿园作为本课题试点幼儿园，每家试点幼儿园中选取大、中、小各阶段 1 个班级，每班 30 ～ 40 人，幼儿年龄介于 3 ～ 6 岁，作为主要研究对象。干预对象包括幼儿园教师、幼儿本人及其主要抚养人。

（二）研究内容与方法

1. 基线调查

（1）饮奶行为和摄入量

幼儿、家人（包括直系及旁系亲属等）、幼儿园工作人员是否每天饮奶。

连续记录幼儿三天饮奶情况，包括次数及摄入量。

（2）饮奶相关知识与理念

如饮奶是否有益，每日饮奶是否有益，是否每日有饮奶习惯及奶制品种类的认知情况。

饮奶知识及行为调查以问卷的形式发布。对孩子的调查主要采取图片问卷的形式，由老师出示图片提问，孩子作答后由老师记录。

（3）幼儿体格状况

幼儿身高、坐高、头围、体重、上臂肌围、握力、牙齿萌出数等。

（4）幼儿健康状况

经医疗机构确认的乳糖不耐受症、牛奶过敏等情况。

2. 营养教育干预

对幼儿进行为期 1 个月的营养教育干预，主要方式为引入幼儿饮奶习惯养成策略体系，幼儿园教师对幼儿开展系统化课程教学。通过“幼儿在园饮奶行为记录表”对比干预前后幼儿的饮奶认知度、饮奶行为、身体情况及体格发育的变化。干预的实施主要在教室活动区、公共区域营养角展开，以体系化课程教学为主要手段，对象包括幼儿园教师、儿童本人及其主要抚养人、相关的直系与旁系亲属。

（1）幼儿营养教育课程

研究期间幼儿园教师开展课程教学共计 22 次。课堂教学分 4 个板块，以浸润式科学饮奶教学体验为主，教学途径覆盖社会、语言、艺术、科学、健康、体育等领域目标，通过绘本故事讲解、桌面游戏、手指操、奶商歌、自制简单乳制品零食、绘画等多种互动方式，寓教于乐，强化儿童的饮奶认知。

（2）幼儿园物理环境和社会文化环境建设

在园区醒目位置展示动漫形象，组织儿童参观牧场，在园区内设置教室活动区、公共区域营养角。体系化课程导入方面，由解放军总医院第八医学中心营养科专家、北京理工大学幼儿园副园长董惠对幼儿园负责人进行综合培训，内容包括营养专业知识、教学方法、教学活动开展方式等。随后由各园负责人对教师开展一周的培训。

(3) 家长教育

组织家长观摩园内课堂示范课、开设线上线下家长课堂，内容包括乳制品科普讲座、饮奶行为习惯养成等。通过孩子回家分享知识、发放亲子读物、家长课堂等方式，鼓励干预组幼儿回家成为科普小老师，把当天在幼儿园学到的知识分享给家长；向干预组家庭发放饮奶知识的科普读物，鼓励家长在家与孩子共同阅读，鼓励家长在日常生活中关注孩子的饮奶习惯养成；针对家长开设的公开课（家长课堂）由课题组营养学专家以饮奶科普知识为主题进行教学直播，直播总播放量达6706人次。干预措施给家长的饮奶意识、饮奶知识、饮奶行为带来很大的提升。

3. 随访调查

在干预后对幼儿及其家长、教师/保健医进行饮奶知识、理念、行为等的调查，具体内容及方法同基线调查。同时调查干预期间幼儿患病出勤情况。

四、主要结果

（一）研究对象一般情况

本次调查以干预组幼儿及与其相关的成人群体的调查数据为主要分析依据，相关成人（包括幼儿园工作人员和家庭受访者）的样本由于干预前后不一致，所以前后体量会有所不同，分析将集中在前后一致的数据种类。

1. 幼儿

本次调查共收集到幼儿园儿童有效样本量553人。班级类别：大班、中班、小班的占比分别为36.7%、34.2%和29.1%。年龄类别：3岁龄占比为19.1%，4岁龄占比为28.8%，5岁龄占比为40.9%，6岁龄占比为11.2%。性别：男孩和女孩的占比分别为52.8%和47.2%。见图1。

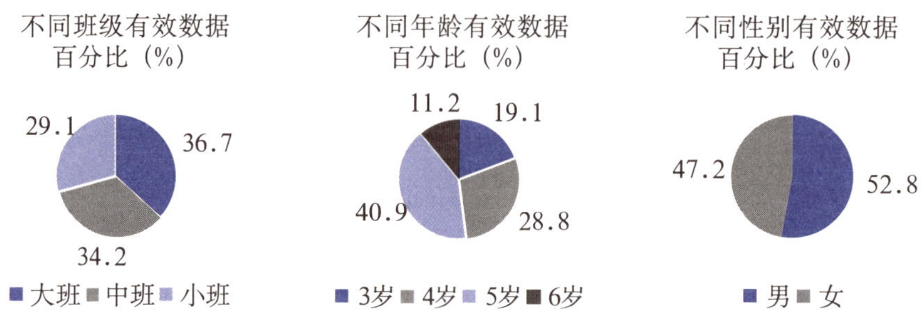

图 1　样本幼儿班级、年龄和性别分布

2. 幼儿园工作人员

幼儿园工作人员样本量为 40 人。工作人员类别：老师和保健医占比分别为 82.5% 和 17.5%。班级类别：来自大班、中班、小班的工作人员占比分别为 32.5%，35% 和 32.5%。性别：均为女性。见图 2。

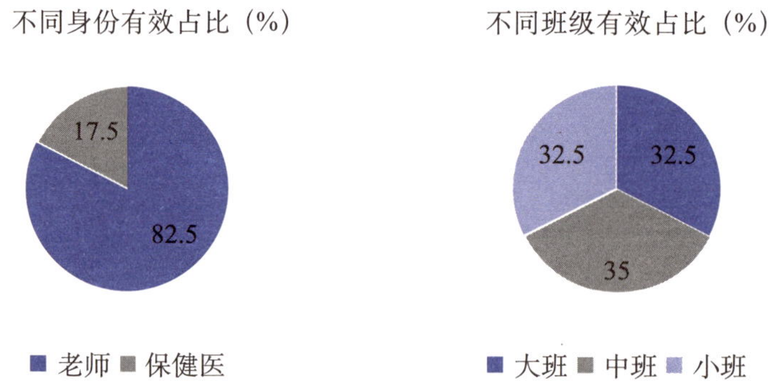

图 2　样本幼儿园工作人员身份、班级分布

3. 家庭成员

家庭受访者样本量为 454 人，家庭角色：父亲、母亲、祖父母和其他亲友的占比分别为 22.3%、77.3%、0.2% 和 0.2%。见图 3。

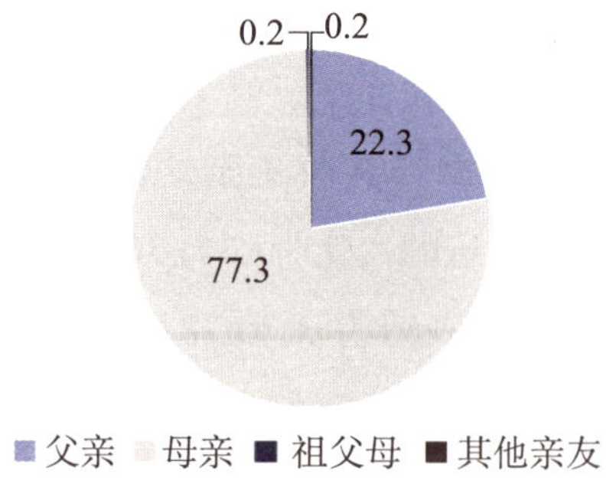

图 3　样本家庭成员角色分布

（二）干预前后儿童饮奶行为和认知比较

对比干预前后在园儿童的饮奶行为和饮奶认知的数据，主要变化如下。

1. 干预前后儿童饮奶行为

干预前和干预后，教师以图片提问的方式对在园儿童进行访谈记录，研究“是否每天饮奶”的习惯后发现：干预前和干预后，儿童表示每天饮用牛奶的比例均在 90% 以上，其中干预后比干预前高出近 5%。根据不同年龄组别来看，3 岁儿童的每日饮奶认同率在干预前后的占比均达到 95% 以上，4 岁年龄组在干预后的提升最大，占比从 82.6% 上升至 92.0%。见图 4。

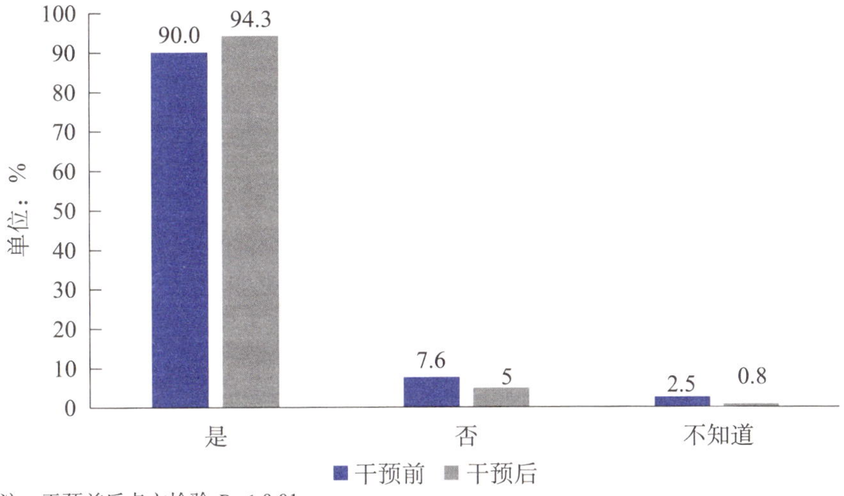

注：干预前后卡方检验 $P < 0.01$。

图 4　幼儿是否每天饮奶干预前后对比

对其进行卡方检验可以发现，干预前后的分布存在统计学意义上的显著差异，干预后每天饮奶的幼儿显著增加了。

观察干预前后儿童居家及在园内饮奶行为，通过“每日实际饮奶量”“实际摄入乳制品种类”的数据记录发现：(1) 所有儿童的实际饮奶量在干预后都有一定程度的提升，其中实际饮奶量达标比例有所提高。干预前摄入总量达到 1050g ～ 1500g（即饮奶量达标）的儿童占比数为 21.3%,

而干预后饮奶量达标的儿童占比数达到 27.5%，该比例提高了 6.2%。(2) 从“乳制品摄入”的前后调查来看，部分乳制品摄入量有所增加，其中，42.0% 的儿童饮用了比第一周更多的牛奶，45.6% 的儿童食用了更多的酸奶，25.3% 的儿童食用了更多的奶酪，23.1% 的儿童食用了更多其他类别的乳制品。总体而言，营养干预对纠正儿童饮奶行为具有积极作用。

2. 干预前后儿童饮奶相关认知情况

体系干预前和干预后，教师以图片提问的方式对在园儿童进行访谈记录，研究“饮奶是否对身体有益”的意识态度发现：干预前认为饮奶对身体有益的儿童占比为 93.8%，干预后这一比例达到 98.3%，整体提高近 5%。干预前，超过九成的 4 岁和 5 岁年龄组儿童认为饮奶对身体有好处，其中 5 岁年龄组的占比最高，达 98.6%。3 岁和 6 岁年龄组儿童认为饮奶对身体有好处的占比均未达到 90%，其中 6 岁年龄组对这一问题的认知度最低，占比仅为 86.9%。干预后，3 岁和 5 岁年龄组认为饮奶有好处的占比均为 100%。见图 5、图 6。

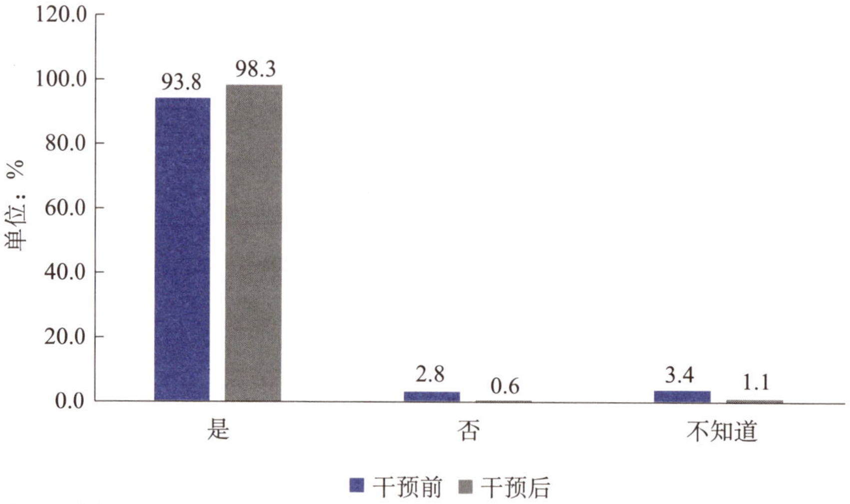

注：干预前后卡方检验 $P < 0.01$。

图 5 幼儿饮奶有益认知干预前后对比

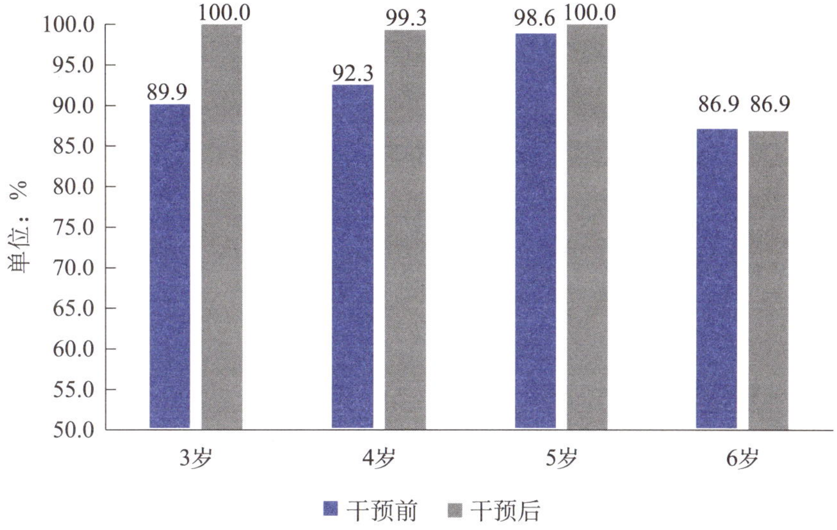

图 6　不同年龄幼儿饮奶有益认知干预前后对比

总体来看，儿童的饮奶意识在体系干预介入后有积极变化，3 ～ 5 岁年龄组儿童的变化表现较为明显。对其进行卡方检验可以发现，干预前后的分布存在统计学意义上的显著差异，干预后认可牛奶好处的幼儿显著更多。

干预前及干预后，教师以图片提问的方式对在园儿童进行访谈记录，主要研究儿童对“每天最佳饮奶量”“乳制品的种类有哪些”等具体饮奶知识的认知进行调查，对比干预前后的各类饮奶知识认知度变化得知：

（1）干预前，大多数儿童认为每日最佳饮奶量是 100g、200g 或 300g，其占比分别为 23.6%、32.7% 和 42.4%。干预后，七成以上儿童认为每日最佳饮奶量是 300g，另有 21.2% 的儿童认为每日最佳饮奶量是 200g。对其进行卡方检验可以发现，干预前后的分布存在统计学意义上的显著差异，干预后能正确认知最佳饮奶量为 300g 的幼儿显著更多。见图 7。

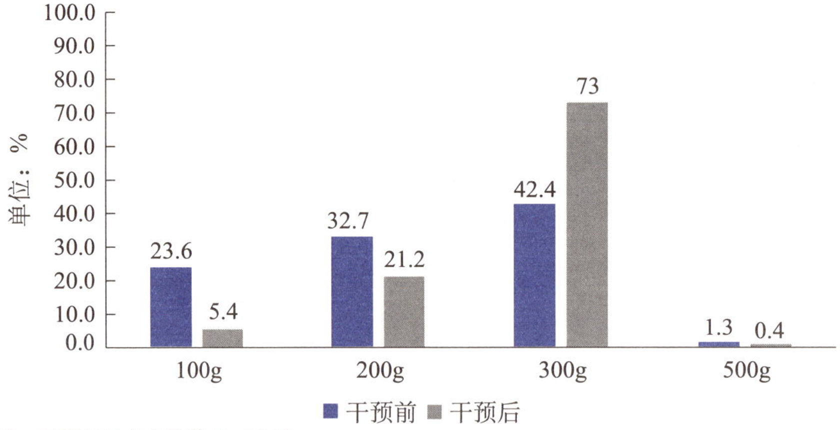

注：干预前后卡方检验 $P < 0.01$。

图 7　幼儿每日饮奶量认知度干预前后对比

各年龄儿童对“每日最佳饮奶量”的认知度在干预后变化依旧呈现两个层次，3 ~ 5 岁儿童干预后认知度正向变化显著。具体表现为：干预后 3 岁和 4 岁年龄组中 87.9% 和 87.3% 的儿童对“每日最佳饮奶量”有了正确的认知，比干预前分别提高了 58.6% 和 40.5%；5 岁年龄组这一比例也提高了 19.0%。见图 8。

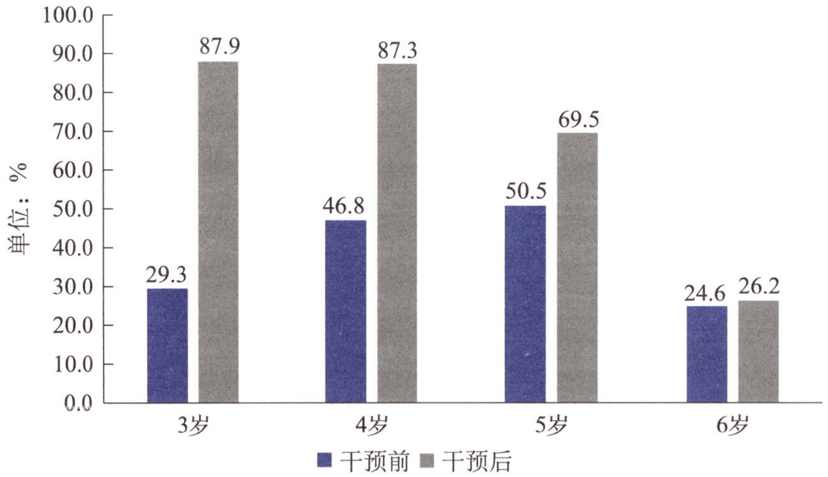

图 8　各年龄幼儿识别每日最佳饮奶量的干预前后对比

（2）对乳制品种类的认知度调查显示，干预后儿童对各类乳制品的认知度均有提升，其中对牛奶的认知占比达到了 100%，而对炼乳和黄油的认知得到了极大提升，均上升了近 40%。

而从不同年龄来看，干预后 3 岁年龄组的认知度变化最显著，其中对牛奶、酸奶、奶粉的认知程度均达到了 100%，对黄油的认知从 10.2% 上升至 88.9%，对炼乳的认知度从 15.3% 上升至 71.7%，对其余乳制品的认知程度也均达到了 90% 以上。但 6 岁年龄组对炼乳和奶片的认知度仍然不高，需要重点关注。见图 9。

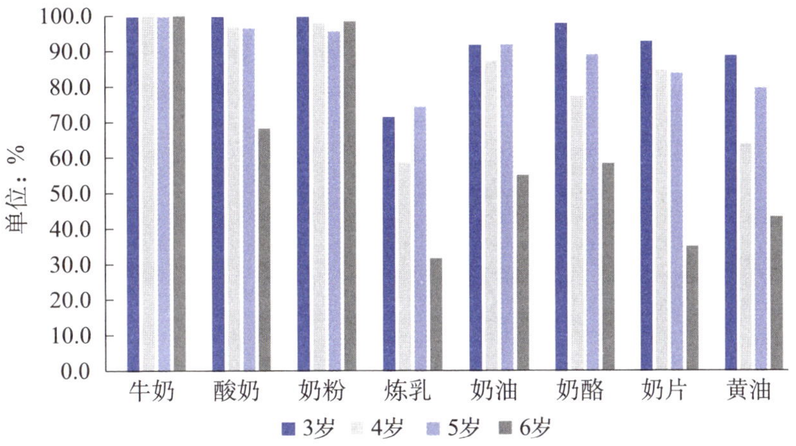

图 9　各年龄幼儿干预后认知乳制品种类

对调查结果进行配对 t 检验可以发现，干预前后的分布存在显著差异，干预后幼儿能认识的乳制品的种类显著增多，样本均值从 5.008 提升至 6.580，且该变化存在统计学意义上的显著差异（$P < 0.01$）。见表 1。

表 1　幼儿认知乳制品种类干预前后组间检验

认识乳制品个数	观测量	平均值	标准误	标准差	自由度	P 值
干预前	367	5.008	0.109	2.086	366	0.000
干预后	367	6.580	0.095	1.810		

（三）干预前后家长饮奶相关认知和行为比较

儿童饮奶营养教育干预对儿童的家长也进行了一系列干预，并对家长分别在干预前后进行了摸底调查，其中饮奶意识包括益处判断、人群适应性判断；饮奶知识包括类别认知、营养成分认知、功能认知、摄入量认知及产品选择认知；饮奶行为包括摄入量、摄入频次、摄入习惯及购买习惯。将以上数据汇总分析后得出的奶商指数与 2021 年全国人均奶商指数进行对比，可以了解本次针对家长的宣教工作的效果：幼儿饮奶行为改善的支持策略体系对课题班儿童家长的奶商的影响效果非常明显，干预前后的得分均高于 2021 年全国人均奶商指数。教学后的奶商指数为 68.4 分，比干预前高出 1.7 分，比 2021 年的全国人均奶商指数高出 5.7 分。见图 10。

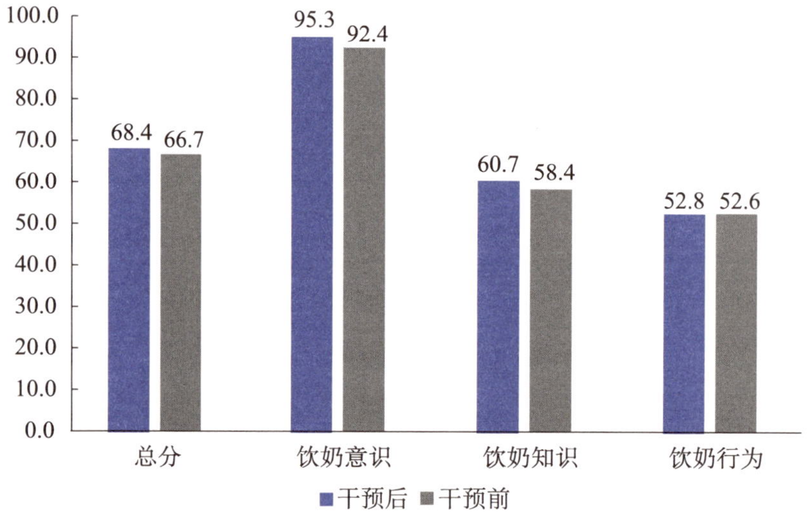

图 10　家长饮奶认知干预前后对比

具体而言，在饮奶意识、饮奶知识和饮奶行为 3 个一级指标方面，本次得分均不同程度地高于干预前和 2021 年数据得分，分别为 95.3 分、60.7 分和 52.8 分。其中，饮奶意识的得分比干预前高出近 3 分，比 2021 年高出 10 分以上，是影响效果最明显的一个指标。

1. 家长饮奶意识的变化

教学后家长对饮奶有益身体健康的认知普遍提高，由 92.6% 上升至 95.2%。其中，占受访者比例绝大多数的父亲和母亲对饮奶益处的认识得到提高，父亲的认知改变最大，上升了 3.5%。家长对饮奶重要性的认知度得到了提高，教学后有 97.1% 的受访家长认为人需要每天饮奶。另外，人群适应性判断得到修正，对饮奶人群的认识均有不同程度的提高，其中，教学后有 82.9% 的家长认识到青年人需要重视乳制品摄入。

2. 家长饮奶知识的变化

教学后受访家长对炼乳、奶油、奶酪、奶片、黄油等其他乳制品种类的认知都有一定程度的提升。首先，家长对乳制品的营养成分的认知得到修正，其中，对碳水化合物和维生素的成分认知上升最为明显，两项认知占比比教学前提高了 8%。其次，家长对饮奶的功能认知普遍提高，对“饮奶可提高免疫力，预防骨质疏松，镇静安神和提高视力”的认知均得到了不同程度的提升。再次，教学后家长对每日摄入量的认知更准确，认为“每日应摄入 300g 奶量”的家长占比有所提升。其中父亲对于“成人每天至少摄入 300g 乳制品”的观点改变最大，由 11.5% 的支持比例上升至 19.8%。最后，干预后课题班家长在购买乳制品时更加关注营养成分表，对乳制品的选择更加科学，教学后 78% 的家长表示在选择乳制品时会注意查看配料表，这一比例较教学前有所提高，其中父亲的表现变化最大。另外，教学后 93% 的家长表示能清楚地辨别乳制品和含乳饮料。

3. 家长饮奶行为的变化

多数家长有喝牛奶的习惯，这一比例在教学前后均保持较高占比。更多课题班家长愿意选择高品质的乳制品，以提升家庭成员健康乳制品摄入的质量。其中，父亲在教学后对乳制品消费的重视度得到明显提高。

（四）幼儿园工作人员干预前后认知比较

营养教育干预落地试点幼儿园前，100 多名幼儿园工作人员（包括教师和保健医）接受了课题组专家的专门培训。从先后摸底调查得知，教师和保健医饮奶意识较高，对饮奶的好处原本就有很高的认知度，这一比例在教学后达到 100%，培训效果良好。另外，教学前后均达到较高认知度的还有饮奶频率一项，与此相同的还有饮奶人群中对儿童需要饮奶的认知，在教学前已达到 100%。对每日饮奶量认知的分析，认为成人的每日饮奶量应该为 300g 的工作人员占比，在培训后比培训前上升了 31.6%。

五、讨 论

本研究结论验证了营养教育干预对幼儿行为及认知的引导是有显著效果的，与大多相关研究结果类似。如有研究指出，进行为期一年补充牛奶和鸡蛋的营养干预对贫困农村儿童的营养改善和促进体格发育有显著作用[18]，以“营养课堂”和知识讲座为主的膳食干预使得武汉洪山区流动儿童的营养素摄入达标率显著提高，膳食结构显著更合理[19]。本研究发现，对 3 ～ 6 岁儿童进行食物营养教育干预可使得干预组的幼儿在教学内容相应方面的认知及饮奶行为有显著提升。区别之处是，本研究主要在认知水平和态度观念上进行对比发现了显著差异，即验证了营养教育对意识及认知改善的显著作用，与其他主要对身体发育及营养素摄入状态等生理特征变化的研究有所不同。

本次课题在试点幼儿园落地开展并取得一定成效，对饮奶知识的普及和儿童饮奶习惯的养成效果显著。该营养教育模式可推广到其他幼儿园。但本研究也存在一些不足：一是数据监测周期较短，二是没有设置对照组，三是可能存在测量误差。未来可在本研究基础上进一步完善。

展望未来发展方向，在培养 3 ～ 6 岁幼儿正确科学的饮奶习惯的同时，也要提高家长认知程度，集结社会各方力量共同促进。饮奶营养教育的构建与推进，需要专业的科研人员指导、幼儿园一线工作人员的实践、企业的赞助及产品研发，一方面要发挥幼儿园教师的教学经验和教育能力，另一方面也要集结和发挥医学领域、营养学领域、企业、行业协会等的各方力量。

未来国人饮奶知识的提高，必须从儿童抓起，尤其是 3 ～ 6 岁幼儿。提高全社会对饮奶的重视，政府应制定相关的宣传、鼓励机制，倡导将以“食育”为主的课程教学引入现存的学龄前教学体系，将饮奶习惯养成策略纳入幼儿园教学策略进行普及推广。

六、建　议

儿童饮奶营养教育落地试点幼儿园后，核心体系化课程教学作为幼儿园现存教学体系的有力补充，不但拓展了儿童健康饮奶的认知空间，同时，多层次的教学目标涵盖社会、语言、艺术、科学、健康、体育等领域，对儿童身心的综合发展也具有全面的促进作用。22 堂体系化课程教学过程中，幼儿园教师及时将教学效果反馈到专家组进行研讨，结合以上具体的数据对该干预措施的进一步完善提出以下对策建议。

（一）增强趣味性和多样性

3 ～ 6 岁幼儿的幼儿园教育应当以儿童的兴趣和经验为基础，帮助儿童积累经验是养成良好习惯的前提。本次课题的导入以儿童喜爱的动漫形象展现及牧场参观等活动进行，直观形象和亲身体验都使参与儿童及家长快速融入接下来的课程教学环节。体验式的教学引导是习惯养成策略的先导，应在本次成功举办的基础上设置更丰富的体验活动环节，每次体验活动设计更多样的标志性形象，宣传形象应结合儿童兴趣点和熟知程度进行设计，充分调动儿童参与的积极性。

（二）合理整合社会资源，搭建多元认知环境，丰富课程教学，加强成果展示

搭建舒适及多元化的体系平台，不应仅局限于教室活动区和公共营养

角，还应创设能够引导儿童主动饮奶的体验式教学环境，游戏化、具象化、分年龄段丰富儿童健康饮奶的认知空间。比如布置饮奶行为习惯相关的主题墙、便于开展体验式教学的户外活动区域等。课程及教学的建设，要充分借助社会资源（如园外专业指导团队）的帮助，以食育教学为主要内容进行课程周边开发，包括关于儿童饮奶行为改善的课程及教材、教案、教具等；扩充影音读物，如科普视频、手指操、歌谣、绘本等；开展一系列主题教育活动，如开展科普教育活动、组织课题展示活动等，增强儿童对牛奶（包括奶制品）的美好感官认识，让抽象的知识变得简单有趣。针对 6 岁龄儿童（大班组）教育，分年龄段制定教学方案及计划，完善课程体系，分年龄段教学提高儿童奶商指数。另外，要加大儿童饮奶行为改善的实践成果的宣传力度，除奶商歌表演和情景剧表演外，可开办特色教案展示、模范家庭宣讲等。

（三）尊重儿童认知规律，注重教学方法的创新

儿童的感受和体验是习惯养成教育中最重要的因素。良好的情绪体验是接受事物、内化为主观能动性的前提。因此，在儿童饮奶行为干预中应当避免教科书式的填鸭式教育。儿童是通过触觉、视觉、听觉、嗅觉、味觉等感官去感知外部事物的，只有感官积累到一定的经验才能有利于习惯养成。要引入更多的沉浸式体验教学，如组织儿童到职业体验中心或者优秀的奶制品加工企业进行挤奶体验、参观奶制品博物馆、品尝不同形式的奶制品、到大自然中与奶牛接触等，让他们在亲身体验中感受奶制品制作的乐趣，积累有益经验。在儿童对牛奶和奶制品有了一定的认知后，通过音乐、手工、讲故事，如开展“我请牛奶到家里做客”“我是小厨师——牛奶的变身”等丰富多彩的活动，帮助儿童强化兴趣，提升对主动饮奶行为的认识及实践。要将科学饮奶的生理及文化意义融入体验教学中，拓展自觉饮奶养成教育的视野。